从探索走向成功

——高利团队中西医结合学术思想成长记

主　　编　高　利
执行主编　曲　淼
副 主 编　宋珏娴　罗玉敏
编　　委　王宁群　王平平　黄礼媛　庄　伟
马雪梅　方庆霞　刘　萍　孟涌生
刘凤春　陈江河

全国百佳图书出版单位
中国中医药出版社
·北　京·

图书在版编目（CIP）数据

从探索走向成功：高利团队中西医结合学术思想成长记 / 高利主编 .—北京：中国中医药出版社，2021.12

ISBN 978–7–5132–7153–0

Ⅰ . ①从…　Ⅱ . ①高…　Ⅲ . ①中西医结合–学术思想–研究　Ⅳ . ① R2–031

中国版本图书馆 CIP 数据核字（2021）第 173490 号

中国中医药出版社出版

北京经济技术开发区科创十三街 31 号院二区 8 号楼

邮政编码　100176

传真　010-64405721

山东临沂新华印刷物流集团有限责任公司印刷

各地新华书店经销

开本 880 × 1230　1/32　印张 12.5　字数 298 千字

2021 年 12 月第 1 版　2021 年 12 月第 1 次印刷

书号　ISBN 978 – 7 – 5132 – 7153 – 0

定价　89.00 元

网址　www.cptcm.com

服 务 热 线　010–64405510

购 书 热 线　010–89535836

维 权 打 假　010–64405753

微信服务号　zgzyycbs

微商城网址　https://kdt.im/LIdUGr

官 方 微 博　http://e.weibo.com/cptcm

天猫旗舰店网址　https://zgzyycbs.tmall.com

如有印装质量问题请与本社出版部联系（010–64405510）

内容提要

高利教授是全国知名的中西医结合神经内科专家，致力于中西医结合诊疗神经内科难治性疾病的研究，经过多年的探索与积累形成了自己独特的中西医结合见解与理论。本书旨在促进具有中国特色的中西医结合医学模式早日成形，高利教授及其团队全面回顾自身中西医结合学术思想的成长历程，并分享探索中西医结合领域过程中的收获以及目前取得的成果，具体介绍了中西医结合的思路与方法，以及多年来运用中西医结合诊疗神经科疾病的体会与经验。

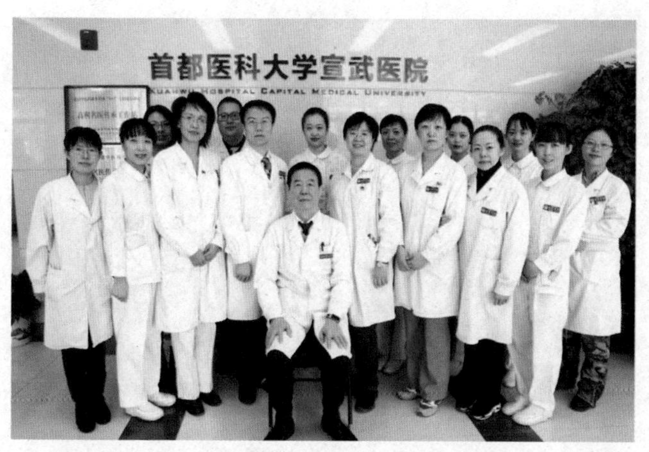

首都医科大学宣武医院神经内科中西医结合中心团队全家福

高利教授简介

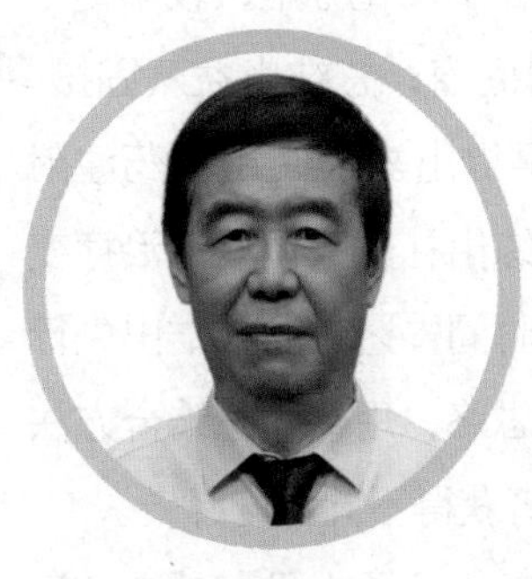

高利，男，（1952— ），中国共产党党员，首都医科大学宣武医院神经内科中西医结合主任医师，教授，博士研究生导师，第四批北京市级老中医药专家学术经验继承工作指导老师，全国第五批、第六批老中医药专家学术经验继承工作指导老师，北京市中西医结合脑病诊疗中心负责人，国家中西医结合脑病临床重点专科负责人，国家中医脑病区域诊疗中心华北地区学术带头人。

从医近50年，坚持辨病与辨证相结合，中医证候学与现代病因病理学相结合，在以脑血管病为主的神经科疾病的诊疗方面形成了新思路和新方法。长期的临床实践细化了中医面舌望诊内容，根据面舌望诊异常特点探索出较为客观的现代检测方法，积累了大量胃肠道疾病合并脑卒中的检测证据，最早提出胃肠道疾病可能是国人脑血管病危险因素的假设并提出了脑血管病应从痰论治的观点；根据中医望诊理论最早发现并报道了脑血管病舌象的不对称性；总结出破血逐瘀、化痰通络法治疗脑血管狭窄或闭塞；根据证候学特点发现了西医介入检查治疗方式可能造成血管内皮损伤并对此研制出抗损伤的中药组合物；较早从中西医结合角度将脑血管病简化分型，较早提出活血化瘀治疗高血压性脑出血及用药时间窗；总结出益气固摄、凉血散瘀法治疗淀粉样脑血管病；较早提出辨证使用中药注射剂，总结出病毒性脑炎的湿温特点，凝练出补先天调后天治疗变性病的思路，在治疗各类疾病导致的长时间昏迷方面总结出先行补益脾肾、芳香化湿，再行升阳开窍的思路，用中西医结合方法使一批被国内外认为不可逆转疾病的患者获得不同程度好转。

培养博士、硕士研究生，国家级和市级师承人员、外地访问学者和学科骨干数十名，进修医师近百名，为探讨中国特色医学模式培养了一批临床骨干。

2016 年获得国家人力资源和社会保障部、国务院学位委员会、教育部、国家卫生和计划生育委员会（现国家卫生健康委员会）和国家中医药管理局联合下发的“为培养中医药人才做出贡献”证书。2016 年获批北京市“高利名医传承工作站”，2017 年获批国家中医药管理局“高利名医传承工作室”，2017 年 12 月被中央人民广播电台授予“大国名医”称号。

现兼任教育部学位中心评审专家，山东省高层次人才发展促进会评审专家，河北省科技厅评审专家，北京市中医药继续医学教育智库专家。中国中西医结合学会常务理事，中国中西医结合学会神经科专业委员会顾问，中国民族医药学会脑病分会副会长，中国中医药研究促进会脑病防治与康复专业委员会副主任委员，《中华医学信息导报》顾问，《全科学苑》专家指导委员会副主任委员，北京中西医结合学会常务理事，北京中西医结合学会神经科专业委员会主任委员，北京中西医结合学会卒中专业委员会主任委员，北京市中西医结合神经病学研究所常务副所长，首都医科大学中西医结合学系系务委员等。

曲淼教授简介

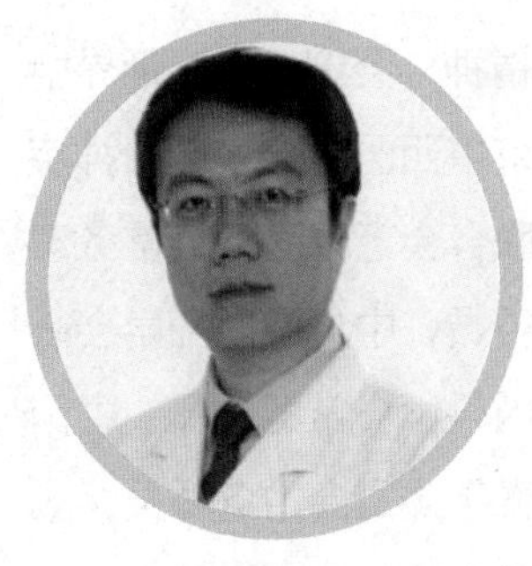

曲淼，教授，博士研究生导师，首都医科大学宣武医院神经内科主任医师，首都医科大学神经病学系教授，北京中医药大学临床医学院教授，纽约州立大学药学院客座教授。教育部新世纪优秀人才，青年岐黄学者，第四批全国优秀中医临床人才。国家脑病区域诊疗中心华北地区负责人。国家中医药管理局神志病重点学科学科带头人。

先后师从国家级名老中医唐启盛教授、高利教授、王麟鹏教授，国医大师王琦教授及名老中医田从豁教授，多年从事神经系统、精神系统疾病的中西医结合临床与科研工作。主持国家、省部级课题6项，获国家科技进步二等奖、教育部科技进步一等奖、中国中西医结合学会二等奖等多项国家和省部级奖励。发表SCI论文、中文核心期刊论文共90余篇，（其中一作IF 9.54一篇），主编学术著作1部，副主编学术著作5部。2015年4月—2016年3月，于纽约州立大学药学院参加客座教授交流项目，进行蛋白组学研究和学习，并赴DENT神经疾病研究所、托马斯杰斐逊大学医院神经科、梅奥诊所（Arizona、Jacksonville）进行神经科、精神科临床学习交流及培训。

学术兼职：中国中医药研究促进会精神分会副会长，世界中医药学会联合会脑病学会副秘书长，北京中西医结合学会精神疾病委员会副主任委员，世界中医药学会联合会老年病学会常务理事，中国老年医学会认知障碍分会常务委员，中华中医药学会心身学会常务委员，中华中医药学会中医内科学会常务委员，中国研究型医院学会脑血管病学专业委员会青年委员会常务委员，北京中西医结合学会脑卒中专业委员会常务委员，北京中西医结合学会神经科专业委员会秘书长，国家卫生和计划生育委员会（现国家卫生健康委员会）脑卒中防治工程专家委员会中西医结合专业委员会委员，中国中西医结合学会青年工作委员会委员，北京医师协会神经修复与再生专家委员会委员，世界中医药学会联合会中医心理学会委员，世界卒中组织（WSO）会员，美国神经病学会（AAN）会员，美国神经重症学会（NCS）会员，美国路易体痴呆学会中译专家（ADLBA），美国质谱学会（AMSA）会员。

罗玉敏教授简介

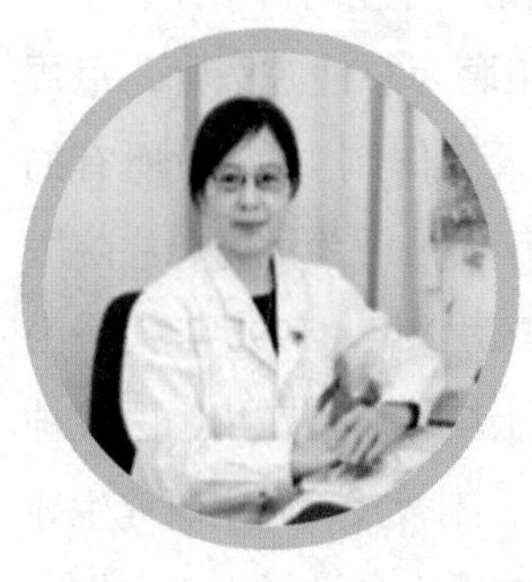

罗玉敏，医学博士、主任医师、研究员、教授、博士研究生导师，现任首都医科大学脑血管病研究所副所长，首都医科大学宣武医院脑血管病研究室主任。中国微循环学会痰瘀专业委员会副主任委员，中国民族医药学会脑病分会常务理事，北京市中西医结合学会神经科专业委员会主任委员，北京市神经病学学会中西医结合分会副主任委员，北京市神经科学学会理事，北京市中医西医结合学会理事，*Journal of Cerebral Blood Flow & Metabolism* 出版委员会委员，*CNS Neuroscience & Therapeutic* 副主编，*Neurobiological of Diseases*、*CNS & Neurological Disorders-Drug Targets*、*Brain Circulation*、《中国脑血管病》《国际脑血管病》等杂志编委。

学习经历：1989 年毕业于中国医科大学临床医学系，同年保送为中国医科大学神经病学硕士研究生，1996 年考入上海医科大学（现复旦大学医学院）华山医院神经内科攻读博士学位，读博期间在美国匹兹堡大学神经科完成联合培养课题，1999 年获得博士学位。

工作经历：1992 年获得中国医科大学神经病学硕士学位后留在中国医科大学附属二院（现盛京医院）神经内科工作，用一年的时间完成了住院医师培训，1993 年聘为总住院医师，每周一到周六 24 小时在医院（当时每周 6 天工作制），负责所有的院内会诊及病房患者的收入院工作，1 年后被评为优秀总住院医师。1994 年底晋升为主治医师，带组查房 2 年。1996 年去华山医院及美国匹兹堡大学神经中心完成博士培养后留在华山医院神经内科工作，2002 年晋升为副主任医师、副教授、硕士研究生导师。在华山医院工作期间多次和美国匹兹堡大学神经中心合作交流，2005 年 1 月作为高级访问学者在美国匹兹堡大学神经科学习工作。2006 年 10 月在首都医科大学宣武医院，工作至今。主要研究方向为脑血管病神经保护，尤其是中医药在脑血管病神经保护方面的临床和基础研究。

宋珏娴副教授简介

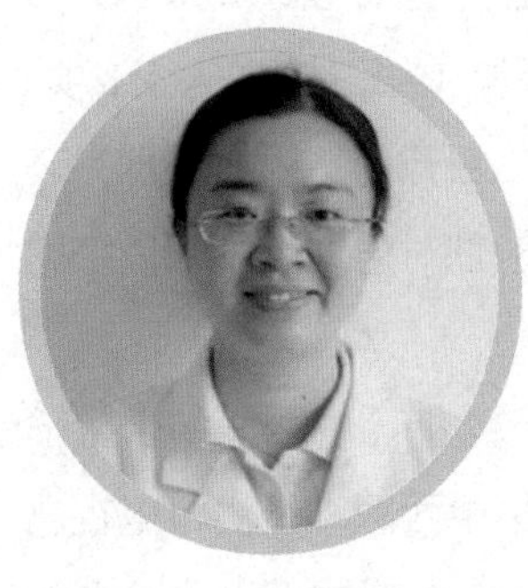

宋珏娴，女，神经病学博士、副主任医师、副教授、硕士研究生导师，就职于首都医科大学宣武医院神经内科中西医结合中心。

2002 年毕业于南京医科大学临床医学系，毕业后在一直在宣武医院神经内科临床工作至今。接受全方位神经内科专科培训，在癫痫、卒中单元、中西医结合、疑难杂病、认知障碍、运动障碍、重症监护室（ICU）等病区工作过。2009 年从“中国中医科学院西学中学习班”毕业，师从经方大家冉先德，为“冉雪峰名老中医传承工作室”成员。2012 年师从神经病学贾建平教授，获神经病学博士学位。在 10 余年临床实践中一直师从中西医结合神经内科国内知名专家高利教授，并跟随中国中医科学院史欣德教授学习经方继续精进中医，2016 年开始师从中国科学院仝小林院士进行中医内科学博士后研究工作。

在中西医结合解决神经内科疑难病例（脑出血伴梗死、脑梗死后渗血、多发脑动脉狭窄闭塞、运动神经元病、周围神经病等）方面多有建树。目前主要从事脑血管病、代谢性疾病、老年病慢病、中西医神经病学的临床及科研工作。

参与国家级、省部级课题多项，主持省部级、局级课题3项，获中国中西医结合学会科技奖二等奖（第三完成人）1项。参加国内外学术会多次并应邀在韩国首尔召开的“第七届世界卒中大会”上展示壁报“辨证使用中药注射剂对急性脑梗死后细胞因子的影响”。

主编《急性缺血性卒中病例精粹》，参编《中西医结合望诊启迪》和《脏腑风湿论》。主创编剧40集中西医神经内科电视剧《神经家族》，中医电影《医者童心》。发表文章70篇（其中SCI 23篇）。

兼任中华中医药学会量效分会常务委员，中国中医药研究促进会中西医结合脑病防治与康复专业委员会常务委员，中国中医药信息学会神经训导康复技术分会常务理事，北京中西医结合学会第一届卒中专业委员会委员，中国中医药研究促进会心身医学专业委员会委员，北京中医药学会中药调剂专业委员会第一届青年委员，首都医科大学神经病学系青年委员会常务委员，中国健康管理协会糖尿病防治与管理专业委员会第一届常务委员，北京中西医结合学会神经内科专业委员会第六届秘书，北京市中医药学会第六届中成药专业委员会委员，北京市中西医结合卒中专业委员会第二届委员会秘书长，中国药理学会药源性疾病专业委员会委员。

王宁群副教授简介

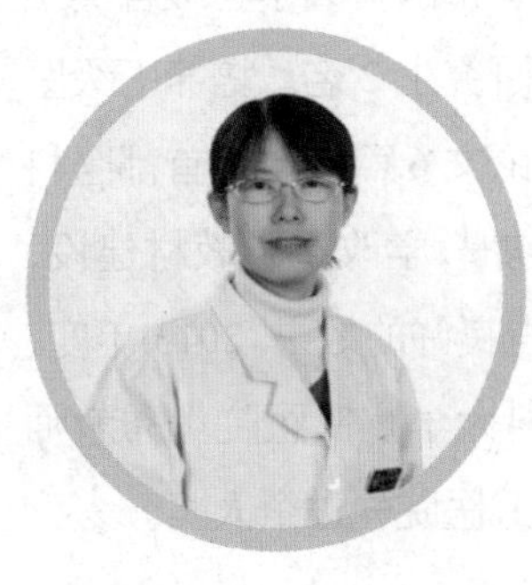

王宁群，博士、副主任医师、副教授、硕士研究生导师。主要从事中西医结合老年神经疾病的临床、科研和教学工作。于统计源期刊发表论文40余篇，其中第一作者论文25篇，SCI论文6篇。主持和参加多项临床与基础研究。主持“北京市卫生系统高层次卫生技术人才”项目1项，主持北京市中医管理局青年基金1项，北京市中医药科技项目1项，首都医科大学中医药护理专项3项，脑血管病转化实验室开放课题2项。作为骨干参加国家自然科学基金、北京市自然科学基金、首都医学发展基金等多项研究工作。作为访问学者在日本东京大学统合生理学系进行哺乳动物认知机制研究。目前担任多个学术团体的委员。

临床工作中，在脑血管病及相关认知障碍、情志障碍等疾病的预防、诊断、治疗等方面积累了较丰富的临床经验。对卒中后认知障碍患者的中医证候特点、生存质量特征，以及中西医结合治疗方案的优化选择，进行了较为深入的研究和探索，为脑血管病及相关认知障碍和情志障碍的中西医结合防治提供了思路。

在多年教学工作中，高质量地完成首都医科大学各级各类学生及外国留学生的带教任务。招收硕士研究生 2 名。培养下级医师 5 名，每年专题授课 5 次。发表教学论文 6 篇。主持首都医科大学“本科生创新项目”1 项。积极参加教学改革和教材建设，在教学过程中运用“学习风格理论”取得良好的效果。2013 年度、2015 年度、2017 年度分别获得首都医科大学宣武医院优秀教师奖。2015、2016 年获得首都医科大学宣武医院先进个人奖。

庄伟副主任药师简介

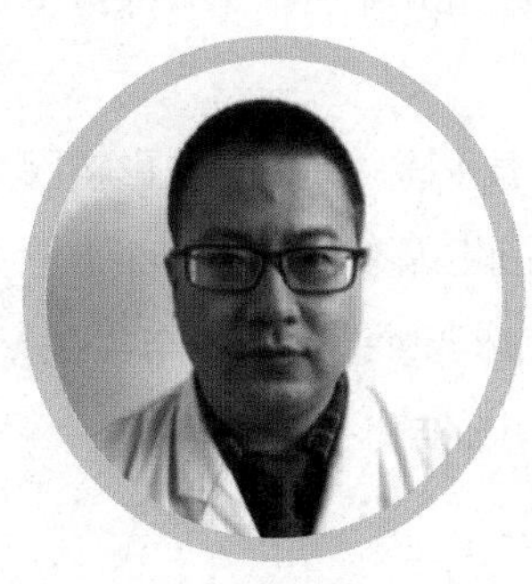

庄伟，男，硕士研究生、副主任药师、中医执业医师，就职于首都医科大学宣武医院药剂科。中华中医药学会中药临床药师基地带教老师，长期跟随高利教授从事中西结合神经内科临床中药师工作，致力于促进中药的合理、安全使用。

承担国家执业药师资格考试工作专家，入选国家中医药创新骨干人才培养项目。兼任北京药师协会药物治疗管理专业委员会委员，中华中医药学会中药基础理论青年委员，中华中医药学会医院药学青年委员，北京中医药学会临床中药学青年委员等职。

曾参与 WHO 课题“促进中药注射液合理使用的模式及干预措施的研究”，“北京市二三级医院临床中药学现状调研”的课题研究，还参与多项国家及市级课题。主持北京市中医管理局科技发展创新项目 1 项，主持完成院级课题 1 项。

多次参加国内外学术交流，于 2009 年 7 月参加在新加坡召开的第十届亚洲临床药学大会，并代表中国代表团做大会发言，题目：Liver Impairment Due to the Concurrent Use of Rupixiao Tablets with Shenlian Capsules –Safe Use of Traditional Chinese Medicine(乳癖消片合并参莲胶囊造成肝损伤——探讨中药的合理使用)。

发表SCI论文5篇，以第一作者发表4篇，其中一篇影响因子5.058，核心期刊发表文章20余篇，副主编参与论著2部，总计参与编写论著10余部，包括《中药临床药师基本技能与实践》《临床中药学》《头痛中成药治疗用药咨询标准化手册》等。

前 言

党的十九大报告提出“实施健康中国战略”的发展目标，习近平总书记提出了“坚持中西医并重，传承发展中医药事业”的发展理念，国家卫生健康委员会和国家中医药管理局提出了中医药为人类服务和探讨“以中医药为特色、中西医结合”的诊疗模式的号召。全国各族人民正在实现从温饱向小康社会的转变，我国的工业、农业、军事、科技、教育、卫生等各行业都发生了显著变化，中华民族正逐步从富起来向强起来的目标发展，我国在国际上的地位不断攀升。

纵观我国医疗卫生事业的发展历程，我每每引以为豪而又引颈翘首。自西医传入我国以来，因其诊疗模式易于接受且其借助现代科技提升自身基础学科知识的特性而逐渐被奉为“科学”的圭臬，加之推广普及的不断强化，数百万中国医生接受并走上了西方医学模式的道路。而另一方面，已在我国流行了数千年并被证明客观有效的传统中医学与西医学并行不悖，呈现出一番西医与中医同处于主流医学体系的独特景象。深感若能将中医与西医各自的优势进行真正意义上的结合，形成带有鲜明中国特色的中西医结合医学，那么将能向“实施健康中国战略”的发展目标迈进关键的一大步。

但是就目前而言，“中西医结合医学”虽已历经各种各样的尝试，也取得了一些成果，但其内涵还未能在业内达成共识。而在医学界甚至出现全盘接受西方医学模式的呼声，经过冷静思考，我认为接受并从事西方的医学模式未尝不可，但这毕竟不是我国的原创知识，长此以往，具有自主知识产权的中医学就会不断被淡化。那么，形成带有鲜明中国特色的医学的目标将很难实现。余天资不慧，学识亦浅，但自幼喜学且乐于探讨，尤入医门以来做过3年的全科医师，奠定了今后的发展方向，虽大学为西医院校毕业，但一直以来对博大精深的中医学倍感兴趣，后来有机会脱产学习中医药理论并获得了文凭。

在首都医科大学宣武医院神经内科从事临床工作的40余年中，每遇诊断不清或治疗棘手的病例，大都能从中医经典《黄帝内经》中找到答案，解决或基本解决了一个又一个的疑难病例，甚至对数例被西方认为不可能逆转的病例取得了疗效突破，使我从内心体会到了坚持文化自信，坚持自主创新的内在动力。

回顾个人和团队的发展经历，一直致力于对提升解决临床问题能力的追求，本着古为今用、洋为中用的原则并借鉴他人成功经验，进行了大胆探索与实践，对神经科疾病部分门类初步总结出切实可行并被证明客观有效的中西医结合思路与方法。因涉及的病种不全面，经验之谈较多且未成体系，仅对数十年来在神经内科的诊疗经验写成心得，将治疗成功的部分疑难重症病例进行了整理，体现在《从探索走向成功——高利团队中西医结合学术思想成长记》这本书中。

此书仅为我们团队在中西医结合医学领域中探索的零散收获，非同于教科书，不敢以偏概全。

为促进我国特色医学模式早日形成，余不齿愚钝，愿抛出拙作供同行评论，批评指正，若能为形成中国特色医学模式起到抛砖引玉之作用，此愿足矣。

高利

2021年6月14日

目 录

第一章

高利教授中西医结合临床探索与实践之路

第一节　高利教授从医回忆录

一、结缘医学

我出生于京郊农村的普通家庭，从记事起就经受着朴素言行的熏陶，自幼养成了勤劳简朴的作风。父亲是抗日战争时期入伍参加革命的，在部队的卫生队做卫生员，复员后放弃在县城优厚待遇的工作回原籍务农。当地的医生们闲暇时常来找他聊天，说的都是看病的事，西医说的都是用什么方法或西药治疗过什么病，中医则说用什么草药方子或偏方治疗什么证候。我清楚地记得父亲说他在队伍当卫生员时卫生队的工作条件很简陋，生活艰苦，又缺医少药，有时给伤员处理伤口连酒精都没有，常从部队驻地附近的老百姓家里找点二锅头酒代替，没有消炎的西药就用中草药或流传的土办法治疗，虽说看着不卫生但还真有效，感染现象很少发生。日复一日，耳濡目染，自己不知不觉地对医学入了迷。

正基于此，我于 1968 年初中毕业后就被派到北大医院下乡医疗队举办的学习班学习医学知识，为将来做乡村医生打基础。当时的授课教师都是临床医生，我至今仍记得外科医生讲的是外伤的常规处理，甲沟炎、化脓性指头炎、疖肿的治疗，急性阑尾炎、肠梗阻等常见病的诊断和处理原则，而内科医生则讲感冒、支气管炎、肺炎、肠炎、痢疾等常见病的诊断和处理原则。白天听课学习，回家后就自己看书消化当天学习的内容，半年的学习班结业后就在所在的乡村卫生室跟着上级医生见习加实践，逐渐掌握了一些农村常见病简单的诊断和处理方法。

二、中医药学习班见闻

工作了半年之后又接到上级主管部门通知，要我到通县卫生学校参加中医药学习班，我怀着激动的心情带好学习用品按时报了到。通县卫生学校保留着民国时期的建筑，一进学校的大门就好像到了另一个世界，我不禁感慨万分，宽阔的大院内异常整洁肃静，一棵棵高大的白桦树和银杏树耸立在宽敞的教室和住房的周边，标准的解剖室坐落在大院的南侧，整洁的教室和宿舍坐落在大院中央。学员都来自北京的郊区和部队，有乡卫生院的医生，有远郊区的村医，还有部队的医生，有男有女，年龄大多在20到40岁，一个个都显示出精力充沛、勤奋好学的精神面貌。授课的都是高年资的老师，中医理论课、中药课和方剂课老师以及传授中药制作方法的老师都是有一定经验和影响力的，他们教起课来的神气和语气显得很有使命感，现任国医大师金世元、国家级名老中医药专家高益民等当时都是那个学习班的授课教师。

课程安排很紧凑，也有适当的自习课，每天都有 5 ～ 6 门的课程，同学们都能认真听讲并记笔记，下课后有的散步，有的还复习笔记，一天的学习虽然很紧张，但同学们都没有丝毫的倦意。晚饭后的活动也丰富多彩，同学们有的拉手风琴，有的唱歌，还有的打乒乓球，好像都在用适宜的方式缓解学习一天的疲劳。每晚 8 到 10 点，同学们则都在教室或宿舍里复习功课，功底好的默背中药汤头歌诀、针灸穴位和脉象主病，理论基础薄弱一些的则都闷着头复习当天的课程，每个教室或宿舍都鸦雀无声，气氛好极了。

记得那段时间老师还带我们到昌平的深山里去采药，连绵起伏的大山里草药种类很多，老师一边给我们讲采到的是什么药，这个药应该什么季节采，有什么功效，一边叮嘱大家注意安全，置身于炎热夏秋之季的茂密植被中汗流满面，在湿漉漉的山间小路上努力地向上攀登。半天的采药收获颇丰，大家带着草药跟着老师向山下走，吃过自带的干粮后又听乡村村主任的“继续教育”，他用生动朴素的语言讲述了农村的缺医少药现状，说农村的合作医疗药房里没有多少药，西药只有复方乙酰水杨酸片（APC）、解热镇痛片、黄连素、非那根等，最好的消炎药以磺胺药为主，中药产品比西药稍多些。当地的农民虽已解决温饱但大多囊中羞涩，若得了感冒基本都是靠喝姜糖水发汗，其他病则只是靠针灸、拔罐或服用偏方，很少到卫生院或县医院看病，还幽默地说那个时候村里很穷，全村仅有一台机器——就是订书机。我们在笑声中都理解了他说此话的初衷，就是鼓励大家努力学习，将来做一个能为村民们早日解除劳疾之苦的有用之人。

在卫生学校经过 3 个多月的理论学习后，学习班转至北京医学专科学校（原北京第二医学院，现在的首都医科大学）继续学习，尽管那时的学校面积并不大，但步入大门后立即感受到了高等学府的氛围，我们在吴阶平年代建成的教学楼里完成了后一半学业，结业合影留念后都陆续依依不舍地离开了学校（图 1），兴致勃勃地返回了原籍继续从事琐碎平凡而又忙碌的工作。

北京市第十一期西医学习中医班结业留念 1988.9.8.

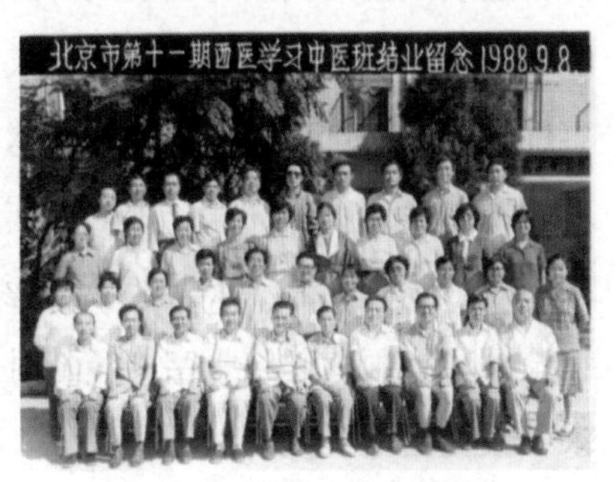

图 1　西学中班结业留影

经过西医、中医两个阶段较为系统的知识学习后，我基本能从中西医两个角度认识健康和疾病，宏观加微观综合的概念使眼界更加开阔。那时，我们已经有了相当规模的卫生室，开始探讨如何在乡村做好全科医生。此后，无论内、外、妇、儿疾病我都要学习掌握，在上级医生指导下逐渐掌握了农村常见病基本的诊疗方法。

记得那个年代正提倡自种、自采、自制、自用中草药。我用在学习班学到的知识亲自动手大胆实践，根据中成药处方自制了各种丸、散、膏、丹，每种药物在上架前我们都首先自己试用，至少是经多次试验没出现任何副作用后再上架，仅 3 年时间，诊所里的药架子上摆满了各种中药制剂，就连蒸馏水我们也尝试着在消过毒的密闭房间自己做，制备工艺及方法经多次改进，把自制的蒸馏水装入安瓿并封好，送到县医院检测竟然合格了，这给了我极大的安慰并使我对此产生了浓厚的兴趣，后来竟自己做上了治疗感冒的中药注射剂，因那时当地没有专门负责质量检测监管的部门，我便将注射剂装入安瓿封好放在高压锅里灭菌后用油墨印上药名备用。开始都是用注射器抽出药来自己往自己屁股上打，连续试验几次没有出现局部红肿热痛或发热等不良反应后再给病人用，说来也怪，那时给病人用了不但有效而且无一例不良事件，这使得自己的自信心越来越足。

因浓厚兴趣的驱动，那时工作起来几乎没有时间概念，都是根据病人需求出诊，只要有人来诊或请出诊，不分白天和夜晚，无论刮风下雨背起红十字药箱随时出发，解决了不少老百姓的需求，很受当地群众的信任和爱戴。有时在冬天的半夜里听到啪啪的敲门声，以为是有病人来了，急忙穿好衣服去开门，竟是夜班巡逻的民兵为了表达对我的责任心和付出的感谢，为我送来了热气腾腾又香喷喷的烤肉，每遇此况，我都激动得热血沸腾，同时更加坚定了自己服务群众的信心。

看到我对工作的投入和进取的精神，当地的老中医们也深感欣慰，纷纷把自己保存多年的书籍如《濒湖脉诀》《药性赋》和线装本的《血证论》等赠送于我，同时还传授一些小经验。在那段时间里，白天不是看病就是种药、制药，有点时间就认真学习并背诵相关书籍，一天到晚忙个不停，理论和临床经验都在随着付出不断提升。工作成效得到了当时公社卫生所领导的认可并上报了县卫生局，局领导曾组织全县的基层医生来我们卫生室和中药种植基地参观学习，后来还让我在全县卫生工作大会上介绍经验并获得了毛主席著作一套，那是当时的最高荣誉了。

三、宣武医院的系统化实习

由于出色的业绩，1972 年初，遵照毛主席对医疗卫生工作的指示精神，我被选拔到北京第二医学院（现首都医科大学）上大学做了工农兵学员（因那时尚未恢复高考）。从农村走到城市，从工作没有规律的基层医生变成了有规律上课下课的学生，我很快就适应了。当时的思想很单纯，就是白天认真听课学习，晚上复习，休息时间一边和同学交流一边虚心向长者求知，还要参加班里组织的各项有益活动，并经常主动抽出时间搞宿舍楼的卫生，无论做什么都积极肯干，不久便当上了学生组长，从此劲头就更足了，入学的第二年我就光荣加入了中国共产党。尽管环境变化如此之大，但也一直未曾忘记生我养我的家乡，休息日或节假日都坚持骑自行车回家继续为当地老百姓看病，一边学习一边实践，医疗水平不断进步，兴趣越来越浓。

上学时的医疗见习和实习阶段都是在宣武医院度过的，那时候医院的医疗条件还比较落后，20 世纪 80 年代前没有 CT 设备，超声仪器也没有高清晰度的，各种化验的种类更是不多，医生们都很注重临床经验的积累。我深刻地记得在大内科见习时，老专家在早交班会上都坚持要求下级医生注意积累临床经验，要求临床医生和学生都要培养综合思考的临床诊断思路，强调决不能仅仅把各项辅助检查当作唯一的诊断依据，要将不同患者的症状、体征结合检查结果综合分析，去伪存真，从而获得综合的诊疗思路，为成长为合格的临床医生奠定坚实基础。

在儿科见习的时光更是难以忘怀，当腹泻的患儿来诊，上级医生查房时听了下级医生的汇报后，总会再听患儿家长的叙述补充，有了感性认识后常从本房间的垃圾桶里拿出患儿用过的便布先仔细观看大便质地和颜色，接着就是用鼻子闻气味，分析过后就能做出诊断并确定治疗用药。老师提示，患儿不同的疾病大便质地、颜色和气味是不一样的，仅听家属叙述二便有无及次数是远远不够的，一定要用心看，用鼻子闻，再结合患儿症状、体征和化验结果，综合分析后才能做到准确无误。果真如此，我们常见上级医生有时仅根据患儿二便情况就能把疾病估计的基本到位，尽管那时的抗生素等种类很少，但治疗每每获效。更有经验的医生甚至一边听患儿的哭声一边观其外在表现，再结合看到的二便情况就能基本揣摩出是何类疾病。老师常说：因较大的孩子虽然会说话，但不一定能把病情叙述清楚，较小的患儿只会哭，不会叙述，医生只能听家长的表述，但家长的表述有时也往往说不到疾病的实质。有经验的医生均是根据家长的叙述、自己对患儿的检查并结合患儿的哭声综合判断，老师们都认可不同的疾病患儿哭时的外在表现和哭声是不太一样的。医生的责任心和丰富的临床经验至今回忆起来仍印象深刻，进一步强化了自己对临床望、闻二诊的重视。

在外科病房系统实习时正值针刺麻醉盛行，那时我亲眼见到外科医生无论是做甲状腺手术、乳腺手术还是剖腹探查，每个科室的麻醉方法都是首选针麻加强化。对急性阑尾炎患者的治疗，当时一律都是先给院内中药制剂——理气通下合剂（大承气汤加味）口服，之后若患者不排气或症状不缓解，再行针刺麻醉手术。见习神经外科时的场景尤其令人触目惊心，看见医生对针麻效果进行评价后便用手术刀切开头皮瓣，再把颅骨骨瓣取下，灰白色的大脑及脑外的血管清晰可见，有时还可看到大脑随着血压的变化而出现细微的波动，手术医生一边做手术一边问患者疼不疼，有时还让患者肢体动一动，麻醉医生则细心关注着患者的表现，同时根据情况捻动着手里的银针。那时竟没有听见任何一位患者痛苦地呻吟，且都能按医生指令活动肢体，令我们这些见习生惊叹不已，有时还会情不自禁地脱口而出：针刺麻醉真是神奇呀！

在针灸科实习时期正值普及新针疗法，我见到不少内外科病患者前来接受针灸治疗，头痛、肢麻、音哑、耳聋耳鸣、腰腿痛、吞咽障碍或急性腰扭伤等病例很常见，经常见到患者针刺后就能收到立竿见影之效，觉得很神奇，更感觉到我国医学宝库的伟大。一次有位熟人不小心扭了腰来找我，虽然那时我还是个见习生，但也积累了一定的基层工作经验，便抱着试试看的心理给他针刺了新针疗法创立的“腰痛穴”（手背二、三指肌腱中间部位），沿着穴位斜着向对侧进针并捻转，一边针刺一边让病人活动腰部，不出片刻，患者竟站立起来说腰不疼了，这更加使我对中医经络理论深信不疑，对我国的针灸理论和疗效倍感自豪。

在按摩科实习时也是感触颇深，一进诊室便感到别具风格，地上铺着红地毯，墙上挂满了针灸穴位图，桌子上放着针灸、拔罐用具，墙角摆着人体解剖骨架，墙边摆着几个大沙发，不能下坐的患者有的愁容满面，有的弯腰曲背，坐在沙发上候诊的患者则把疼痛或肿胀的部位暴露出来等候治疗。诊室里很安静，只有医生们治疗时运用手法或拔火罐发出的各种声音。只见医生们对腰腿疼的患者有时按摩，有时猛地扭动其关节然后又抻拉脊柱或肢体，手法治疗完毕后有时还给患者拔上几个火罐，大多数患者都能收到立竿见影的效果，患者们对医生们的手法都赞不绝口。操作简便、疗效显著的按摩手法进一步彰显了中医学宝库的深厚内涵。

在中医科的实习更是给我留下了不可磨灭的印象，在早会或业务学习时，温病派的医生总是强调留得一分津液便有一分生机，主张治病要注意保护患者“阴液”，而伤寒派医生则大多强调使用经方加减温经散寒，尽管师长们的理论和方法不同，但都能获得一定成效，当时很是费解。至今我还清楚地记得伤寒派的老师处方里经常用反药（十八反）或超剂量用药，发现只要辨证准确，结果不但有效，而且都没有不良反应的发生。记得有一次老师带领同学分析了一位患者的病情后让一位实习医生开处方，之后老师用目光扫了一下处方就签了字让患者拿药去了，一周后这位患者一进诊室大门就兴奋地赞扬老师说：“大夫你真不得了，连你的学生都这样厉害，你真是一位神医！我是多年的冠心病，吃药从来没有像这次开的药效果这样好，吃了第一煎后就立即觉得从心里开始往胳膊上窜麻，一会儿胸闷就好转了。”老师半信半疑地从患者手中拿过那次的方子看了看，只说了一句话：“只要辨证准确，用药合理，这不算什么新鲜事。”但同学们看了方子后都不禁大吃一惊，发现方子里的细辛竟用了三钱，因未认真检查药味和剂量就让病人取药了，好在只有疗效而未出现副作用。莫不知中药有“细辛不过钱，过钱就玩完”的警示，真是有惊无险啊！

此后，我认真思考了古人用药为什么制定了“十八反”“十九畏”的原则，认为医生在辨证不确切或病情不该用某些药物时，即便要用也不能用过大剂量，古人凝练出“十八反”及“十九畏”原则，是提示临床医生审慎地辨证用药，否则可能会出现副作用。但若辨证准确，用药恰当时则不会出现副作用，否则上述案例不易解释，老师解释的那句话应该是正确的，是有底气的。这或许就是辨证法的内涵吧？活生生的事例使我深刻体会到了中医药理论的博大精深，为今后的临床用药奠定了坚实基础。

在临床见习和实习的这段时间里，所轮转过科室的医生们对患者的责任心、对精深医疗技术孜孜不倦的追求和临床诊疗一丝不苟的敬业精神给我留下了不可磨灭的印象，那种条件下的诊疗模式现在回忆起来依然留恋不舍。

四、山区临床锻炼与农村巡诊

还清楚地记得在那个时期，我作为仅有几年基层诊疗经验但尚未毕业的学生，曾和另一名同学及本院几位辅助科室的大夫一同被派到怀柔山区带低年资学生进行临床锻炼，当我们乘坐的敞篷汽车行驶到一段危险的盘山公路时，向导给大家讲几年前曾有汽车从狭窄的公路上翻到深沟里，车上的人员无一不伤，还有的造成了颅内血肿，听得大家心惊肉跳。他说老乡们至今谈论起来还对当时路遇此况的我院神经外科王忠成院士等医生赞叹不已，那时候为了尽快抢救病人，就在附近的公社卫生院为伤者进行了治疗，卫生院条件简陋，没有神经外科手术器械，王教授就叫人拿来木匠用的锛凿斧锯放在锅里生火加热蒸煮消毒，之后硬是用这些“神奇之物”给患者们做了手术，竟无一例感染且全部好转。老一辈医生们因地制宜、因陋就简、救死扶伤的职业精神深深感动了我，坚定了自己做好一名合格临床医生的信心。

那时我们所住的村庄没有柏油马路，全是石子满地的土路，当地老百姓生活比较艰苦，就医条件更是无从谈起，因他们到公社卫生院路途较远，到县医院看病更是不可能，不但没有公共汽车，而且经济上也不允许，听说北京来了一批大夫住在老百姓家里，故本村和十里八村的人们谁生了病都来找我们，病人都抱着很大希望且尊敬地称呼我们“专家”。来诊的病人病情很复杂，有内科病、外感病，有外伤病或痈疮，甚至还有传染病，但是无论什么病我们均来者不拒，虽有难言之隐亦不便表明。经常遇到不会看的病，就大家共同讨论并看书求知，集思广益，对每位患者都细心诊治，大多数病人经治好转，因此我们很受当地百姓的信赖。

当时有个病例我至今难忘，那时我们在老百姓家里用课堂学到的知识，仅仅用自带的常用药配合当地的土办法，竟把患中毒性痢疾合并高热昏迷、血压下降的患儿抢救成功。事后总结，我们只用了自带的山莨菪碱（俗称 654–2）针剂静脉点滴加对症中草药和物理疗法，就因地制宜解决了正规大医院才能解决的医学难题，至今回忆起来这件事还不免沾沾自喜。

在没有病人来找时，我们就不定期翻山越岭到数公里以外的乡村去巡诊，每到一家，老乡都拿出从自家树上摘下的果子招待我们，朴素的民情深深感动了我们。但是巡诊也困难重重，巡诊的路不好走不说，碰上大蛇越过我们行走的草丛小路也是经常的事，有时回来晚了路过青纱帐时听到里边沙沙作响不免毛骨悚然，因老乡曾说过当地不但有狼，也有毒蛇，时隔几年说到此景有的同事还感觉心惊肉跳。

那时我们住在老乡家里吃派饭，看到老乡把仅有的一点细粮给我们做了馒头，他们全家却在一旁吃粗粮加野菜，心里很不是滋味。有时在巡诊的小路旁见到有蜿蜒的小溪，鱼儿们在浅浅的水里自由地游来游去，虽然大的不足一寸长，但也激起我们改善老乡伙食的心理。每遇此况，我们大家就又追又堵，不惜把身上的衣服都打湿了，最终我们还是小有收获，小心翼翼地把鱼儿装到塑料袋里并放些水，大家都带着胜利的微笑准备回家请老乡“吃大餐”。鱼儿很小，经常是放在一起可能也不到一两，我们就把面糊裹在鱼儿身上放在仅有一点油的锅里干炸，做熟后虽然有时每人都不能分到一条，但大家都倍感下乡到山区工作和生活的乐趣。

经过在校学习、大医院的培训和下乡锻炼，我的理论内容丰富了，临床经验也有了一定提高，双休日或节假日我仍坚持回家为当地老百姓看病，理论联系实际，因陋就简，土洋结合，解决了不少实际问题。因学到了一些解剖和生理病理学知识，还经常给没有经过大学学习的低年资乡村医生针对病情滔滔不绝地讲上一段，那时当地的群众就称我是老大夫了。1975 年 12 月 27 日，我从北京第二医学院（现首都医科大学）毕业，因入学前后的表现一直较好，又具有一定的临床经验，就被留在了学校，但未明确做助教还是其他职称的工作，每天就是主动了解校情或看书学习。那时正好学校有一批高中毕业后来本校就读医士班不久的学生，转年我就被安排带着他们到北京远郊区平谷县的边远农村巡诊并讲课，那时没有教科书，也没有固定的教学计划，只是要求在当地见什么病就讲什么病。

在那个缺医少药的年代，我们的到来很受当地村干部和赤脚医生的欢迎。因没有教学经验，不知道在村子里能看见什么病，也不知道怎样讲课同学们才能理解并接受，更怕遇见自己不能解决的问题而影响声誉，当时心里不免有些彷徨。

为了能较好地完成带教任务，我就带着部分学生主动到村医家里去和他们聊家常，同时了解本村的疾病谱和医疗状况，学习他们因地制宜的诊疗技术，有时还帮村医家里挑水或搞卫生，很快就和村医搞得很熟，村医家人看我们没有一点城里人的架子，还热情地给我们拿核桃或栗子吃。主动的接触使局面逐渐好转，村医也经常主动找上门来和我一起带着同学在本村巡诊，并把他们积累的经验介绍给我们，这使我喜出望外，从心里感觉好像有了靠山。

因没有教学经验，当时给学生讲课基本是照本宣科，同时加些自己积累的临床经验，交谈中感觉同学们似乎都能理解我的讲课内容，巡诊时我再根据病人的具体情况进行分析，以巩固同学们学到的知识，同学们都表示有所收获。

闲暇时，村医常到我们的住所给我们介绍本村村民的生活条件和医疗状况，我给村医补充书本上的理论知识，大家相互学习，取长补短，逐渐加深了双方感情，也为当地百姓解决了一些实际需求并激发了学生们的兴趣。经过一段时间的互访交流，我和村医都觉得这样的方式起到了互补作用，同学们也感觉学到了在学校里学不到的知识。

转眼间近半年的时间过去了，我圆满完成了带教任务后怀着依依不舍的心情回到了学校。

五、入职宣武医院神经内科

1977年初，我被分配到了宣武医院。因有中医功底，刚到院的时候被分配到中医科做临床医生，记得那时候宣武医院的中医科规模还不小，有不同年资的医生近20名，有科班出身的高年资伤寒派医生和温病派医生，有高年资的师承医生和西学中医生，也有中医学校毕业不久的低年资医生。每周三下午都有业务学习，在诊室里，各派医生百花齐放、百家争鸣，学术氛围浓烈，自己虚心学习，博采众长，从中获益不小，逐渐形成了自己的诊疗思维，临床经验不断丰富，“粉丝”也在不断增加。

干劲正高涨时候，因本院神经内科门、急诊病人逐渐增多，20 世纪 70 年代末，又接到领导调我过去的通知，理由是我是西医学校毕业的。自此我就正式到神经内科从事门、急诊工作，值急诊时真是锻炼人呢，不同时间陆陆续续而来的急性脑血管病患者、脑炎患者、神经症患者挤满了诊室和楼道，若没有一定的临床经验有时还真让人不知所措。因我具备了基本的临床经验，逐渐捋清了看病头绪，病情较轻的患者立即诊断开药，重者则先去做化验或相关检查，择时给有需要的患者做腰穿，对患者的分散诊疗给了我认真考虑的时间，逐渐积累了一些急危重症的中西医结合诊疗方法。

西学中盛行的年代又给了我学习进步的机会，1980 年年初，我被派送到中国中医研究院广安门医院参加该院举办的中医理论提高班，带教老师都是既有理论知识又有丰富临床经验的高年资医生，冷方南、冉先德、张顺成等老中医分别为我们讲授中医理论、中药和方剂课。印象最深刻的是我跟随张顺成老先生见习时的场景，老先生擅长治肝病，诊室设在大楼外的平房里，冬天的诊室里没有暖气，仅靠一个烧煤球的大炉子取暖，虽然室温不算低，但填完煤、通完炉子后灰尘布满了房间，尽管条件简陋，张老仍坚持在外边的房间里一丝不苟地为患者看病，对于肝脾肿大的患者，张老都在里边的房间给患者“做手术”，让病人躺在诊查床上，先在局部铺巾消毒并局麻，而后用注射器吸出院内制剂“莪术油”对准靶器官再慢慢地把药推进去，让病人静卧观察 30 分钟后未出现不良反应就可以回家了。尽管当时的诊疗条件如此之差，但患者的依从性很好，没有见到不良事件，也没有气愤和冰冷的面孔和意见，尽管那时医院还没有像样的腹部超声设备，对于肝脾肿大的患者，张老都是靠触诊加皮尺测量，若不是亲眼所见，真不敢相信不少患者在病变的脏器局部注射过莪术油后，竟出现了由肿大变为接近正常的现实，临床症状也随之好转，未曾见过一例感染或不良事件。中医学朴素的认识理念和治疗手段又一次深深打动了我。

至今回忆起来，我对给我们讲中药的冉先德医生也是记忆犹新。他第一次为我们授课就使人感到他很幽默，他个子不高，白净的脸庞，戴着眼镜，深色的镜框夹着两片厚厚的镜片，镜片一圈套一圈，给人以一副老学究的样子。他一进门就摇着头缓慢地说“我有两千年的经验，今天开始传授给你们”，同学们不禁一愣，这个老师年龄也就是 50 多岁，怎么说有两千年的经验？他接着又说道：“当然了，都是间接的。”同学们这才恍然大悟。他幽默的表情和言辞使我们把他讲课的内容记得很牢。

半年的理论学习和实践结业后回到医院时，正值我院宋慕龄主任研发的治疗脑胶质瘤的中药抗瘤粉获得了北京市科委科技进步一等奖，同时获批了“脑胶质瘤研究室和防老化研究室”项目，需要人员继续深入研究并积累临床资料。因我符合条件于是被调到这个部门，跟随老师开始从事用中药治疗脑胶质瘤和预防人体机能老化的研究。以后每周定期和老师做动物实验，有时独立做实验，用手抓起小老鼠的后背皮肤把 G422 瘤株用注射器送达腹腔，有时给毛发稀疏的老鼠做迷宫实验或疲劳试验，各项试验都完成得很顺利。在门诊的时间内，每每看到脑部各类肿瘤患者来诊时，老师都认真询问病史并做物理检查，处方均以中药抗瘤粉为主并根据辨证加用中药汤剂，患者每次拿 1 个月的药，连续服用 3 个月（一个疗程），患者复诊时大多有不同程度好转。经过几年的临床实践，治疗了数百例次的患者，我从中悟出了脑部恶性肿瘤的病因病机和诊疗思路，通过对服用延龄复春散的老年群体观察，发现此药确能使人焕发青春，坚持服药的人大多都能出现面色转润，精神转佳，白发变黑，气力渐增，从而逐渐悟出了延缓人体衰老的着眼点，从中西医结合角度对肿瘤和人体老化有了新的认识思路，理论知识不断升华，诊疗策略逐渐成型。

至今还非常清楚地记得那时曾出现过的一件有意思的事，有位中年男性脑胶质瘤患者由我接诊。在诊断证据确切的前提下，我仍以中药抗瘤粉为主治疗并根据辨证加用自己经思考后开出的中药汤剂。患者 3 个月复诊时自述不但头痛消失，而且原来的不适感也全部缓解，经物理检查未发现异常，嘱其做头颅核磁复查，阅片后竟发现原发部位的占位病变已经消失得无影无踪，连周边的水肿都不明显了。我简直不敢相信，但影像片子和检查报告上的白纸黑字写得很清楚，肿瘤就是没有了。我想弄清原因，首先询问服中药时还用了什么治疗方法，回答是没有，又问怎么吃的药，回答说每次各一袋，每日 3 次，空腹温开水冲药服下，这不免使我大吃一惊。药粉说明书上清楚地印着每袋分 10 次服，每日 3 次，我也是这样对其嘱咐的，患者回答说以为就是每次吃一袋呢，没注意。此时我认真思考得出一个结论，因这种药成分里没有导致肝肾损伤的副作用，之所以出现如此疗效，大概是因为药物的量效关系吧。

为了巩固疗效，我让患者继续服药，半年后再来复查。没想到患者半年后来诊时诉说又出现轻度头痛，我经物理检查没发现什么异常，为了慎重起见仍让患者复查头颅核磁，结果发现在头部原来的肿瘤部位又出现了小的占位病变，检查报告提示肿瘤复发。我有些不解，又仔细询问患者服药情况和是否遵医嘱忌口，患者回答说他认为既然拍片发现肿瘤已经消失了就应该是好了，没有接着按疗程继续用药，也未按医嘱忌口，陆续吃了一些海产品，还常喝茶水。经分析有了初步结论，说明书上写着服药期间不能饮茶水，是因茶能降低药中主要成分的生物利用度，海产品属于“发物”，吃了具有明显“发性”的食物可能是诱发原因之一，没继续用药巩固疗效可能是诱因之二。提示脑胶质瘤属恶性病变，患者应谨遵医嘱，连续用药以巩固疗效并同时严格按医生嘱咐忌口。

记得那时还曾治疗过一例肺癌伴患侧全肺不张的女性高龄患者，接诊时患者由家属用担架抬着送来门诊，代述患者病史已近2年，逐渐出现呼吸费力，气短，纳呆，活动无力，排便费力，卧床已3个月，在某院已被确诊为中心型肺癌，因身体条件已不允许手术而来诊，要求试用中药保守治疗。检查发现患者呈慢性病容，全身消瘦，呼吸费力，语声低微，患侧肺部听不到呼吸音，舟状腹，四肢肌肉废用性萎缩，活动无力，舌苔薄，舌体暗淡，脉象沉弱，辨证为脾肾亏虚，肺失宣降。用中药抗瘤粉加辨证后中药汤剂治疗并随证加减，半年过后，患者精神食纳转佳，已能从事简单的家务劳动，复查胸片示病变的肺部已完全充气张开。铁一般的事实证实了中医药的疗效，更激起了我坚定走中西医结合道路的决心。

在治疗脑胶质瘤同时，也开始探讨延缓人体衰老的诊疗策略，在老师的思路引导下，我根据古方“老君益寿散”化裁制成中药散剂用于治疗老年人各项功能减退，尤其是对认知功能和运动功能低下能显示出一些疗效，从而悟出了调理五脏功能可延缓衰老的认识思路。

在社会老龄化的今天，此项研究意义重大。查阅文献并结合《素问·上古天真论》发现，女子以七为度，男子以八为度，随着年龄增长而出现不同系统功能的退行性变化。当年龄逐渐增高到一定期限时，首先出现消化系统功能衰退，之后是免疫系统、呼吸系统、神经系统、循环系统、内分泌系统、泌尿系统和骨骼系统。临床观察基本得到证实，为今后制订社会老龄化防治策略奠定了理论基础。

当工作干得热火朝天的时候，老师突发脑出血病故了，医院随后明确了让我作这个部门的负责人，1985 年我代表脑胶质瘤研究室参加了国家“六五”课题结题汇报并通过了验收。

基于那个时代的政策和临床需求，我在神经内科晋升完主治医生后，于 1986 年 6 月又被派送到北京联合大学中医药学院脱产学习中医理论，授课老师都是有临床经验的大夫，主讲的课程有《黄帝内经（选读）》《伤寒论》《金匮要略》《温病学》《中药学》和《医古文》等，每位授课老师都结合自身的临床经验把课程讲得很生动，无论哪门课程我都认真听讲并记笔记，课余时间认真思考。

尽管以前已经初步具备了中医知识，但此次理论授课进一步加深了我对中医内涵的理解。尤其是老师讲到中医对宇宙的认识时，感到与上大学时老师讲自然辩证法课的观点如出一辙，“混沌”一词把中医与现代认识紧密联系在了一起，只不过中西医在起源和发展过程中认识健康和疾病的角度不同而形成了两种体系，但二者的初衷是相同的，都是有效地防治疾病，保持健康。这就为二者的有机结合奠定了基础。

时间过得很快，转眼间近两年半的时间就过去了，经过书面考试我获得了优良成绩，于 1988 年 10 月正式结业。

六、组建宣武医院神经内科中西医结合组

回到医院后，正值我院神经内科孟家眉教授在科内筹建中西医结合组，孟教授是神经内科的奠基人之一，其理论功底深厚，临床经验丰富，但他对中医的诊疗思路很感兴趣，因当时不但检

查设备少，临床用药也较简单，不少人还经常沿用以往对神经内科的用药的玩笑话“主要是三素（激素、维生素和抗生素）来予以评价，鲜有其他办法”，联想到孟家眉教授对神经内科发展的策划初衷便深有感触。此时我有幸作为中西医结合成员被安排在神经内科一楼病房，刚学完中医知识就学以致用，自认为有了用武之地，满怀信心抱着大干一番的心态很快投入到临床工作中。

不到三年时间，因诸多原因，有中医背景的高、低年资医生相继调走，我作为主治医生自然而然地作了病房的负责人，开始思考并探讨如何在西医的大环境里真正做好中西医结合工作，以更好地解决患者的病痛并形成临床特色优势。

我首先回顾了以往在急诊工作期间的经历，那时因没有 CT 设备，对于脑血管病的诊断基本是根据发病时的状态来推测是出血性还是缺血性，重症患者则通过简易超声看其颅内血管是否有移位来判断是否出血，最后根据患者症状、体征和检查结果综合评价并做出诊断。那时缺医少药的问题仍然存在，对于急性缺血性脑血管病的用药可供选择的注射剂并不多，这也使得在临床上想实现更为精细的辨证治疗存在困难，因此发展中药注射剂的研发工作的意义不言自明。另外，当时医生对于脑出血原因的认识程度不够深入，加之临床鉴别存在实质性的困难，故许多医生一见出血只能局限地想到例如 6– 氨基乙酸、止血敏、仙鹤草素等止血药的应用。这种种原因导致了当时许多不可避免的医源性不良反应的发生。

CT 问世后，大量的国内外回顾性文献表明，以往对脑出血的误诊率很高，约把 1/3 的出血性脑血管病当作缺血性脑血管病治疗了，用的都是改善血循环药，但未发现用此类药物治疗出现不良事件的报道。因那时对脑血管病的治疗无章可循，记得曾有人呼吁“脑血管病的治疗应当规范化”，这似乎符合多数西医同道的心理，但就在那时，神经内科孟家眉教授基于多年的临床经验和理论思考，在《中华内科杂志》发表了名为《脑血管病的治疗应当个别化》的文章，其思路轰动了整个神经科学界，同时也引起了我的思考：孟家眉教授是我国早期的“西学中”医生，对脑血管病的病因学、病理生理学了如指掌，他提出脑血管病的治疗应当个别化，不就是在西医学诊断清楚的前提下应对不同个体辨证施治的思路吗？

不知是机遇还是命运的安排，更可能是当时通讯条件的落后，使我有幸作了孟家眉教授和中国科学院陈可冀院士的学术通讯员，当时骑着摩托车为两位学者相互传送学术文件，有时也跟着孟教授在国内参加各类学术大会，发现无论到了哪个会场，孟教授一露面，各地参会的学者们都前呼后拥地围着孟教授问长问短，并请孟教授坐到正座。这使我深刻体会到孟教授的为人和无与伦比的学术地位，更坚定了自己跟随孟教授努力工作并虚心学习的决心。

基于当时对脑血管病千篇一律用药的现状和自己的进取之心，开始根据现状探索适合中国国情的临床发展问题，认真学习了清·唐容川《血证论》对脑血管病诊疗的相关论述，极大拓宽了对本病的诊疗思路。

出于发展需要，1990 年，我正式向院领导提出申请在神经内科组建中西医结合组。当时院长语重心长地对我说：“你在西医圈里搞这个能拼得过人家吗？”我立即表态说：“我有中医家庭背景，有中西医双重文凭，如果院长不反对我向这方面发展，我愿意大胆尝试，相信能给院里交出满意答卷。”在院领导的支持下，我牵头在神经内科正式组建了中西医结合组。那时每周三上午是业务学习时间，我们按部就班地参加全科讨论病例或学术活动，不久我便逐渐感觉到，虽然我们同属神经内科，但我们表述的中西医结合思路和语言与参加活动的大多数人不甚相符，学术语言不通，大家不理解，相互交流感到很困难。这使我感到团队的存在与发展可谓处于挣扎状态。

尽管如此，我认为既然选择了这条道路，就应发奋努力，要用治疗的实效性证实中西医结合的优势，从此开始探讨各类脑血管病的中西医结合治疗方法，同时开始凝练相关疾病的院内中药协定处方。首先根据以往对短暂性脑缺血发作的治疗经验，重新设计了临床对照观察，以清·唐容川《血证论》作为理论依据，拟定了院内中药协定处方（取名定眩汤）作为主要治疗用药，同时辅以相关西药，对照组则仅用常规西药治疗，观察结束后经统计比较，治疗组疗效优于对照组。首战成功极大地鼓舞了我，研究成果于 1994 年获得了北京市中医管理局科技进步一等奖。之后又根据临床需要，对处方进行了加减并命名为脑血平，试用于治疗高血压性脑出血急性期，同样获得良效并得到动物实验证实。自此，对唐容川《血证论》理论更加深信不疑。为在临床推广使用中药治疗脑血管病，后将其更名为通脉复脑合剂，用于治疗缺血性和出血性两类脑血管病，不久，用本方申请的医院内部制剂成功获得北京市卫生局内部制剂批号（98 京卫药制字 564 号）。因确切的疗效，那个时期常有外省的患者不远千里拿着麻袋而来，要求多开这个药备用。

七、探索神经科难治性病例的中西医结合治疗

临床积累了一些常见病的中西医结合诊疗思路后，我开始探索神经科难治性病例的治疗问题。那个时期，一氧化碳中毒的病人不少见，由此而导致的较长时间昏迷患者也屡见不鲜，对此西医常无有效的治疗办法及药物，故大多临床医生无法接诊此类患

者，使得部分病人不得不在多家大医院之间辗转。针对此状，我怀着怜悯之心主动接受了部分此类患者的治疗，在诊断确切的前提下经辨证使用中药并配合针刺，使数例患者逐渐清醒并能从事简单家务，由此凝练出活血通络、降浊醒脑的治疗原则。

恰巧在那时有朋友求助，说一位台北的年轻人随其父亲在广州做生意，不慎从三楼坠下，造成重度脑挫裂伤伴颅内多发血肿及四肢长骨多发性骨折，经当地医院抢救一周后生命体征平稳，而转至台北荣总医院住院治疗，但治疗三个月后仍昏迷不醒，家属要求转往美国救治，该院医生说他们的医技都是从美国学习的，目前的医疗水平和美国大致相当，若不放弃，不妨在大陆找中医医生咨询一下看能否有办法。

受朋友之托，我抱着试试看的心态答应了，要他拿来患者的病历和影像资料，我认真分析了情况后认为，当地的医生们都是用对症的方法头痛医头脚痛医脚，忽视了患者自身的调节功能，患者病程虽已 3 月余，但正值年轻气盛时期，此时病情应属正气尚存邪气未尽之时，认为这是他有可能好转的重要因素之一。起初几次经家属叙述病情并询问了相关证候后开出了中药汤剂处方，并告知家属请当地医生继续应用适当药物，经几次鼻饲中药处方后，家属反馈均有些小的效果但不甚理想。分析此时病情乃为邪气渐退，正气渐复之时，又相继根据家属叙述调整数次中药汤剂处方，告知家属用阿里山山中翻滚的清泉水煎药，没想到第三次调整处方之后患者竟逐渐有了意识，这使自己格外惊喜，也更加自信。之后又用补肾填精、活血开窍法继续巩固，经过 3 个多月的中药治疗，患者可以自行站起来一手持仗一手拿着鸡腿在楼道里一边走一边吃（图 2），该院医生都觉得用了些中药汤剂病情就恢复得这样好，真是不可思议。之后总结起来，整个治疗思路仍以《血证论》思想为指导，用水思路乃源于《绘图本草备要》。铁一般的事实有力地证明了先贤们著书立说都是多年临床经验的结晶，是非常值得学习借鉴的，同时也更加激发了我探索中医药理论，坚持走中西医结合道路的兴趣。

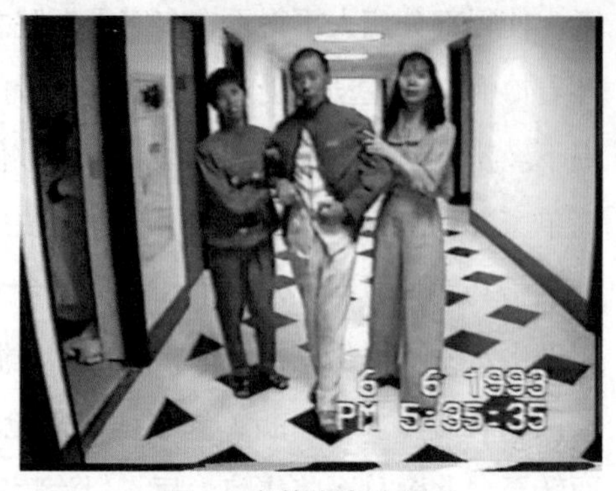

图 2　台籍患者治疗后

2002 年，我有幸参加了在京召开的第二次世界中西医结合学术大会，陈可冀院士用流利的英语主持了大会并做大会发言，大会根据专家的发言和讨论内容形成了纸质文本，深刻分析了中西医的优势与不足，明确地指出中医学是起源于实践的经验医学，充满了自然辩证法、唯物辩证法和天人合一的整体观思想；认为任何疾病都是人体阴阳偏盛偏衰的结果，治疗注重疾病造成的全身反应和患者的主观不适感，并通过调整人体阴阳达到治病的目的。分析认为，中医对脏腑功能的模糊认识和治疗疾病的有效结果因不能拿出客观依据而限制了其发展。同时指出了西医学是建立在基础研究之上的实验医学，它要求对疾病的任何方面都拿出客观依据；它的发展是在努力了解人体结构和疾病，并把他们降低到最小量变的基础之上。由于认为疾病是生物机体功能的异常，常将病人自身感觉及全身状况视为无关紧要，影响了患者整体功能的好转。而西医虽然成为世界医学的主流，其微观的认识和治疗疾病的手段能使部分疾病收到立竿见影的效果，但诊疗思路较狭隘，治疗手段副作用较大，不少医学同道对民族医学逐渐产生了兴趣并开始研究尝试。

大会达成了中西医结合应是今后世界医学发展方向的共识。

文件分析指出，中医学与西医学在不同文化不同哲学背景下产生，他们对健康、疾病及病因的认识也不尽相同；然而，两种体系服务的对象是相同的（都是自然人），这是二者可能结合的基本条件。

在中西医结合医学蓬勃发展的大背景下，2002 年，我突然接到一位患者家属从日本打来的长途电话，他叙述了其爱人脑出血术后昏迷 2 个月，发病后及时在当地医院做了手术，手术很成功，但术后一直未能清醒，经当地三家大医院会诊后认为醒来无望，患者年龄不到 50 岁，她若失去了生命，整个家庭就不像样子了。他恳求一定要接受患者来我院进行中西医结合治疗，哪怕没有疗效，他们也愿意“死马当成活马医”，并表示有接受不良后果的心理准备。我当时犹豫不定，一是我院当时没有接受外宾患者资质，二是怕万一治疗不成功则不好收场。在患者家属的再三恳求下，我出于同情和想大胆地尝试一下中西医结合手段的心理，果断接受了他的恳求。次日（周六）下午，家属携患者乘机到达北京国际机场并转乘救护车来到我院，住到了干部病房，因见患者病情较重，病房的急救设备不足，恐出现危机，经与我科监护室联系后次日转了过来，监护室的医护人员见状都不由得又发愣又摇头，认为这样的病情日本的医生都认为不可能好转了，我们接诊又会怎么样呢？出于不服气的心理，周一上班后我立刻找到该室的主治医生用缓和的语气商量说：只要你们把患者的生命体征调理平稳，我就立即将其接到我病房。

过了 3 天后患者转到了我负责的中西医结合病房，为了避免交叉感染并便于辅助护理，将其安排在单间并允许其爱人陪住。经详细检查发现：患者呈睁眼昏迷状，面色无华，口角流涎，压眶刺激无反应，四肢腱反射减低，肌张力低，刺激足趾可见双下肢均有不同程度回缩反应，双侧巴氏征（+），深浅感觉不能配合，氧气管、鼻饲管和尿管置留，四末不温，生命体征平稳，脉象沉弱无力。自带原始住院病历记录其格拉斯昏迷评分 5 分，有三家大医院会诊后评价记录为“醒来无望”。

经认真检查后分析：患者小脑出血术后，意识障碍和瘫痪可能为发病后血压升高及血肿压迫导致脑干缺血，脑干受压、缺血和手术创伤等因素导致了脑干网状结构和椎体束受损所致，经患者脑部正电子发射型计算机断层显像（PET）及核磁检查证实了我们的分析，故根据患者病史体征、证候特点和检查所见，综合诊断为小脑出血术后，脾肾亏虚，脑窍失聪。据此制定了中西医结合综合治疗方案，因求功心切，决定用西药全程支持治疗，同时加用中药制剂——血栓通注射液静脉点滴，用醒脑开窍中药汤剂鼻饲并配合康复疗法。一周过去了，患者丝毫未见觉醒表现，我有些失望，心想，用了这么多醒脑开窍中药为什么就不醒呢？经认真思考后才恍然大悟，患者发病已 2 月余，经那么大的打击现应元气未复，昏迷不醒、面色㿠白、口角流涎、四末不温就是证据，物质基础不足，神经功能恢复从何而来呢？是自己急于求成，醒脑开窍治疗法用早了，既然证候以虚为主就应先用补法而后再开窍。故即予修改治疗方案，将醒脑开窍中药改为补益脾肾为主，活血通络为辅，拟待气血充实后再行醒脑开窍治疗。患者经鼻饲修改处方治疗一周后便见面色转润，口角已不流涎，四末较前变温，结合证候表现分析，得知气血渐充，证实了自己的判断，故将血栓通注射液改为复方麝香注射液静脉点滴，并嘱家属用百花山里翻滚的清泉水煎醒脑开窍中药，继续康复、针灸加床旁视、听刺激等手段。一周后患者逐渐出现醒觉，又 2 周后奇迹出现了，患者皮层功能逐渐恢复，遂将复方麝香注射液又变为血栓通注射剂静点，中药汤剂则改为活血通络法，拟通过改善脑部血循环而提升血、氧含量，以利于神经功能修复或神经功能重组，共治疗2个月后检查，患者脑功能完全恢复，能通过点头、摇头和睁眼闭眼表示对记忆、识别和判断的结果，四肢肌力提高到3～4级，堵住气管套管能配合表情和手势与家属正常交流，但语声较低且轻度嘶哑，在旁人帮助下能勉强行走，故在原用药基础上强化功能康复，患者能顺利完成康复手工作业，行走较前转佳，但尚不能完全堵住气管套管（图3～图5）。为尽快促进患者整体康复，将气管套管堵住3/4后嘱其到某家医院继续康复治疗并坚持服用中药汤剂。不久对方便传来消息，患者经进一步治疗已经可以拔掉气管套管脱离呼吸机进行自主呼吸，并返回本国，同时还传达了日本那家经治医院诚意高薪聘请我赴日学术交流2个月的强烈愿望，但我婉言谢绝。

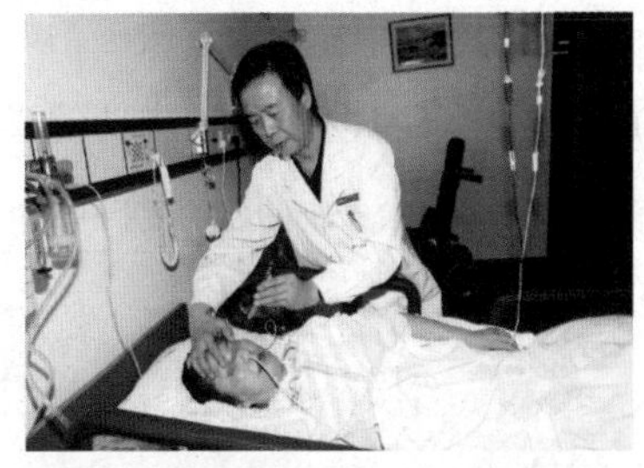

图3　为日籍脑出血术后昏迷患者做检查

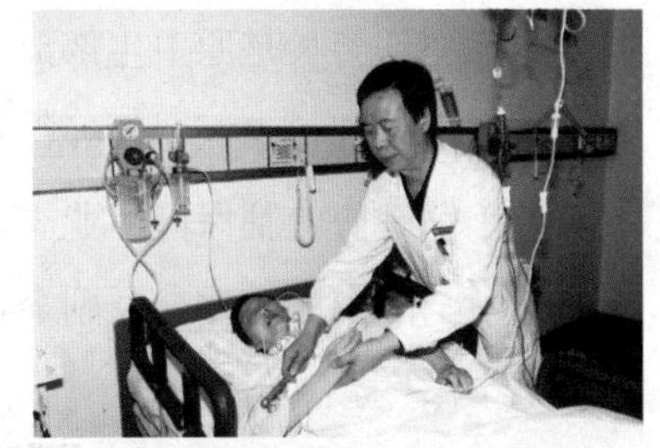

图4　日籍脑出血术后昏迷患者治疗后清醒

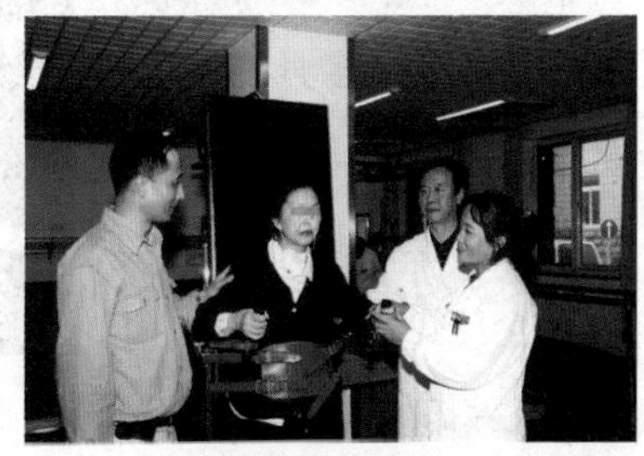

图5　日籍脑出血术后昏迷患者出院前康复锻炼

这个病例是应用中西医结合思路与方法获得实效最为成功的病例，此病例的治疗成功进一步证实了中西医结合的优势，它给了我极大鼓舞和动力，同时也宣告了中西医不能结合论调的破灭。

在用中西医结合方法医治好被发达国家三家大医院都无计可施的重症患者前提下，成功的喜悦促使我更加重视文化自信和自主知识创新，激励我再接再厉，努力攀登医学高峰。

八、组建中国老年保健协会脑保健专业委员会

2002 年 4 月，经本院领导推荐我加入了中国老年保健协会。本会的第一任会长是原卫生部部长钱新忠，本届会长是原中国武警总部卫生部部长李深，领导得知我来自宣武医院，授意我组建中国老年保健协会脑保健专业委员会，我高兴地接受了任务。组建过程中全国人大常委会原副会长吴阶平先生获悉后亲自为本专委会题词：“提高老年人健康水平，祝愿老年人身心愉快。”这使我欣喜若狂。经过两个多月的积极准备，中国老年保健协会脑保健专业学术委员会成立大会于 2002 年 4 月 10 日在北京东方饭店隆重召开，在开幕式上，原卫生部领导和北京市中医管理局谢阳谷局长到会讲话，李深会长为本专委会颁发了铜牌，本部门成员同时展示了吴阶平先生为本专委会成立题词的牌匾（图 6～图 7）。开幕式结束

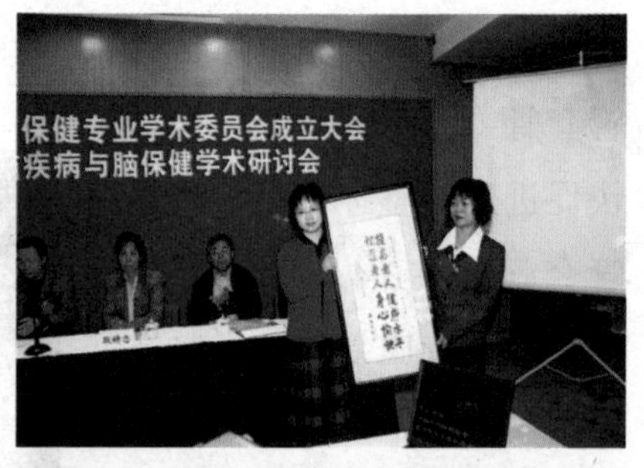

图 6　在脑保健专业学术委员会成立大会上展示吴阶平副委员长题词

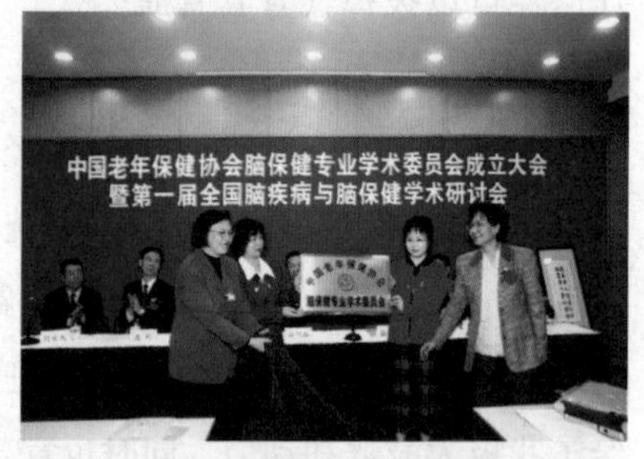

图 7　中国老年保健协会脑保健专业学术委员会成立大会铜牌

后，与会专家分别做了老年社会现状和应对策略、老年医学内涵和老年人适宜的健康生活方式讲座，来自全国的数十名业内专家都兴趣浓厚，信心百倍，表示将会积极投入到此项工作中来，自此拉开了老年保健工作的序幕，坚持每 2 年根据社会现实召开一次脑疾病与脑保健专题学术研讨会，每年与媒体合作在社区进行健康宣教，多次在北京电视台做科普节目，在北京人民广播电台和中央人民广播电台现场直播健康知识。我作为本专委会主任委员还有幸应浙江电视台邀请做健康讲座节目，应邀在中央电视台魅力中国频道就中国人的脑血管病状况、证候特点和国人的体质特点对外讲座直播，第二次讲座回答了该部门收集的反馈意见，讲座收效甚佳（图 8）。

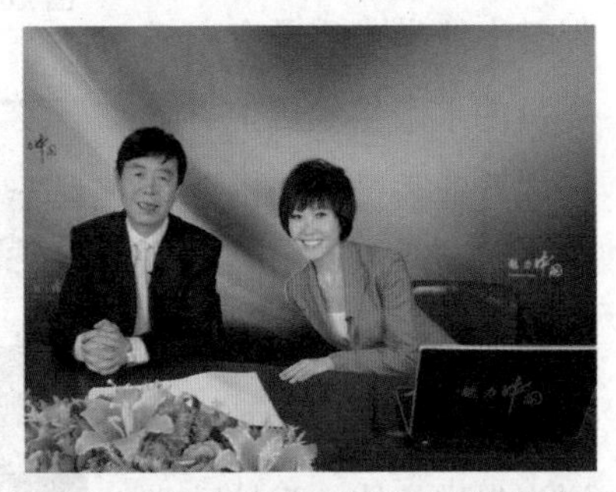

图 8　在中央电视台魅力中国频道健康讲座

最有意义的是针对我国逐渐迈向老龄化社会的现实，本专委会于 2009 年 10 月在京组织召开的“中国老年人脑健康标准研讨会”，经过相关专家积极发言讨论，形成了中国老年人脑健康 6 条标准，即：日常生活，自理好；和谐相处，行为好；社会活动，参与好；思维清晰，表达好；精力充沛，气色好；心情愉悦，睡眠好（图 9）。

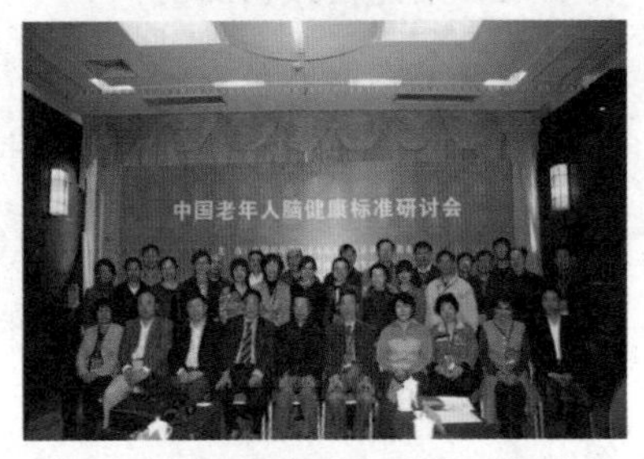

图 9　高利教授与中国老年脑健康标准研讨会专家合影

在总会年底的总结工作中我们将此信息向总会做了汇报并报送了纸质会议纪要，工作得到领导的高度认可并上报到卫生部

（现国家卫生健康委员会）。至今回忆起来值得骄傲的是在当今社会老龄化社会日趋明显的时刻，还经常在网上能看到我们研讨出的中国老年人脑健康 6 条标准，有的虽然变了署名但都注明了引用出处，相信此标准能为我国实现健康老龄化措施起到实效性作用。

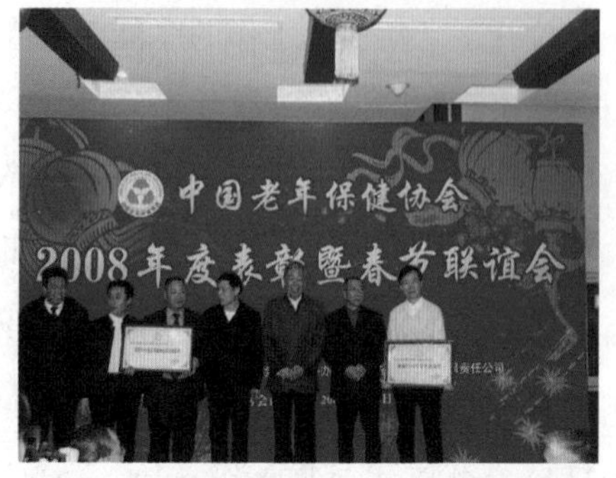

图 10　许嘉璐副委员长为中国老年保健协会突出贡献奖个人颁奖

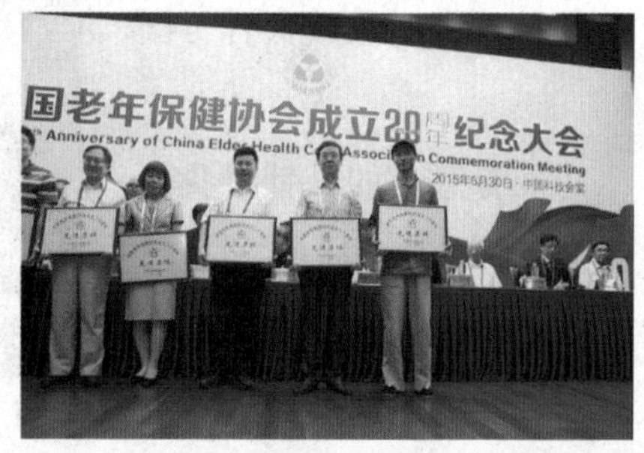

图 11　何鲁力副委员长为中国老年保健协会突出贡献奖个人颁奖

在担任中国老年保健协会专家委员会委员和脑保健专业学术委员会主任委员的十余年经历中，由于本专业委员会的出色业绩，个人两次获中国老年保健协会突出贡献奖，所负责的专业委员会 3 次被评为先进集体。为鼓励获奖个人和集体再接再厉努力工作，全国人大常委会许嘉璐副委员长和何鲁力副委员长亲自为获奖者颁发了奖牌和奖杯（图 10–11）。

九、抗击“非典”

2003 年，是人们难以忘却的一年，那时非典型性肺炎（SARS）病毒相继在我国多个地区流行，给人们造成了极大恐慌，都唯恐被传染而躲在家里，繁华的市场和大马路上人员稀少。那时，我院临危受命作为北京市收治重症SARS患者医院。为了借鉴广州的诊疗经验，院里组织了考察小组，院长亲自带队赴广州某家医院取经。当时看到的情景和北京大不一样，大街上的人们不慌不忙地行走，医院里的医护们正常上下班，部分人员中午回家吃饭，几乎没有一点恐慌的迹象。经考察和交流之后，大家的心情有些放松便启程返京，我们被安排到候机楼休息室休息等待飞往北京的飞机，等了好久仍没有一丝登机消息，大家都焦急万分甚至有人在室内走来走去，这时有消息说本次飞机是从其他城市转到广州再飞北京，此次班机上曾有位外宾发热，为安全起见需对机舱内进行严格消毒，故乘客出机舱休息，这无疑使我们放松下来的神经一下子又绷得很紧。

大家回到北京稍事休息后就被分批安排到抗击“非典”一线。神经内科是我院规模较大的科室，全科医护人员因家境不一，身体状况不一而心态复杂。为了解除医护的后顾之忧，作为党支部书记的我趁着病房改造之机带领支部成员拿着预防用药逐一到拟进驻病房的医护家里进行安抚。按年龄要求那时我已超龄，但认为这是接受考验的时刻，也是体现党员先锋模范作用的关键时刻，于是就毅然决然地报名参加了首批进驻病房队伍，之后我被任命为组长带队进驻了SARS病区，首批随我进驻病房的还有两名高年资医生被任命为副组长，另有一组医生和护士、两名记者也跟随我们进驻了病房。

因对SARS不了解，对感染的患者临床特点只是听说而没有见过，只能根据广州传授的经验不断了解摸索，记得刚进入病房工作还没入门的第三天就发生了一个令人啼笑皆非的事，有两位年轻女性患者一进病房就突然猛地紧紧抱住了我，弄得我不知所措，她们的表情充满了恐惧，且泪流满面，怀着不安的表情急促地对我说：“我们也是医务工作者，是为了治疗病人才被传染上的，您一定要治好我们啊！”看到她们失魂落魄的样子，我很是理解并同情这批受感染者，也更加激发了我战胜疾病的决心，我负责任的回答使得她们半信半疑地走进了病房。

回忆起当时的社会状况真可谓触目惊心，繁华的北京城到处充满了紧张的气氛，宽阔的大马路上能看见的人寥寥无几，当我们乘专车下班去宾馆休息的时候，偶尔有一两个骑自行车的人在马路上行走，当他们看见我们的车和穿着“猴服”戴着口罩的医护人员时，便慌忙地骑着车躲开我们，或将车猛拐到小胡同里躲了起来，把我们看作瘟神似的。

宾馆内的气氛也异常紧张，服务员个个都显露出恐怖的面容，他们都戴着面罩、口罩和手套为我们发饭，偶尔有医护人员接饭的手无意触到服务人员的手，他们竟有的会惊呼并哭着说：“哎呀，他的手碰到我了！”他们的举止使我们哭笑不得，同时也深感这次疫情给人们带来的心理伤害。

我负责的病房收治的患者病情的确都挺重，不但病情很复杂且恐惧的心理显而易见，他们当中有老年人也有年轻人，有刚被诊断为心肌梗死的患者，也有罹患癌症正在进行放化疗的患者，还有刚做完腹部手术的患者。他们一个个躺在病床上费力地呼吸着，有的面容憔悴，有的因呼吸费力而面部青紫，大部分患者都需面罩吸氧，他们虽然都一言不发，但我知道全部患者都默默地祈盼着自己尽快被治好而逃过此劫。此时我的心理也很复杂，既怕治不好患者，又怕自己被传染。最后，还是信心和勇气占据了主导地位，我开始仔细观察病情并分析证候特点，认真思考如何用中西医结合思路与方法战胜疾病，还要带动所有医护人员勇于克服困难迎难而上。

正确的诊疗思路来源于临床观察和分析，为了能客观掌握患者的详细信息，我顾不上被传染的危险，每次查房都在确保防护措施得当的情况下，把头盔上的帽檐抬起来并摘掉防护镜和双层口罩，同时也让患者摘掉口罩，我和患者面对面近距离地观察面色和舌象，此时能明显感到患者呼出的气体扑面而来，但为了获得客观信息，我毫无惧怕的心理，只想探个究竟。经几天的观察，发现北京的患者证候并不完全和广州的患者一样，他们都具有明显的湿温特征。

因具备了对患者仔细观察后的体会，对当时治疗这样的患者首先要用大剂量激素的提示，我认为除此之外有更好的治疗策略，并且可以避免大剂量激素可能引起的副作用，开始践行中西医结合诊疗并根据患者证候策划了抗 SARS 1 ～ 3 号院内中药协定处方，代煎后由护士交与患者并告知服用方法。为了消除患者的紧张心理，减轻患者说话时精力的消耗并减少交叉感染的机会，同时也想用行为启示患者以使他们得到心理安慰，查房时我不断嘱咐患者尽量不说话或少说话，只听我对他们用药后的分析，评价我的讲述是否与患者的主管感觉相一致，告诉他们若是我说的不对可以更正或补充，说对了就点点头。

经过几天的临床实践，在查完每位患者并道出其症状好与不好，目前还存在什么不适之后，请他们表态示意时，竟然得到了全部患者点头的回复，这无形之中增加了我用中西医结合方法诊疗的信心。之后，每当到我查房的时间，整个病房都鸦雀无声，患者一个个都伸着脖子瞪着眼，把舌头伸得长长的等待着我对他们的病情做出判断，期盼着我的治疗用药能使他们尽快恢复健康。可惜的是为了不让随身采访的媒体人受到感染，我明确禁止他们随我一同进入病房，故而未曾留下一张具有纪念意义的照片，但迄今为止，那个壮观的场面仍历历在目。

紧张起来就觉得时间过得真快，不知不觉地两周时间过去了，继前三个处方被临床证实有效之后，在积累了大量信息情况下又拟定出 2 个中药协定处方称为抗 SARS 4 ～ 5 号。根据不同患者不同时点灵活使用这 5 个处方加减，随证配合使用相关西药，诊疗经验不断丰富。为了展示我们的特色优势，自进入病房以来，我随时把患者的证候特点和自身体会总结出来，同事把抗 SARS 的 1 ～ 5 号处方各自的适应证、临证加减用药和疗效用传真机不断上传到我院抗 SARS 专家领导小组，使得他们能掌握第一手资料并有效指挥进入病房的其他团队。

在全体同道的共同努力下，我带领的第一批医护人员在病房整整坚持工作了 3 周，使本病区患者全部转危为安，而医护人员无一感染。此后，我们的心情也随之逐渐平静下来，脸上露出了充满喜悦的笑容。

在疫情结束后的总结大会上，我怀着自豪的心情代表本支部慷慨激昂地做了发言，赞扬了第一批医护人员不畏艰险用于战斗的精神，鼓舞了广大同道的士气，受到了上级领导的高度认可（图 12）。此后，所有参加抗疫的同道都收到了不同程度的表彰，第一批进入病房的医护人员被授予抗击 SARS 勇士光荣称号。

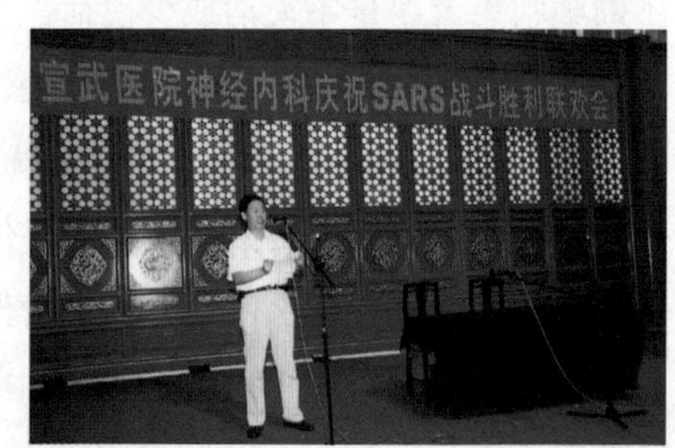

图 12　高利教授在抗击“非典”总结会上发言

十、深入思考中西医结合医学

经历了一场惊心动魄的诊疗场面后，我对中医药的疗效和中西医结合的优势更加坚信不疑。在离院休息调理身体的时间内，我又应媒体邀请到另一家医院为一位脑胶质瘤第二次手术后并发癫痫、昏迷数月的病例进行诊疗，因患者在接受手术那家医院已住院 1 月余，因疗效不显而嘱其出院慢慢调养。经认真检查后认为患者当时处于植物状态，头颅核磁显示左额脑组织局部缺如，病灶侧脑室明显受压，全脑明显脑水肿，中线结构移位。分析认为患者证属脾肾亏虚，湿浊蕴脑，遂处以补益脾肾、利湿化浊中药处方，配合脱水和对症西药治疗，经数次随诊调整中药处方，经用中西医结合方法辨证治疗 2 个月后，患者竟能坐起来说几句英语短句，复查头颅核磁显示脑水肿明显消退，受压脑室恢复。活生生的事例再次显示了中西医结合治疗的优势，更加坚定了我坚持走中西医结合道路的决心。

同年 10 月，世界整合医学大会在京召开，与会专家从临床与基础研究方面对世界医学未来的走向进行了研讨，国际统合未来医学会理事长、日本九段医院理事长阿部博幸教授在大会发言中明确指出："中医学与西医学相结合的时代已经到来，疾病谱的变化和人口的老龄化将有力地推动中西医的有机结合并迅速遍及世界。"这无疑又为我从事的中西医结合工作增添了新的理论依据。

在那个时期，我曾认真回顾了我国中西医学发展现状并得出认识结论，认为中医学在我国运行了数千年，不同历史时期涌现出历史名人名著，对我国人民的生老病死和繁衍昌盛发挥了至关重要的作用，用西医学方法评价其理论、治疗方法与疗效是不客观的，其整体观、辨证法和博大精深的内涵只适合用哲学的眼光和辩证法思维评价。

在西医传入我国后医疗领域出现了奇怪现象，非本民族的医学逐渐成为主流医学，中医队伍的规模由大变小，而后来者的规模愈来愈大。难道西医真的比中医有优势吗？我分析认为，中、西医本不是一个理论体系，前者是以一元论为核心的经验医学，而后者是以还原论为核心的实验医学，虽然西医在对一般疾病的诊疗方法显示了短平快的优势，但中医在历史的长河中无论在急性病还是慢性病方面都展示出不可取代的优势。应该承认，中西医两者各有优劣，应予优势互补。

在数十年的历程中，由于我国医学发展的政策导向和培养模式等原因，在学校里，讲西医的老师理论讲得滔滔不绝、有声有色，从机体解剖学到生理学、病理学条条是道，给人以看得见、摸得着的感觉，“科学”的理念使讲者和学生都偏离了全面认识机体的轨道，把有思想、能分析的人视为一部机器并将其分成了若干系统，从而忽视了机体的整体性和各系统间的自我调理功能。学中医的学生需要有相当时间学习西医的解剖学、病理生理学等，其必要性不可否认，但这些教科书内容大多都是参照西方的教科书编写的，就连器官的大小、重量及结构都是照搬西方的，对人体的进化、饮食嗜好、人文环境和种族差别等都避而不谈，且对具有博大精深内涵的中医学也是轻描淡写，甚或照本宣科，结合时代状况对中医学理论深入分析其内涵者实为鲜见。

在这样的大背景下，我国各级中医医院的医生也大多在按西医的诊疗思路与方法从事医疗活动，发热的病人来诊要先去实验室做血常规检查；头晕的病人有的要照 CT；怀疑胸腹部有问题的都要做 B 超或 CT，其用药大多也是按西医指南选择的；临床抢救也大多采纳了西医的手段，美其名曰是有证据可循或与世界医学接轨。当然，这种方法的正确性不可否认，若将其与中医宏观的认识思路结合起来，把微观的检测作为中医辨证的依据又何乐而不为呢？但事实上真正按中医整体观念辨证论治从事医疗活动的医生已经为数不多，既经济又有效的具有我国原创思维的诊疗手段和用药在临床上寥寥无几，若不是具有临床实力的老先生和热爱中医、注重国情的有实践经验的学者们的奋力呼喊，真正意义上的中医诊疗模式将一去不复返，长此以往，中国特色医学的形成将只能是一句空话。

从现状看，属于我国原创的中医学目前在世界舞台上的地位是相对较低的，这与西方医学对中医理论的不理解有关，与中西医的对话交流不到位有关，与中医人不坚持文化自信有关，与我国不同时期的政策亦有关。我国人口众多，近年来我国各行各业的迅猛发展虽已体现出较强的综合国力，但就医学而言较某些西方国家仍不免有些逊色，我们一味按照西方医学模式从事的实验研究短时间内要超越西方是不现实的，盲目地与西方医学接轨，意味着我们将长期处于从属地位。要改变现状，必须立足国情，确立适合我国医学发展的道路并付诸实施，才能在世界舞台上展现我国的特色医学优势。

应该承认，中西医两种医学体系对中华民族的繁衍昌盛和人类健康均起到了非常重要的作用，但均已不能满足医学发展和人类健康的需要，要形成中国特色医学，必须振兴中医药，走中西医结合发展的道路。

从事实看，起源于我国的中西医结合医学（西学中）发展仅 60 余年时间就取得了举世瞩目的成就，日渐显示出美好的发展美景。陈可冀院士、屠呦呦研究员、陈竺院士、沈自尹院士、吴咸中院士等一大批西学中的医学大家们都为中西医结合事业做出了巨大贡献，后来者也不乏其人。中国工程院吴咸中院士很早就指出："20 世纪 80 年代之后，不管人们是否自觉，都已不同程度地卷进中西医结合的洪流中来，兼容的内容不仅限于手段与药物，在理论、观点与学说上的学习与兼容也日益突出。"

回忆起中西医结合医学，应该归功于伟大领袖毛泽东主席。他老人家虽出生在湖南湘潭的山村，但自幼饱读诗书，博览群书，身在家乡放眼世界，实事求是的作风使他逐步成为我国我党的领导者。将马列主义的普遍真理与中国具体实践相结合，使中国冲破了黑暗，走向了光明。同样是这位伟人为了促进中医学发展，在 20 世纪 50 年代就结合国情明确作出了“西医脱产学习中医，创造我国新医学新药学”的重要指示，高瞻远瞩地为中医学的发展指明了道路。习近平总书记近年来对中国的全面发展着重强调了人才强国、科技强国、文化自信和自主知识创新，近年来党中央制定的健康中国战略和中医药为人类服务的宏伟目标，提出了探索具有中国特色的医学模式的号召。

联想到我国医学发展历程和习近平总书记对我国医学发展的指示精神，无论从理论探索还是临床实践上都使我对中西医结合医学意义的认识又加深了一层，从事中西医结合事业的信心与决心更加坚定。

十一、揭开中药注射剂不良反应之谜

回忆起 20 世纪末，我国生产的多种中药注射剂陆续面世，但报道中药注射剂不良反应的文章也愈来愈多，这引发了我的不安，决定探个究竟。经阅读此类文献发现，全部报道文章都出自西医医生，他们使用各种中药注射剂都是按说明书中药物可以治疗的病种所开出，丝毫没有疾病证候特点的描述，严重背离了中药应辨证使用的原则。综合分析后得出结论，全部文章都是不合理用药造成的。为了避免事态发展，我在京组织召开了“合理使用中药注射剂”的全国学术大会，我首先讲述了中药注射剂应如何在临床合理使用并着重强调了其药性问题，使不少西医医生基本明白了中药注射剂不良反应的主要原因，更使部分中医医生理解了中药饮片或做成的注射剂或提出的单体都存在药物属性，应根据患者证候特点辨证使用，部分与会者听后如梦初醒（图 13）。

中药注射剂不良反应的报道同样引起了联合国卫生组织的高度关注，为了揭开这个谜，该组织进行了多次调研。我有机会参与了本院药剂科与其签订的观察中药注射剂的疗效和安全性观察课题，在病房观察的药物是刺五加注射液，经使用不仅印证了它的临床疗效，更认识到了其药物属性问题的客观存在。观察发现脑血管病患者属实热证者用后不但看不到疗效，还会出现烦躁、失眠等现象，更加确信此药药性属热，应适用于虚证患者，难怪脑血管病患者属实热证者用后出现烦躁、失眠等现象，意识到这是火上浇油的结果，应属医源性不良反应，与药物本身无关。自此，对于中药制剂的属性问题更加深信不疑，根据临床观察结果，总结分析后撰写并提交了“刺五加注射液用药建议”的报告。

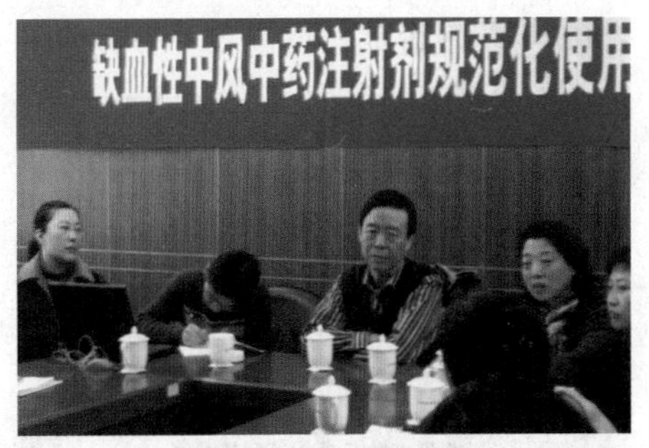

图 13　高利教授组织合理用药全国学术会议

自此，针对中药注射剂不良反应报道接踵而至的现象，从理论和临床两个角度撰写文章揭示了应如何看待中药注射剂不良反应的问题，临床应怎样做到合理使用中药注射剂，文章获得了全国第二届药物不良反应学术大会优秀论文二等奖。

十二、弘扬中西医结合医学

为进一步证实中药注射剂的属性，我作为主要参研者完成了“中风病急性期辨证论治综合治疗方案临床研究与评价”的课题并于 2005 年获得中华中医药学会科学技术奖二等奖（图 14），

2006年获教育部科技进步一等奖（图15）。为进一步夯实中药注射剂存在属性论断，又牵头申报了“缺血性中风中药注射剂合理使用的临床研究”课题。

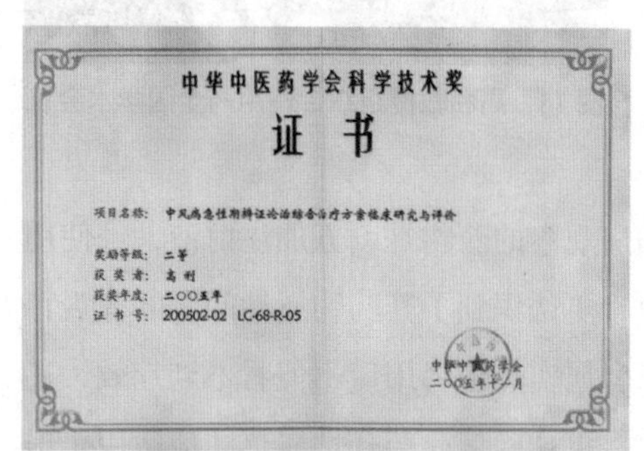
中华中医药学会科学技术奖
证书
项目名称：中风病急性期辨证论治综合治疗方案临床研究与评价
奖励等级：二等
获奖者：高利
获奖年度：二〇〇五年
证书号：200502-02 LC-68-R-05
中华中医药学会
二〇〇五年十一月

图14　中华中医药学会科学技术奖二等奖证书

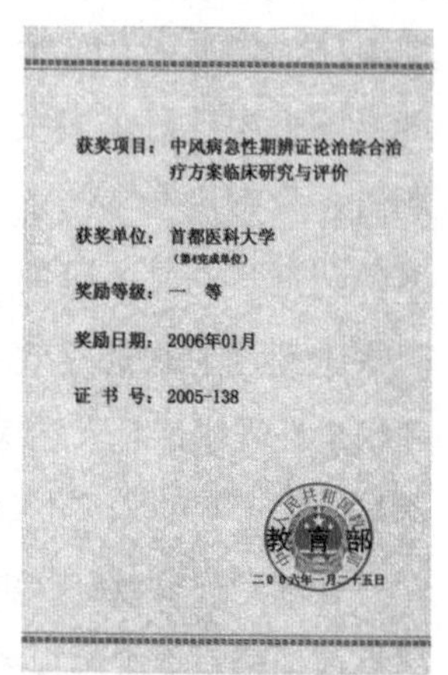
获奖项目：中风病急性期辨证论治综合治疗方案临床研究与评价
获奖单位：首都医科大学
（第4完成单位）
奖励等级：一　等
奖励日期：2006年01月
证书号：2005-138
教育部
二〇〇六年一月二十五日

图15　教育部科技进步一等奖

为弘扬中西医结合医学并扩大影响，对以往的中西医结合思路和临床业绩认真做了分析并凝练出特色，2008年在《健康报》发表了《三个最凸显中西医结合优势》的文章，即中西医结合医学要追求最好的疗效、最小的副作用、最佳的卫生经济学指标（图16）。

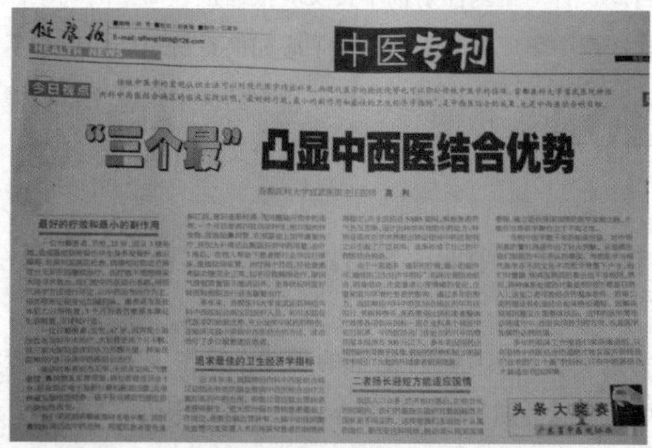
健康报
HEALTH NEWS
中医专刊
今日视点
“三个最”凸显中西医结合优势
最好的疗效和最小的副作用
追求最佳的卫生经济学指标
二者扬长避短方能适应国情
头条大奖赛

图16《健康报》“三个最”

观点得到中国中西医结合学会管理委员会领导和政府主管部门的重视，同年 8 月我应邀在杭州召开的全国学术大会上做了“落实科学发展观，走中国特色医学之路”的专题报告。首先从理论上分析了两种医学体系的特点，接着从临床角度对中、西医认识健康和疾病的观点和诊疗方法做了对比分析，客观评价中西医各自的优势与不足。同时根据世界医学发展趋势并结合中国具体国情，从理论到实践客观分析了中国医学的现状并明确阐述了个人的观点，提出我国医学应向何处去的问题，同时展示了我们以往的中西医结合工作业绩，最后做出中国医学发展应本着符合中国国情，探索中国特色医学模式的结论。讲座内容得到了中国科学院陈可冀院士、陈凯先院士、国家中医药管理局领导、中国中西医结合学会领导和与会院长们的一致认可（图 17 ～图 19）。

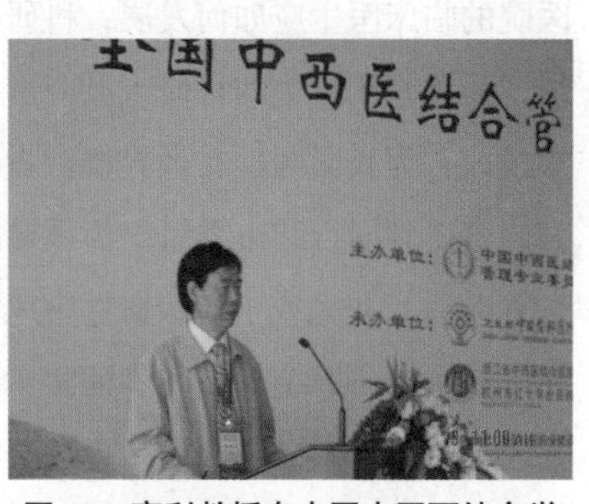

图 17　高利教授在中国中医西结合学会管理委员会学术大会上做报告

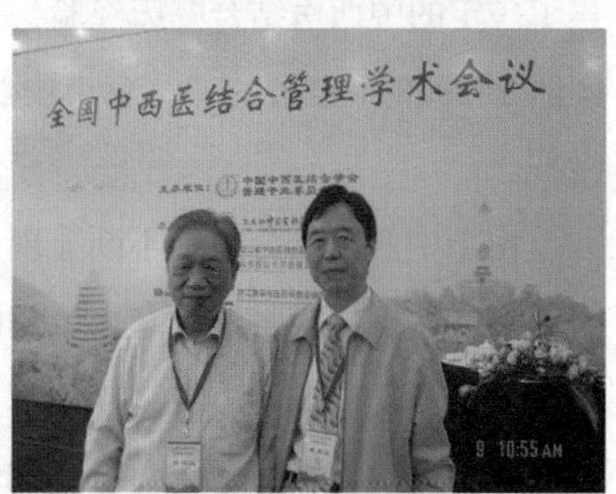

图 18　高利教授与陈可冀院士合影

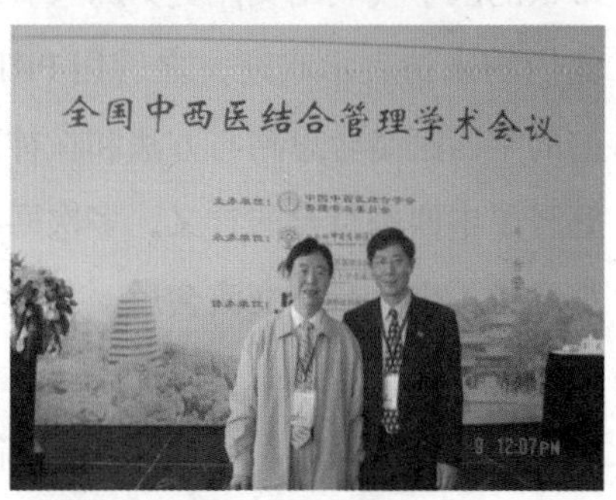

图 19　高利教授与陈凯先院士合影

同年，正值全党全国人民都在学习落实党中央提出的科学发展观之际，我作为一名长期工作在临床一线并有35年党龄的临床医生有幸到市委党校学习深造，在不同内容的会议上只要有发言机会，就结合我国具体国情在医言医，积极发表认识和见解，着重讲述我国医学应如何发展，我国的中、西医医院应如何发展，不同级别医院的临床医生应如何发展，科研部门应如何评价个人或团体业绩，强调临床医生和科研人员应形成合力，深入探讨中国特色医学模式，为我国医学在世界舞台占领应有位置做出应有贡献。发言内容得到同行和市委组织部领导的一致认可。

此后，我完成了“缺血性中风中药注射剂合理使用的临床研究”课题，研究结果进一步证实了中药注射剂存在属性问题，研究成果获得了中国中西医结合学会科技进步二等奖。

因始终本着文化自信和自主创新的精神从事临床工作，积累了一定的中西医结合临床经验，并初步显示出特色，我带领的团队于2008年申请的“北京市中西医结合脑病诊疗中心”获得批准。

由于中西医结合业绩不断显现，影响力不断扩大，外埠患者络绎不绝，特色吸引了加拿大、德国、法国等外国医学代表团分别主动前来访问并进行学术交流，尤其是2009年与德国神经病学专家、运动障碍疾病中心主任Mr. Prof. Dr. Med Gerhart Mühlau带领的医学代表团交流更为深入。双方经翻译介绍后，我当即对他们的来访表示欢迎，之后用PPT的方式图文并茂地展示了我们的中西医结合思路与方法和在神经科疾病方面获得的成功，并解释了中西医结合的含义，多次回答了对方提出的问题，使他们都觉得不虚此行。交流会后，我特意问该代表团的负责人将来世界医学的发展趋势，他果断地说：“今后世界医学的发展走向一定是西医学加民族医学。”学术交流获得圆满成功（图20）。

为弘扬中西医结合优势，我分别于2011年、2013年组织召开了两届中美学术研讨会并做主要发言（图 21），其中“用翻滚的清泉水煎药治疗长时间昏迷，国人胃肠道疾病可能是脑血管病的危险因素，脑血管病应进行中西医结合简化分型诊疗”都是在那时提出的。诊疗思路引起了与会专家的极大兴趣，至今香港大学（以下简称港大）教授还常提示我应该再召开第三届学术会。2012 年使我院获得卫生部、国家中医药管理局和解放军总后卫生部联合下发的“全国大型综合性医院中医药示范单位”（北京仅此一家）（图 22 ～图 23）。

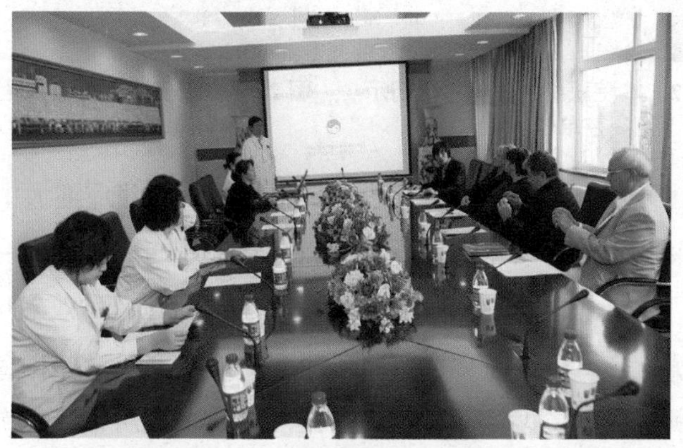

图 20　德国神经病学专家、运动障碍疾病中心主任 Mr. Prof. Dr. Med Gerhart Mühlau 带队交流

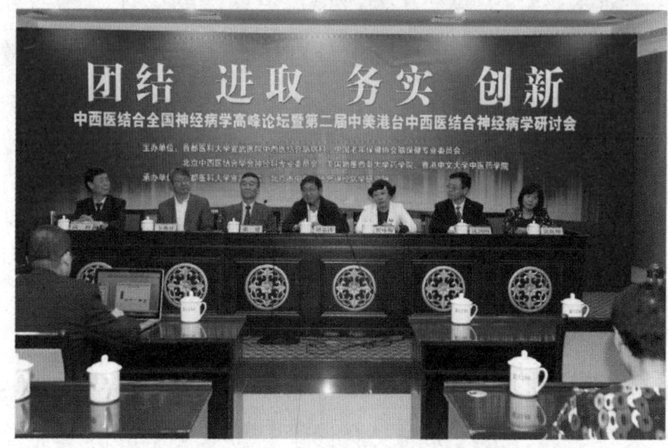

图 21　高利主持中美学术研讨会

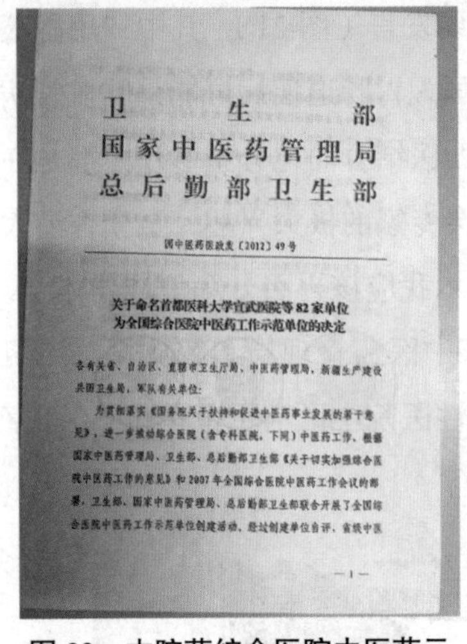

卫　生　部
国家中医药管理局
总后勤部卫生部

国中医药医政发〔2012〕49号

关于命名首都医科大学宣武医院等82家单位为全国综合医院中医药工作示范单位的决定

各有关省、自治区、直辖市卫生厅局、中医药管理局，新疆生产建设兵团卫生局，军队有关单位：

为贯彻落实《国务院关于扶持和促进中医药事业发展的若干意见》，进一步推动综合医院（含专科医院，下同）中医药工作，根据国家中医药管理局、卫生部、总后勤部卫生部《关于切实加强综合医院中医药工作的意见》和2007年全国综合医院中医药工作会议的部署，卫生部、国家中医药管理局、总后勤部卫生部联合开展了全国综合医院中医药工作示范单位创建活动，经过创建单位自评、省级中医

—1—

图 22　本院获综合医院中医药示范单位（1）

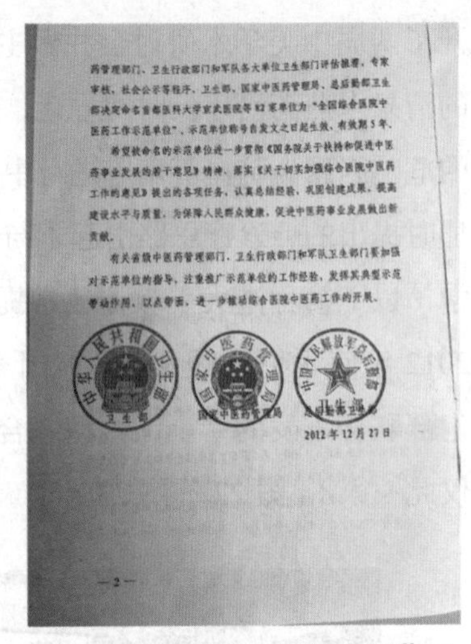

药管理部门、卫生行政部门和军队各大单位卫生部门评估推荐，专家审核，社会公示等程序，卫生部、国家中医药管理局、总后勤部卫生部决定命名首都医科大学宣武医院等82家单位为"全国综合医院中医药工作示范单位"，示范单位称号自发文之日起生效，有效期5年。

希望被命名的示范单位进一步贯彻《国务院关于扶持和促进中医药事业发展的若干意见》精神，落实《关于切实加强综合医院中医药工作的意见》提出的各项任务，认真总结经验，巩固创建成果，提高建设水平与质量，为保障人民群众健康，促进中医药事业发展做出新贡献。

有关省级中医药管理部门、卫生行政部门和军队卫生部门要加强对示范单位的指导，注意推广示范单位的工作经验，发挥其典型示范带动作用，以点带面，进一步推动综合医院中医药工作的开展。

卫生部　国家中医药管理局　总后勤部卫生部

2012年12月27日

—2—

图 23　本院获综合医院中医药示范单位（2）

出于相互交流、相互促进的愿望，2013年我应港大中医药学院领导邀请，携本团队罗玉敏教授和宋珏娴博士赴该院访问交流，双方就感兴趣的问题介绍了各自的诊疗思路和效果并进行了交流，之后还参观了港大校区，我对该校区的文化氛围至今记忆犹新。次日，我们应邀参加了在香港召开的世界老年病学中西医结合学术大会，主办方明确要求我做两次讲座，其一是我的中西医结合临床诊疗思路与方法，其二是这样的诊疗思路与方法疗效的客观证据是什么。我按要求分别进行了讲述，罗玉敏教授和宋珏娴博士也分别做了发言。在会议结束后的晚宴上，港大教授表示对我们的讲座非常受益。因我的讲座内容涉及成功治疗了一位小脑出血后昏迷长达两个月的日方患者，坐在我旁边的日籍学者也对我毕恭毕敬表示了感慨（图24～图25）。在那个时间段，本团队罗玉敏教授和宋珏娴博士还参加了在美举办的神经科年会和韩国首尔举办的国际卒中大会并展示了壁报（图26～图27）。

返京后不久，恰巧那时又会诊了一位双侧脑静脉窦血栓取栓

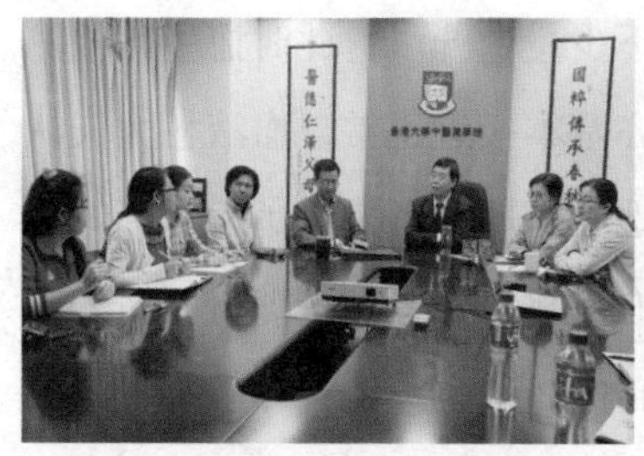

图 24 团队与港大教授交流

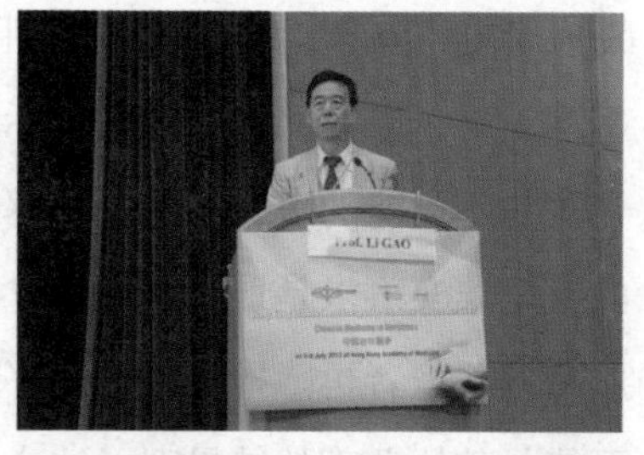

图 25 高利在香港中西医结合大会上发言

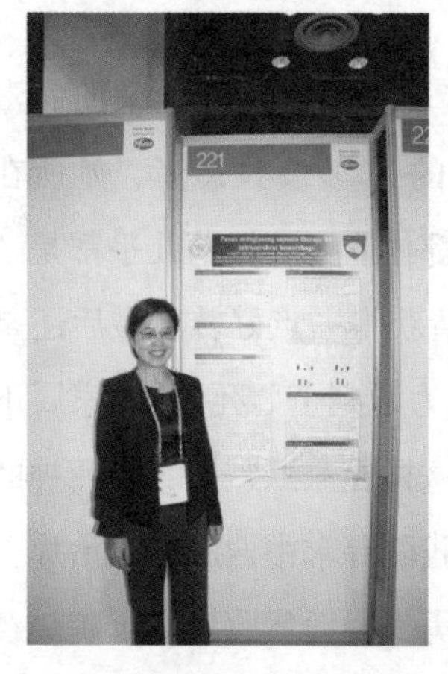

图 26 罗玉敏在国际会议上展示壁报

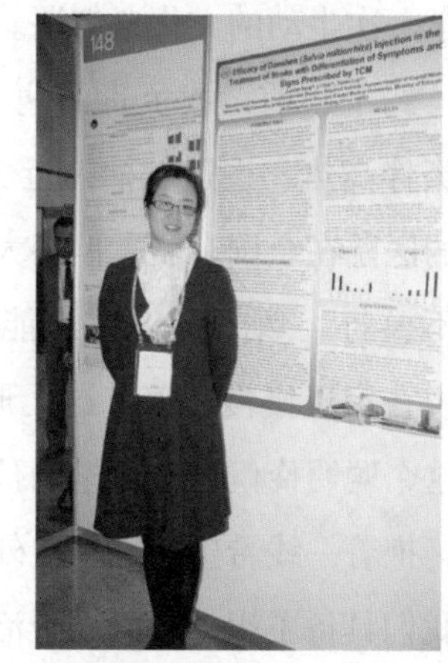

图 27 宋珏娴在国际会议上展示壁报

术后昏迷数十天的中年女性患者，她的影像学检查显示大脑明显水肿，脑室系统受压。查体见其面色萎黄，双侧额颞去骨瓣部位脑膜脑膨出，刺激面部无反应，刺激双下肢可动，四肢腱反射较活跃，双侧巴氏征阳性。结合影像及查体所见综合分析后认为，患者主要是术后导致的炎性损伤、脑水肿、血循环障碍及神经元凋亡，故辨证为脾肾亏虚，痰瘀互结，予以补脾益肾、活血通络中药汤剂治疗，以此法加减用药两周许，近一个月时，见患者面部较前润泽，刺激面部及四肢均可见活动力度较前明显，又以活血通络、升清降浊、开窍醒神法治疗，约 3 个月后，患者可在别人帮助下在床上半坐位并能咽下少量白开水，此时血生化检测基本正常，以往的再障相关指标亦基本接近正常，血液科大夫认为这是不可能的事，于是就不解地问家属患者是吃了什么药好转的？家属实事求是地做了回答，血液科大夫感到很惊讶，后来家属又问我患者再障指标是怎样好转的，我也不能具体解释，猜测可能是整体调理的结果吧。这个病例的治疗成功再次证实了中医整体观念、辨证施治的优势，活生生的事例为我及周边的同道们上了一次生动的文化自信课。

约十年前，我负责的病房又接受了一位从外地来的病毒性脑炎伴高热、昏迷、抽搐近3个月的21岁女性患者，她所在城市的医院在全国有名，但各大医院都住遍了，用药几乎都是“换汤不换药”，结果是几乎未能使病情获得一点好转。最后还是被劝说在家里慢慢养着，这无形之中为她判了“死刑”。家属不甘心这个聪明伶俐还在上学的孩子就这样在家默默地等待死神的到来，抱着一线希望从千里之外来到我院寻求中西医结合治疗。由于我们具备了用中西医结合治疗的勇气，毅然收她住了院。经检查显示患者生命体征虽平稳，但高热、昏迷、口角抽动及且颈项强直明显，同时可见面色无华，手足不温且僵直下垂，双侧巴氏征阳性。经询问病史得知已有数天未排便，根据病史体征，结合血清实验室检测、腰穿、脑脊液检测及脑电图检查结果，患者病毒性脑膜脑炎诊断成立，辨证为脾肾亏虚，湿毒蕴脑。得知抗病毒和对症西药都在原籍各大医院用过了，目前无更加有效的抗病毒西药，我满怀信心地给患者开了清热化湿、活血解毒中药汤剂加体外牛黄用药汁冲化鼻饲，同时用相关西药静脉滴注支持，没料到用药仅3天，体温就降到接近正常，第7天口角就不抽了，但患者仍处昏迷状态且面色无华，口角流涎，手足不温，脉象沉弱。辨证可知仍属脾肾两虚，邪气未尽，调整治则以补益脾肾、理气降浊中药汤剂鼻饲，十余天后患者逐渐苏醒，四肢出现了自主活动，能主动进食了，我和其他医护人员更加信心百倍。正在大家充满喜悦的时候，主管医生报告说患者出现腹胀，肠鸣音消失，疑肠梗阻，急请普外科医生会诊后告之肠梗阻确定无疑，嘱立即禁食水，行胃肠减压术。我根据病情认为此时正是我们治疗的重点时期，若禁食禁水则中药无法使用，且此期为肠梗阻初始阶段，肠道血运尚未明显紊乱，梗阻造成的肠道毒素并不重，果断做出了不行胃肠减压术，继续用中药治疗的决定，试用加味承气汤煎后鼻饲，没想到进药一小时许，患者竟出现了微弱的肠鸣音，两小时后肠鸣音基本恢复正常。我不平静的心情终于稳定下来，继续适时辨证使用中药调理，用西药维持。住院近一个月时患者已无明显神经系统病理体征，面色转为红润且有了笑容，在家人帮助下能在病房走动而出院（图 28 ～图 29）。

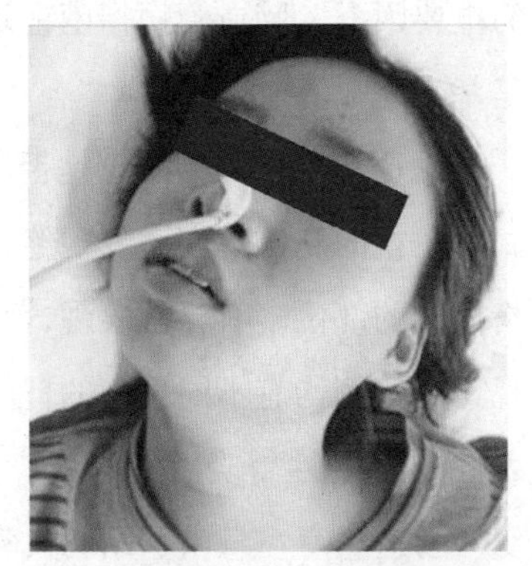

图 28　脑炎昏迷 2 个月患者治疗前

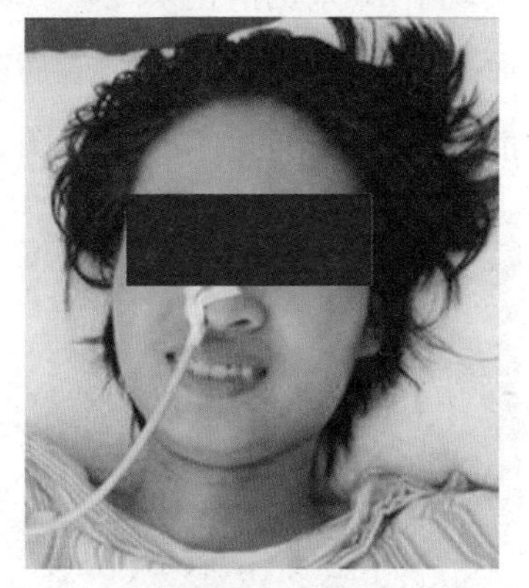

图 29　脑炎昏迷 2 个月患者治疗后

十三、提出国人胃肠道疾病是脑血管病危险因素

针对我国脑血管病发病率居高不下并呈年轻化趋势现状，经认真分析我国现阶段社会状况和黄种人体质后认为，国人在漫长

的进化过程中其胃肠道发育与西方人不甚相同，普遍存在胃肠道功能低下或患有各类疾病，肠道疾病术后出现的肠梗阻、肠套叠和肠扭转比西方人明显增多，结合近年来肠道菌群与多种疾病的关系研究，现阶段各类污染、饮食结构不合理，特别是转基因食物的摄入及各种心理障碍等原因，可能都是脑卒中高发不可忽视的重要因素，脑血管病指南记录的本病有地域、种族差异可能也是基于此吧。

为证实所做出的结论是否正确，我运用中医望诊技术在临床做了大量的病例观察，发现绝大部分患者的面舌与胃肠道相关经络投射的部位多有异常表现，用相应的现代技术检测证实了纳入观察的病例均有不同程度的胃肠道疾病，如幽门螺杆菌阳性、浅表性或糜烂性胃炎、胃溃疡、肠黏膜异位、胃肠黏膜隆起性病变、肠道息室、息肉、结肠气囊肿、结肠黑变病等各类病变，还发现了10余例消化系统早中期癌症患者，其本人并不知情，故而得出胃肠道疾病与脑血管病有相关性的结论，疑胃肠道疾病可能为多种疾病的启动因素（图30～图32）。

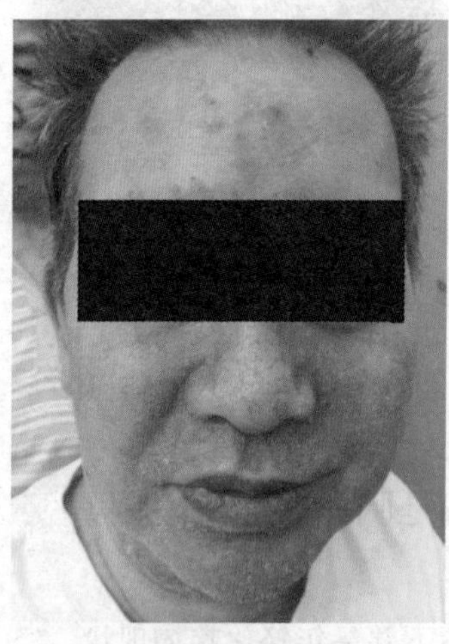

图30 脑梗死合并结肠黑变病患者面部表现

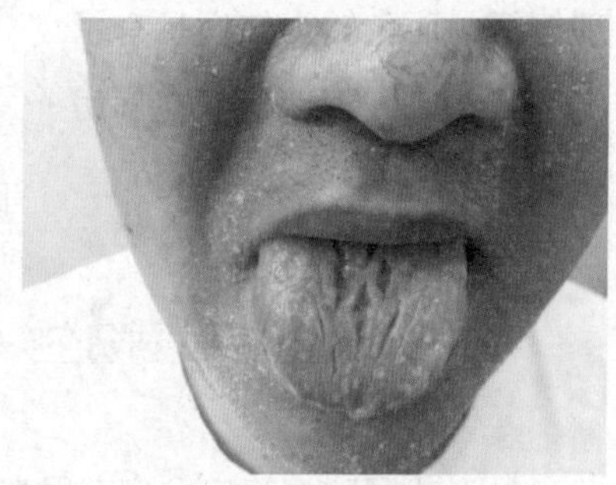

图31 脑梗死合并结肠黑变病患者舌部表现

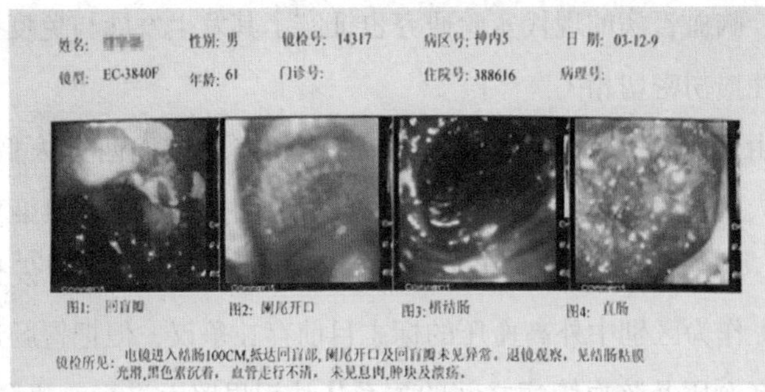

图 32　脑梗死合并结肠黑变病患者肠镜表现

基于此，我认真复习文献并思考了国人体质特点和脑血管病的危险因素，得知国人为食素祖先进化而来，素食较肉食营养少且不易吸收，故我们的肠道进化的比西方人的长且皱褶多，目的是能吸收足够的营养以满足生理需要。现阶段，人们不但解决了温饱问题且逐渐出现了营养过剩，肠道在吸收营养的同时也吸收了肠内代谢产生的毒素，但肠道本身并没因此而变短，诸多原因造成了肠道内环境紊乱，导致菌群失调或幽门螺杆菌滋生，进一步导致了胃肠道各类疾病的发生发展。研究还表明，胃肠道除了消化、吸收、排泄功能外，还有记忆和识别功能，临床常见危重患者鼻饲大量的营养素（如瑞高、瑞代、氨基酸或脂肪乳等）之后，部分人会出现鼻饲的营养素又从鼻孔溢出或吐、泻、腹胀及不排便现象，这可能与阿司匹林等的药物抵抗是一个道理，因为胃肠道对进入的营养物质识别不清可能就会出现抵抗而出现上述症状，每遇此况，我们就用“掺沙子”的办法（即用人们以往常吃的饮食或菜蔬搅汁或煮粥过滤后给予鼻饲）均能收到满意效果。以往的研究还表明，胃肠道是人体最大的免疫系统和内分泌系统，是人体的第一道防线（因将胃肠道黏膜及皱褶剖开，其表面积比体表皮肤和黏膜还要大），这个系统一旦出现了问题，就会受到进入的或肠道代谢产生的多种毒素侵袭，导致各类疾病的发生。脑血管病的现代实验研究也证实了其发生发展与免疫损伤和炎性损伤密切相关。

由此可知，种族决定了我们的胃肠道功能比西方人低下，故国人胃肠道疾病发病率 > 90%，幽门螺杆菌（Hp）感染率 > 50% 。尽管把 H 型高血压（伴高同型半胱氨酸血症的原发性高血压）作为区别中外高血压的标志目前存在争议，但把胃肠道疾病与高血压及脑血管病之间的关系从认识思路上进行有机联系，是较为客观且有针对性的学术导向，国内外对肠道菌群与各类疾病的相关性研究结果也充分证实了这一点。

对此，吴咸中院士早在 2008 年就曾在报纸发表文章说道：脑 – 肠相关学说不是什么新话题，由于近年来医学科学迅速发展，使该学说有了新的含义。众所周知，早在数十年前巴甫洛夫的“皮层与内脏相关”学说已经在中外学者之间广为传播，对当时学术研究产生了相当深远的影响。由于对中枢和外周神经系统功能研究的不断发展，中枢和外周各级神经元、神经网络、神经递质、受体以及脑 – 肠肽的发现，肠神经系统和神经 – 内分泌 – 免疫网络的提出，使人们对“肠 – 脑相关”和消化系统的神经调节作用及整合功能有了全新的认识和深刻的理解。这不仅对近代医学的发展具有重要的意义，而且对中西医结合消化系统基础理论和临床研究工作的发展也提供了有利条件，为中医“脏腑关系”“五脏藏神”以及中医“治则”的研究拓宽了思路。

十四、提出脑血管病从“痰”论治的思路

个人认为，现代脑血管病发病率之所以居高不下，首先应归责于临床医生不折不扣地效仿了西方的诊疗模式，其次是治疗手段欠全面，用药的针对性不强。西医认为，脑出血和脑梗死是性

质截然不同的两类疾病，而中医认为两者均属中风范畴。关于中风学说，随着年代的不同经历了外风学说、内风学说和非风学说的不同阶段。然李东垣则认为：“中风者，非外来风邪，乃本气病也，凡人年逾四旬之际多有此疾，壮岁之时无有也，若兼肥盛则兼有之。”余多年的临床实践确感此说最为贴切。随着对本病病因病理学研究的不断深入，外邪入侵已不作为中风病的实质病因，基于“内风学说”理论总结的临床证候分型如肝阳化风、肝阳上亢、肝风内动者亦不多见。如今学界应当统一有这样的认识：同为一病而古今病因和证候已大不相同，古时多种因素导致的各类虚证多，传染病多；而今时营养过剩导致的代谢障碍病多，心理障碍病多，故而痰证亦多，这是不争的事实。

近50年来，我目睹了脑血管病在不同时代的临床特点，特别是近20年来，脑血管病的证候学特点发生了明显变化，无论病情是轻是重，以“风证”为主要特点的证候已不多见，而是“痰证”居多，虽然《素问·至真要大论》“病机十九条”中有“诸风掉眩皆属于肝”的论述，但不能将当今的中风病与其机械地对号入座。回想起号称顶层设计的国家脑血管病“十五”攻关课题将本病分为风痰阻络、痰湿蒙神、痰热内闭、痰热腑实、气虚血瘀和阴虚阳亢6个证型，其中有4个证型与痰相关，冥冥之中似乎找到了论据，对现时代各类脑血管病的认识进一步趋于客观。

众所周知，痰湿是水液代谢的产物，水液代谢主要由肺、脾、肾三脏共同完成，而中焦脾胃为枢纽，在水液代谢中占有重要位置。一旦脾胃功能受损则先伤其气，气虚则气血升降失司，水液代谢紊乱，水聚成湿，湿聚成痰，痰阻血瘀而导致血液成分和血管弹力改变而引发脑血管疾病。而情志障碍亦可导致气机紊乱，而致气血失常。故“脾胃为后天之本，气血生化之源”及“中焦受气取汁变化而赤是谓血”理论内涵均值得寻味。

现在有理由认为，因种族、地域、文化、生活方式及饮食结构的不同等诸多因素决定了国人脑血管疾病与西方人有所不同。目前我国各类污染较多，不同年龄段的人群生活规律都发生了变化，不同阶层的各种压力较大，饮食结构发生了明显改变，使得胃肠道功能本来就低下的人群雪上加霜，使得脑血管病更加复杂化、年轻化，这是国人与西方人体质差异和时代特点的具体体现。

在长期临床观察并获得了一定证据的基础上，我们总结出各类脑血管病不同时期的诊疗思路。根据脑梗死急性期的病理生理并结合疾病的时代性，我们提出了本病分期分型的治疗策略。分期，即根据病程分为急性炎性损伤期、损伤和修复并存期及神经修复和功能重组期；分型，即根临床证候特点分别为即痰热型、痰湿型、气虚型和阴虚型。逐渐总结出以适宜的中成药作为主药，各型相关的院内中药协定处方为配方的治疗方案加以实施并获得较好疗效。

我们用中西医结合方法成功治疗了一组来自全国各地的脑干梗死、闭锁综合征患者，总结出活血开窍、涤痰开窍或益气开窍等治疗思路。治疗了数十例各类脑出血患者如高血压性脑出血、大面积梗死后脑出血、血管内支架植入术后脑出血、溶栓后脑出血、淀粉样脑血管病出血、外伤性脑出血等，总结出清心泻热、凉血散瘀法，清热解毒、活血通络法，涤痰清热、活血通络法，凉血散瘀、利水降浊法，益气固摄、凉血散血法和活血止血、祛瘀通络法等治法，总结出治疗各类脑血管病不同证型的数种中成药。提出了高血压性脑出血两型分法诊疗并发表了《高血压性脑出血中西医结合诊疗专家共识》一文（图 33），其分型方法被王新志教授主编、王永炎院士主审的《中风脑病诊疗全书》所收录（图 34）。

对一位 40 天内 3 次脑出血并昏迷的淀粉样脑血管病患者经

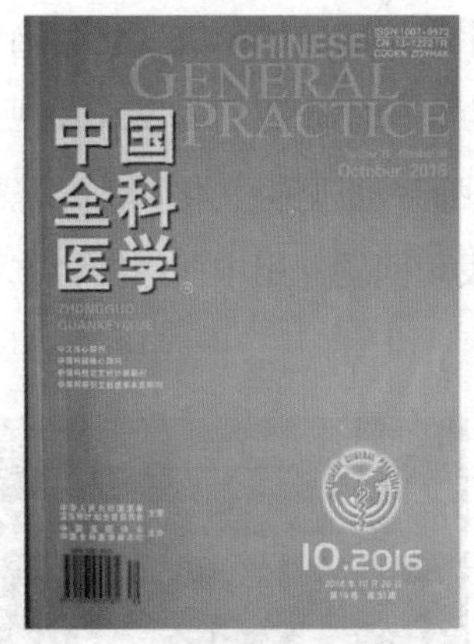

图 33　执笔的高血压性脑出血急性期中西医结合诊疗专家共识发表在《中国全科医学》杂志

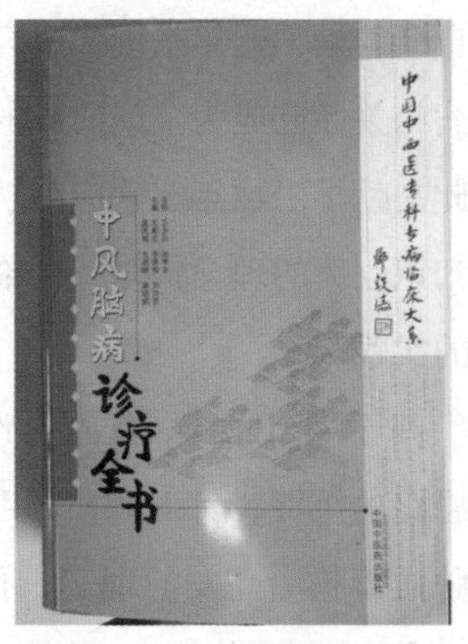

图 34　《中风脑病诊疗全书》

连续用中西医结合方法治疗一年余的病例回顾性总结显示，该患者自接诊使用中药汤剂鼻饲后，始终未再出血且整体状况日趋好转，面色由晦暗明显转润，眼睛有了“神”，能与陪护人员简单交流，在旁人帮助下能勉强行走数步，血清学检测基本正常，头颅核磁复查原出血部位已形成小的软化灶，脑室系统未增大，脑内无新发缺血灶。更使人欣喜的是患者在住院期间经超声检查发现了下肢肌间静脉血栓，按常规应使用低分子肝素等抗凝剂，但我出于探讨心理嘱主管医生停用此药，改用以往治疗血管穿刺后皮下淤血肿胀的中药“外敷方（已获专利的院内中药协定处方）”局部温敷，每 2 小时揭开一次使皮肤“透气”，主管医生半信半疑地执行了，没想到 5 天后超声复查显示肌间静脉血栓明显减轻且局部皮肤变得白润，医生们看了都喜出望外，从而提升了西医同道对中西医结合治疗的认可度。

为提示医生临床诊疗要重视种族差异和疾病的时代特点，从中西医结合角度撰写并发表了《国人胃肠道疾病与脑血管病相关性探讨》《从脾胃浅谈现代人的脑血管病危险因素》等文章。值得自豪的是，近年来现代研究结果提出的肠道菌群变化与脑血管疾病相关性已成为全球研究的热点，殊不知我们的发现及观点远比此文献早出数年。这应归功于我们一贯坚持文化自信，坚持自主知识创新的理念，坚持从临床发现问题并用中西医结合方法解决的实践。

基于对中西医结合的诊疗思路的沉淀，针对现阶段我国脑血管狭窄高发的现实，我策划了以中药为主、西药为辅的治疗方案，经临床实践效果颇佳，又发表了《脑血管病应从痰论治》和《涤痰逐瘀法联合西药治疗脑血管狭窄》等文章，深得《中国中西医结合杂志》认可。近年来又将脑血管超声学和影像学结果与中医证候学相结合，总结出脑血管狭窄或闭塞的临床分型治疗方案，使数例原发性脑血管闭塞及支架植入后闭塞患者获得再通（图 35 ～图 36），部分重度脑血管狭窄患者变为中轻度，大部分不同程度的脑血管狭窄患者血管超声或影像学表现及临床表现稳定，一组因脑血管狭窄导致的短暂脑缺血症状很快缓解，一组儿童脑血管狭窄合并脑梗死治疗后获得改善（图 37 ～图 38）。据此总结出慢性脑缺血的中西医结合分型思路，组织撰写了《慢性脑缺血中西医结合诊疗专家共识》，因其具有实效性和创新性，2019 年，《中国中西医结合

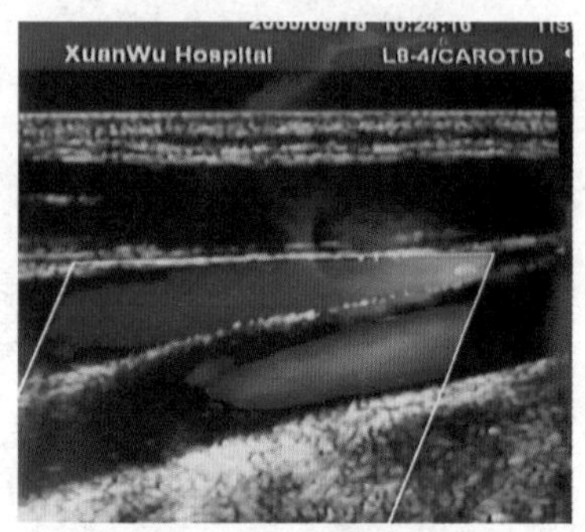

图 35　脑血管闭塞

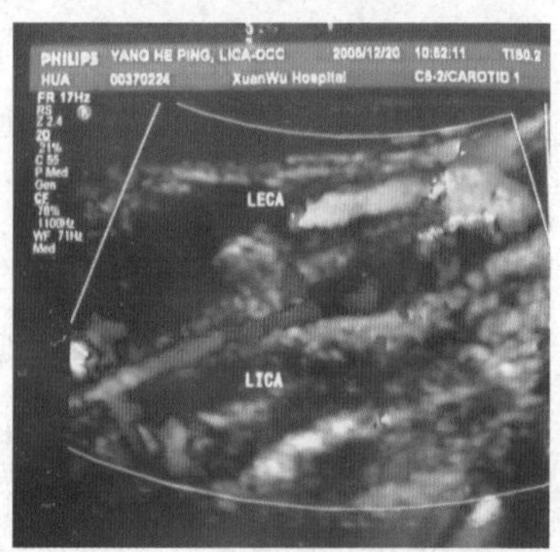

图 36　闭塞血管治疗后再通

杂志》和北京中西医结合学会共同组织专家在全国进行了 6 场巡讲，其创新思路使与会者受到了显著的启发并明显达到了学术传播效果（图 39）。

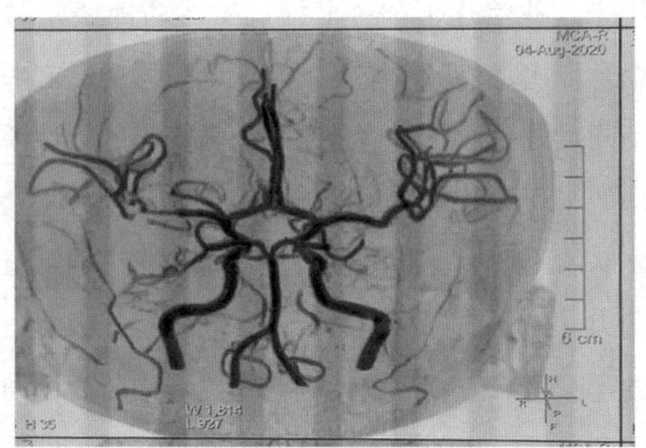

图 37　儿童脑血管狭窄合并脑梗死治疗前血管影像

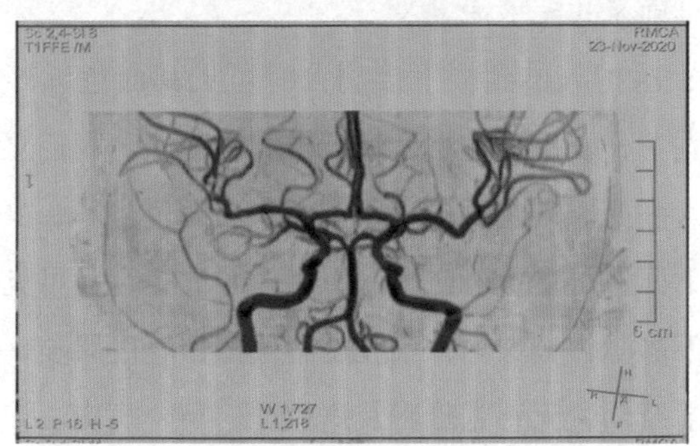

图 38　儿童脑血管狭窄合并脑梗死治疗后血管影像

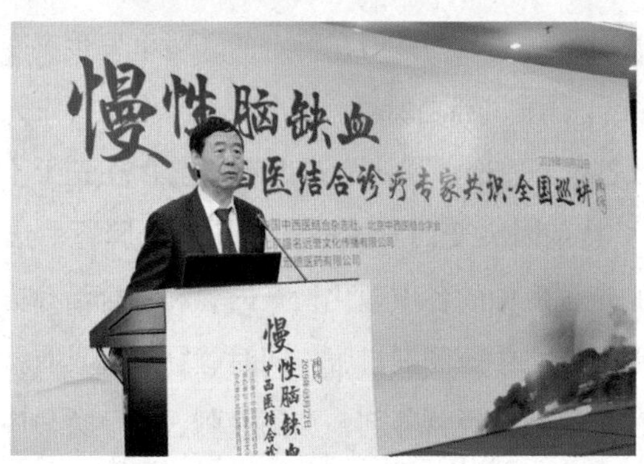

图 39　高利宣讲慢性脑缺血共识

十五、中西医结合治疗美国"渐冻人"

近5年来，我治疗了神经变性病（运动神经元病为多，帕金森病或综合征次之，多系统萎缩和认知障碍又次之）患者数十例，获得不同疗效。最令人难忘的是来自美国的男性渐冻人患者（化学家），他出现四肢无力8年，开始自觉双侧大腿外侧有肉跳感，无肢体麻木不适，逐渐出现四肢无力，病情加重至不能拿重物且行走费力，需要助行器辅助行走，同时感呼吸费力，需无创呼吸机辅助呼吸，二便有时失禁。曾在美国诊断为运动神经元病可能，服用利鲁唑等相关药物治疗无效，为进一步诊治，在家属协助下乘车前来我院求治。

我带领医护人员到楼下接病人时可见其面色憔悴，精神较弱，弯腰垂背，双手紧抱小型呼吸机低头吸氧。我们立即将其扶上轮椅接入病房。入院后检查可见：患者面色少华，少神，呼吸费力，摘下面罩可见舌苔白厚润，舌体胖大，舌面可见宽而深的纵沟，舌下静脉评分2分，四肢皮温偏低，轻度肌萎，肌张力偏低，腱反射减弱，无感觉障碍及病理征。结合病史、该国医院各项检查及入院后症状体征评价，其运动神经元病诊断基本成立，根据西医学对本病"某些基因在特定的环境下发生突变"的病因学描述，结合中医"邪之所凑，其气必虚""肾为先天之本"及"脾为后天之本"理论，我认为该患者病前存在先天不足，诸多外因导致了其基因突变而发本病，证属中医脾肾亏虚，经脉失养。随即制定了应做的各项理化检查内容和综合治疗方案，首用补先天、调后天之中药汤剂口服，同时静脉点滴具有益气活血功效的中药注射剂及神经营养剂，加用针刺、瘢痕灸、中药足浴及康复治疗，此后患者经主动配合积极锻炼后觉气力渐增，皮温转佳，二便失控好转，治疗3周余，患者能脱机自行在病房行走半小时而出院（图40～图43）。

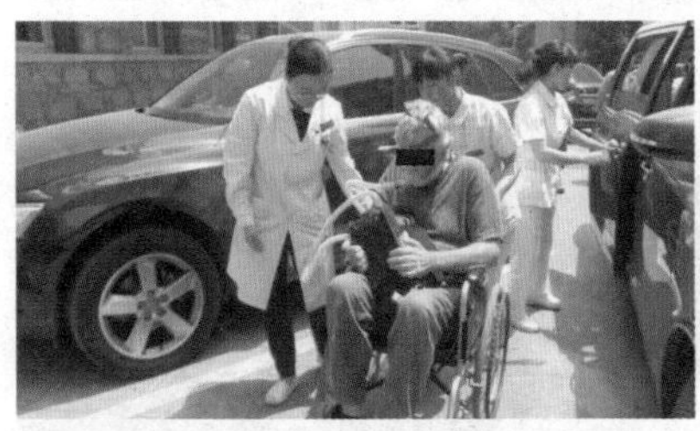

图40　美国渐冻人初到医院

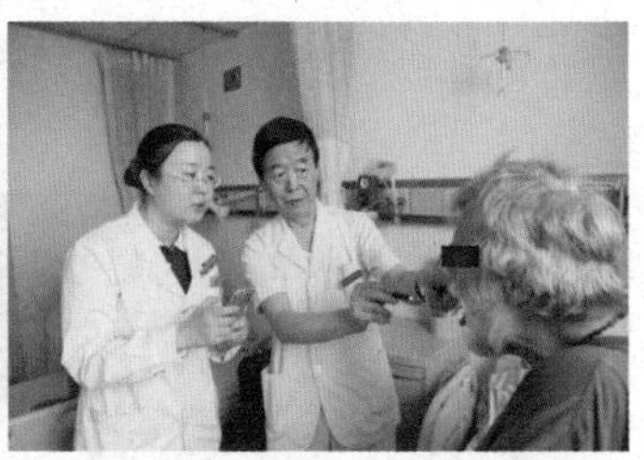

图41　给美国渐冻人查体

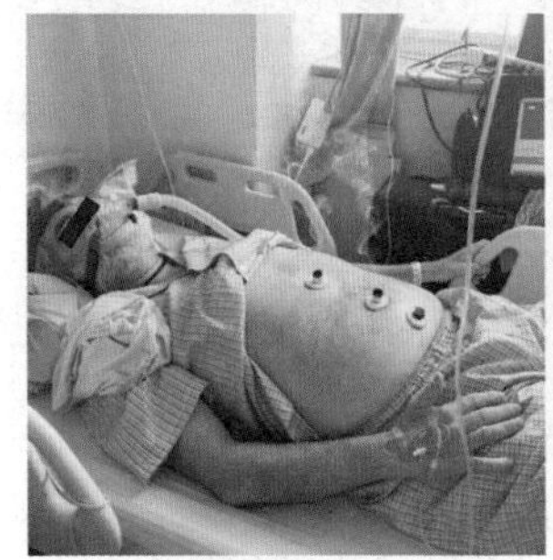

图42　给美国渐冻人做瘢痕灸

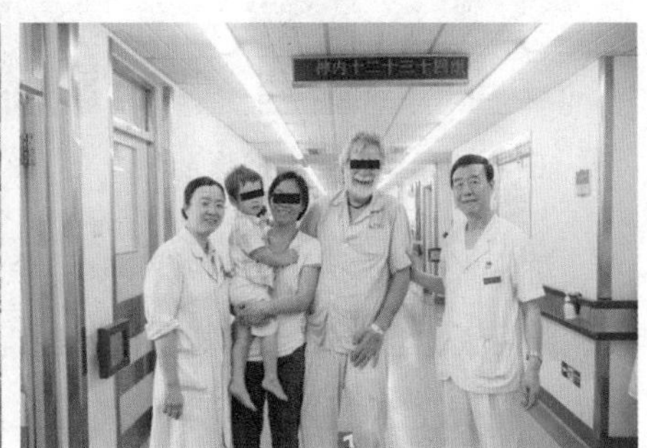

图43　美国渐冻人出院前合影

从德国来诊的痴呆症患者更是如此，他是一名60多岁的德国牙科医生，患痴呆症已3年，经各种药物治疗不效，又因肛周脓肿术后病情急转直下，血清白蛋白降至30g/L以下，手术虽然很成功，但术后排便困难，当地医生对症用药无效，之后便束手无策而来求助我院。住院后请余会诊，症见少神，面色少华，言语尚利，回答问题反应较慢，舌苔略黄较厚，四肢活动尚可，脉象沉而略弦，肛周皮肤可见红肿，轻触局部患者即有痛苦表情并躲避，左下腹可触及粪快。分析认为患者证属虚实夹杂，本着急则治标原则随即开出清热泻下、凉血解毒中药处方代煎，每次200mL，每日2次温服，仅服3天患者即排便较畅且痛感减轻，连服 5 剂后再诊发现患者神态转佳，望之肛周皮肤基本正常，触之局部无痛感，能顺畅排便。得知邪气已去，随即开出补先天、调后天加祛痰开窍之品，再服 10 余剂后患者思维能力转佳而出院（图 44 ～图 45）。

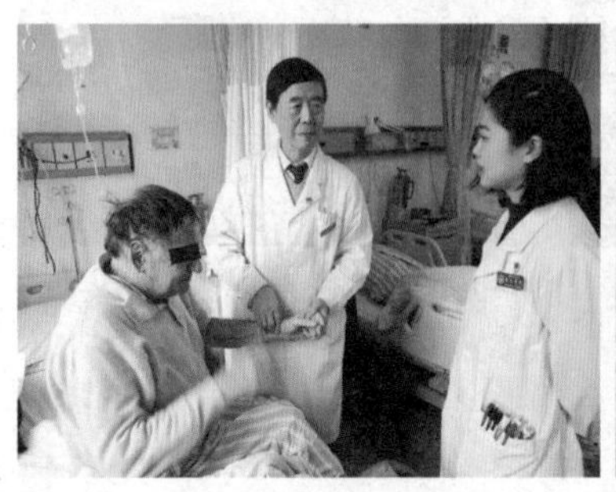

图 44　给德国患者把脉

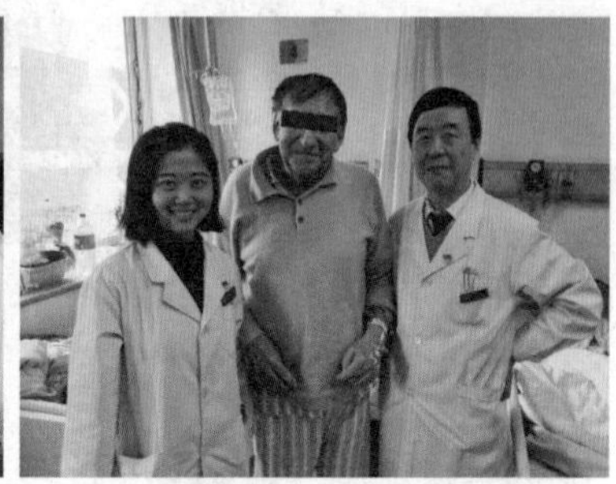

图 45　德国患者出院前合影

对于经治的多系统萎缩和帕金森病患者其治则亦是用补先天、调后天方法，患者多能获得不同程度好转，尤其是自主神经系统的症状改善更快、更明显。

从西医学角度可以得知，神经变性病的病因学和病理生理学研究还远不到位，有效的治疗药物几乎为空白。实践表明，根据患者的主诉、症状体征和现代技术检查结果，用中医理论分析此类疾病并明确病位、病性，再从《素问 · 至真要大论》“病机十九条”中寻找疾病归类，则认识思路多能清晰，治疗亦会同时获效。由此常对古籍《黄帝内经》理论的博大精深赞叹不已，对其认识思路的感悟进一步加深。

十六、高利教授团队走向成熟并广获认可

随着临床实力的彰显，学术影响力随之攀升，在团队骨干宋珏娴、罗玉敏、黄礼媛、徐敏、王平平等人的共同努力下，2012

年我团队相继获批了国家中医药管理局“十二五”重点专科、国家临床重点专科和北京市中西医结合神经病学研究所（图 46）。结合发展需求开展了大量的临床和科研活动，为中西医结合医学发展积累了宝贵的理论和临床证据。

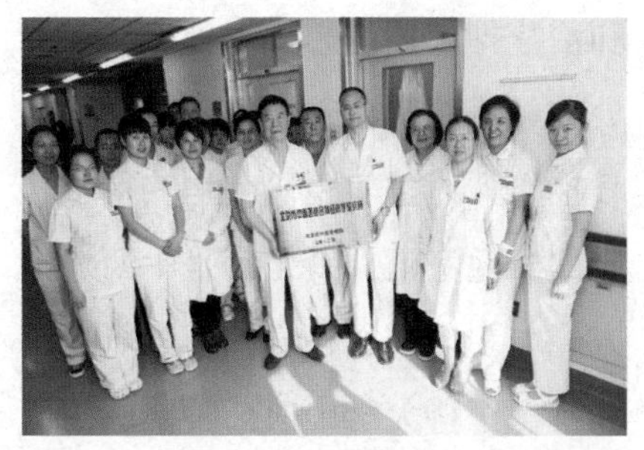

图 46　承接北京市中西医结合神经病学研究所授牌

我们的工作业绩得到了北京市中医管理局和同道们的认可，2014 年又获批北京市中西医协同发展试点单位。

此后，经媒体对美国被认为无药可用的“渐冻人”患者的报道和自身努力，来诊者几乎覆盖了全国各省市，患者的信赖进一步促进了自己全心全意为人民服务的热情，回想起几十年来从来不能正点吃到中午饭，更加无怨无悔。

回忆十余年来的工作，用中西医结合思维和手段解决了一批被常规认为不可能好转的病例，陆续总结出被临床证实有效的院内中药制剂及协定处方，其中治疗脑出血和脑梗死的通脉复脑合剂、治疗神经变性的换元丸获得原北京市卫生局内部批号，用于血管穿刺后皮下淤血肿胀的外敷方和脑血管病急性期痰热证的痰火方先后获得国家专利局的发明专利证书（图 47 ～图 48），与各类脑血管病简化分型相对应的中风一号方、痰湿方、气虚方、阴虚方、化痰通络方

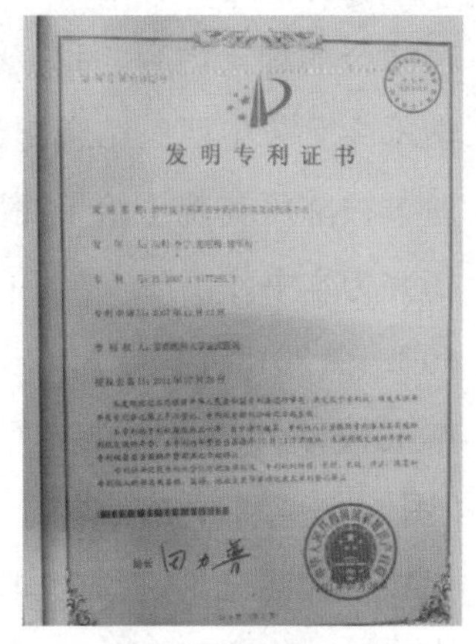
发明专利证书

图 47　外敷方专利

和治疗抑郁症的忘忧解郁方，部分处方经我院脑血管病研究室罗玉敏教授等人通过实验研究均获得了相应的实验室证据，尤其是中药痰火方经与中国中医科学院中药研究所和首都医科大学中医药学院中药研究室赵晖教授合作的基础研究结果显示，本方单味药的质检和有效成分研究明确，成药性（小蜜丸）很好，对此药进行的急性毒性实验未出现不良反应，慢性毒性实验将于今年7月底完成。药效学研究发现本方对脑梗死动物模型（大脑中动脉结扎）的梗死体积、病灶周边水肿、血管保护等方面都优于上市后公认的治疗脑梗死的有效药物金纳多。推测此药一旦面世，将可丰富脑血管病治疗用药并可填补抗炎药物的空白。

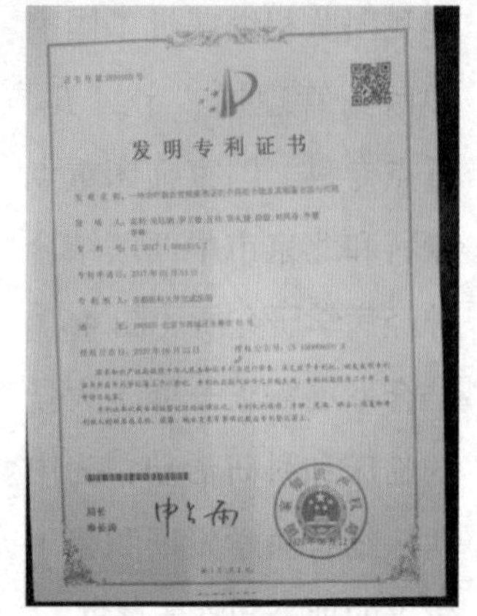

发明专利证书

图48　痰火方专利

随着诊疗视野的不断拓宽和临床对多种疾病治疗效果的不断提升，进一步丰富了中西医结合的理论内容。我主编的学术专著《中西医结合望诊启迪》被陈可冀院士给予高度赞扬并为本书作了序（图49、图50），在2018年医学家峰会上，本书被评为“中国医界好书”（图51）。望诊内容和相应的现代技术检测已推广到全国数十家医院，获得同道的一致认可。

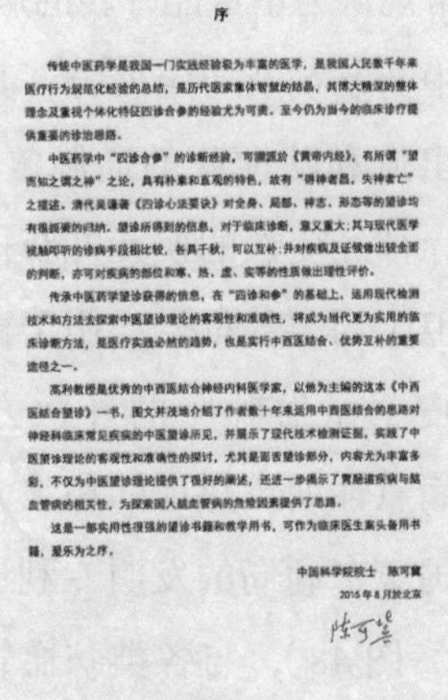

序

传统中医药学是我国一门实践经验极为丰富的医学，是我国人民数千年来医疗行为规范化经验的总结，是历代医家集体智慧的结晶，其博大精深的整体理念及重视个体化特征四诊合参的经验尤为可贵，至今仍为当今的临床诊疗提供重要的诊治思路。

中医药学中“四诊合参”的诊断经验，可溯源于《黄帝内经》，有所谓“望而知之谓之神”之论，具有朴素和直观的特色，故有“得神者昌，失神者亡”之描述。清代吴谦著《四诊心法要诀》对全身、局部、神志、形态等的望诊均有很扼要的归纳。望诊所得到的信息，对于临床诊断，意义重大；其与现代医学视触叩听的诊病手段相比较，各具千秋，可以互补；并对疾病及证候做出较全面的判断，亦可对疾病的部位和寒、热、虚、实等的性质做出理性评价。

传承中医药学望诊获得的信息，在“四诊和参”的基础上，运用现代检测技术和方法去探索中医望诊理论的客观性和准确性，将成为当代更为实用的临床诊断方法，是医疗实践必然的趋势，也是实行中西医结合、优势互补的重要途径之一。

高利教授是优秀的中西医结合神经内科医学家，以他为主编的这本《中西医结合望诊》一书，图文并茂地介绍了作者数十年来运用中西医结合的思路对神经科临床常见疾病的中医望诊所见，并展示了现代技术检测证据，实践了中医望诊理论的客观性和准确性的探讨，尤其是面舌望诊部分，内容尤为丰富多彩，不仅为中医望诊理论提供了很好的阐述，还进一步揭示了胃肠道疾病与脑血管病的相关性，为探索国人脑血管病的危险因素提供了思路。

这是一部实用性很强的望诊书籍和教学用书，可作为临床医生案头备用书籍，是乐为之序。

中国科学院院士　陈可冀

2015年8月于北京

图49　陈可冀院士作序

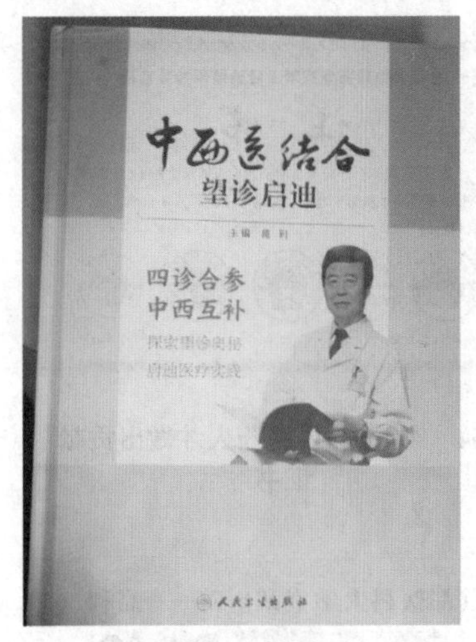

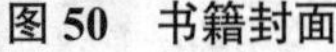
图 50 书籍封面

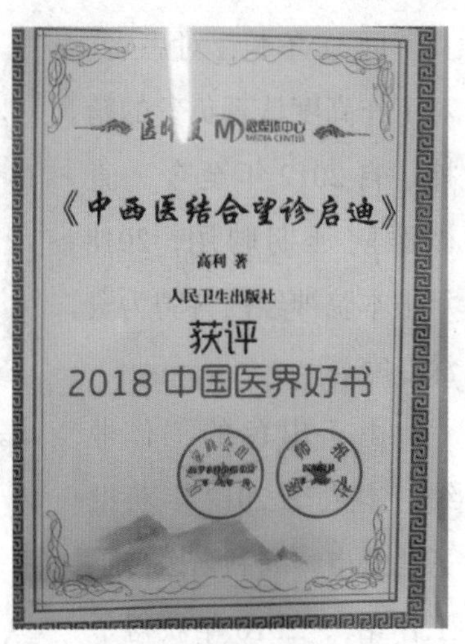

图 51 获评医界好书

出于注重地域、种族并结合国情和国人体质，形成了系列科普宣传教育思维，曾多次在中央人民广播电台、北京人民广播电台现场直播系列科普教育内容数十次，在中央人民广播电台（魅力中国频道）和北京人民广播电台（健康频道、保健养生节目）与节目主持人一起在演播厅和社区现场讲座 10 余次，应浙江电视台邀请现场讲座 1 次，根据积累的思路主编了科普专著《高利教授现代保健养生系列丛书》5 部，2018 年获得中国中西医结合学会科普奖（图 52–53）。

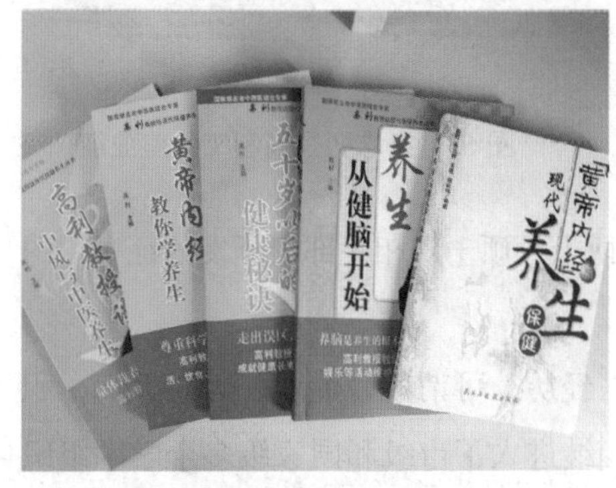

图 52 高利教授现代保健养生系列丛书

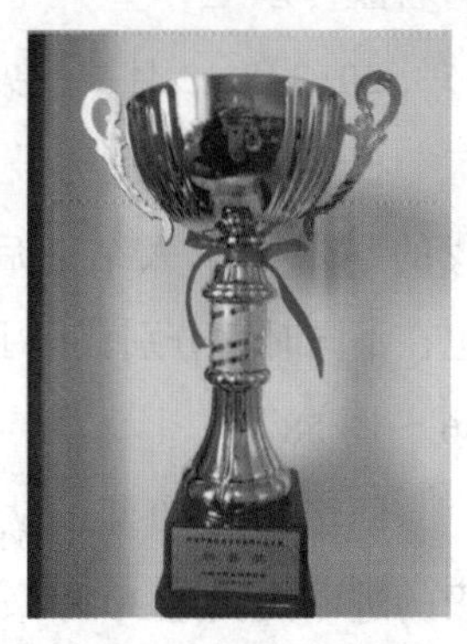

图 53 获评科普奖

因一直本着对患者、对工作高度认真负责的精神，自2012年至今一直被医院延期聘用，2018年被本院神经内科聘为资深专家。

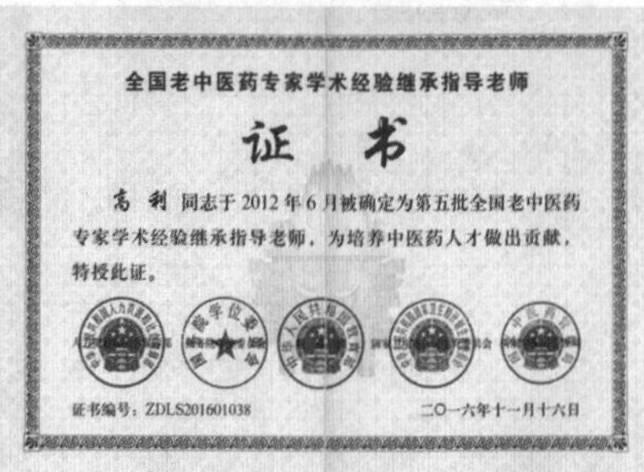
全国老中医药专家学术经验继承指导老师

证书

高利 同志于2012年6月被确定为第五批全国老中医药专家学术经验继承指导老师，为培养中医药人才做出贡献，特授此证。

证书编号：ZDLS201601038

二〇一六年十一月十六日

图54 “为培养中医药人才做出贡献”证书

由于出色的工作业绩，本人于2012年获批了北京市“高利名医传承工作站”，2016年获得了国家人力资源和社会保障部、国务院学位委员会、教育部、国家卫生计生委和国家中医药管理局联合下发的“为培养中医药人才做出贡献”证书（图54），2017年获批国家中医药管理局“高利名医传承工作室”（图55），2017年12月被“央广”授予大国名医称号。

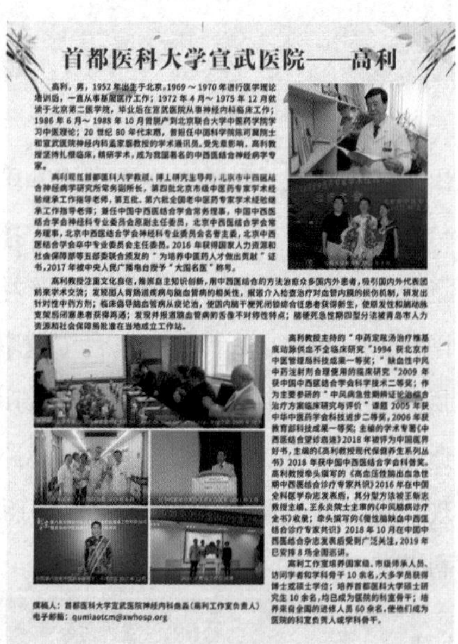
首都医科大学宣武医院——高利

高利，男，1952年出生于北京。1969～1970年进行医学理论培训后，一直从事基层医疗工作；1972年4月～1975年12月就读于北京第二医学院，毕业后在宣武医院从事神经内科临床工作；1986年6月～1988年10月曾脱产到北京联合大学中医药学院学习中医理论；20世纪80年代末期，曾担任中国科学院陈可冀院士和宣武医院神经内科孟家眉教授的学术通讯员。受先辈影响，高利教授坚持扎根临床，精研学术，成为我国著名的中西医结合神经病学专家。

高利现任首都医科大学教授、博士研究生导师，北京市中西医结合神经病学研究所常务副所长，第四批北京市级中医药专家学术经验继承工作指导老师，第五批、第六批全国老中医药专家学术经验继承工作指导老师；兼任中国中西医结合学会常务理事，中国中西医结合学会神经科专业委员会原副主任委员，北京中西医结合学会常务理事，北京中西医结合学会神经科专业委员会名誉主委，北京中西医结合学会卒中专业委员会主任委员。2016年获得国家人力资源和社会保障部等五部委联合颁发的“为培养中医药人才做出贡献”证书，2017年被中央人民广播电台授予“大国名医”称号。

高利教授注重文化自信，推崇自主知识创新，用中西医结合的方法治愈众多国内外患者，吸引国内外代表团前来学术交流；发现国人胃肠道疾病与脑血管病的相关性，报道介入检查治疗对血管内膜的损伤机制，研发出针对性中药方剂；临床倡导脑血管病从痰论治，使国内脑干梗死闭锁综合征患者获得新生，使原发性和脑动脉支架后闭塞患者获得再通；发现并报道脑血管病的舌像不对称性特点；脑梗死急性期四型分法被青岛市人力资源和社会保障局批准在当地成立工作站。

高利教授主持的“中药宽胀汤治疗椎基底动脉供血不全临床研究”1994获北京市中医管理局科技成果一等奖；“缺血性中风中药注射剂合理使用的临床研究”2009年获中国中西医结合学会科学技术二等奖；作为主要参研的“中风病急性期辨证论治综合治疗方案临床研究与评价”课题2005年获中华中医药学会科技进步二等奖，2006年获教育部科技成果一等奖；主编的学术专著《中西医结合望诊[illegible]》2018年被评为中国医界好书，主编的《高利教授现代保健养生系列丛书》2018年获中国中西医结合学会科普奖。高利教授牵头编写的《高血压性脑出血急性期中西医结合诊疗专家共识》2016年在中国全科医学杂志发表后，其分型方法被王新志教授主编、王永炎院士主审的《中风脑病诊疗全书》收录；牵头撰写的《慢性脑缺血中西医结合诊疗专家共识》2018年10月在中国中西医结合杂志发表后受到广泛关注，2019年已安排8场全国巡讲。

高利工作室培养国家级、市级师承人员、访问学者和学科骨干10余名，大多学员获得博士或硕士学位；培养首都医科大学硕士研究生10余名，均已成为医院的科室骨干；培养来自全国的进修人员60余名，使他们成为医院的科室负责人或学科骨干。

撰稿人：首都医科大学宣武医院神经内科曲淼（高利工作室负责人）
电子邮箱：qumiaotcm@xwhosp.org

图55 杂志刊登高利工作室业绩

我的学术继承人结业后也在不同时期分别获得了博士、硕士和相关部门颁发的证书（图56～图58）。

回忆起我50年的从医经历，可谓兢兢业业、无怨无悔，积极的进取使我近30年来相继进入了市级和国家级多个学术组织并拥有重要位置，尤其是在中国中西医结合学会和北京中西医结

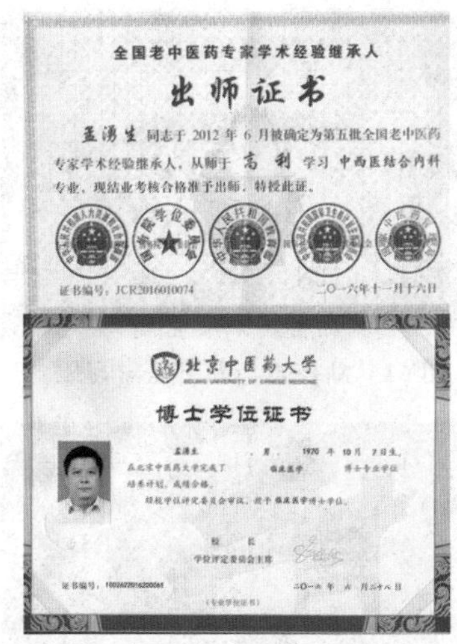

全国老中医药专家学术经验继承人

出师证书

孟湧生 同志于 2012 年 6 月被确定为第五批全国老中医药专家学术经验继承人，从师于 高 利 学习 中西医结合内科 专业，现结业考核合格准予出师，特授此证。

证书编号：JCR2016010074　　二〇一六年十一月十六日

北京中医药大学

博士学位证书

孟湧生，男，1970 年 10 月 7 日生，在北京中医药大学完成了 临床医学 博士专业学位培养计划，成绩合格。经校学位评定委员会审议，授予 临床医学博士学位。

校长

学位评定委员会主席

证书编号：[illegible]　　二〇一六年六月二十八日

（专业学位证书）

图 56　孟湧生出师证明及学位证书

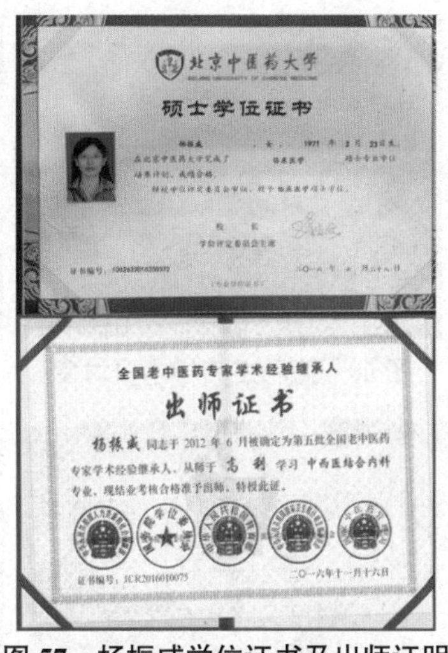

北京中医药大学

硕士学位证书

杨振威，女，1971 年 2 月 23 日生，在北京中医药大学完成了 临床医学 硕士专业学位培养计划，成绩合格。经校学位评定委员会审议，授予 临床医学硕士学位。

校长

学位评定委员会主席

证书编号：[illegible]　　二〇一六年六月二十八日

全国老中医药专家学术经验继承人

出师证书

杨振威 同志于 2012 年 6 月被确定为第五批全国老中医药专家学术经验继承人，从师于 高 利 学习 中西医结合内科 专业，现结业考核合格准予出师，特授此证。

证书编号：JCR2016010075　　二〇一六年十一月十六日

图 57　杨振威学位证书及出师证明

合学会神经科专委会都做过较长时间的主委或副主委，每年都主办或参加全国多场次学术大会并讲座，讲座内容均被同道评价是有地地道道的“中西医结合味”且能解决实际问题的内容，中华医学会继续教育部收集学员对我讲座内容的反馈也是“最解渴”的。我把全部精力都投入到临床工作中，为实现中国特色医学模式做了不懈努力，上述反馈意见应该就是对我努力付出的回报吧。

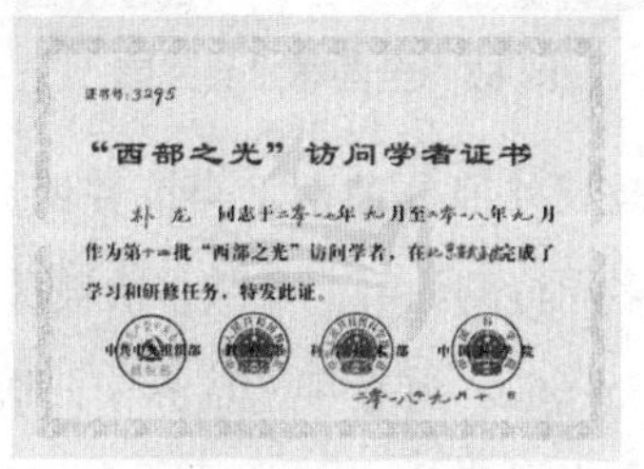

证书号：3295

“西部之光”访问学者证书

朴龙 同志于二零一七年九月至二零一八年九月作为第十一批“西部之光”访问学者，在[illegible]完成了学习和研修任务，特发此证。

中共中央组织部　教育部　科学技术部　中国科学院

二零一八年九月十日

图 58　朴龙证书

多年来的努力逐渐探索出神经科疾病的中西医结合诊疗思路和方法，每年举办各类学术会（图 59 ～图 60）或继续教育学习班（图 61），多次应

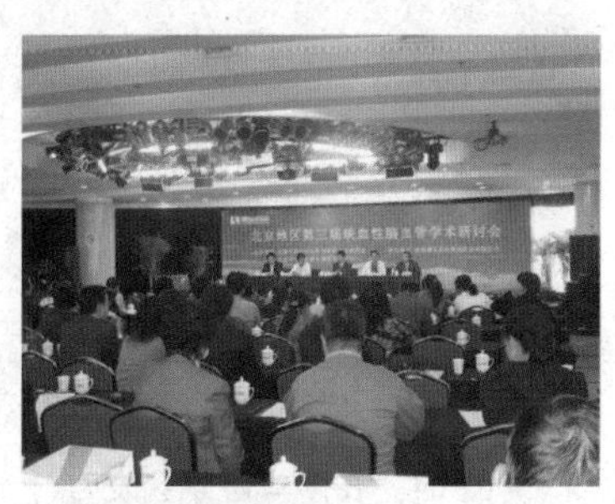

图 59　高利主持北京学术研讨会

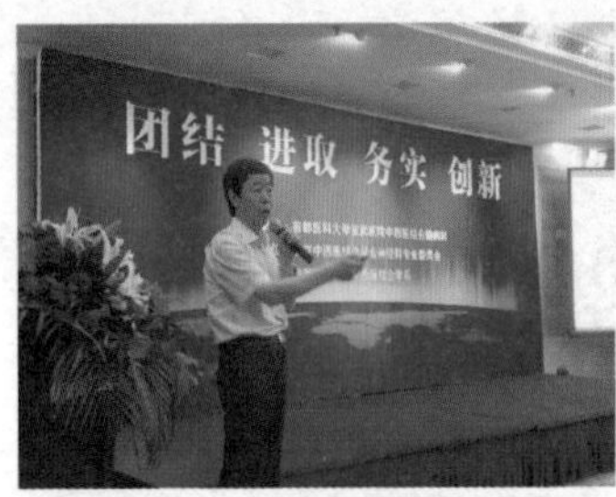

图 60　高利主持学术研讨会

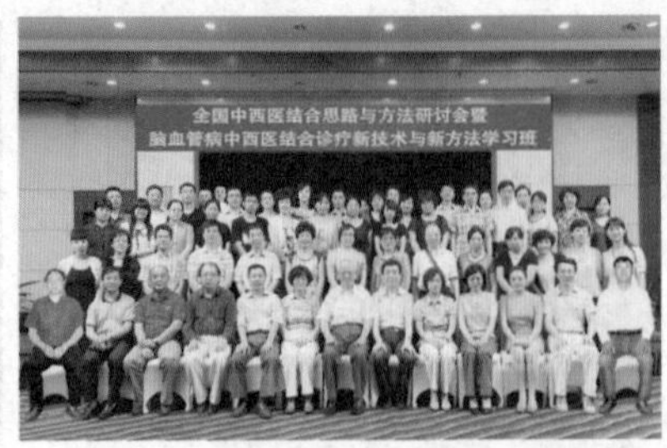

图 61　新技术与新方法学习班

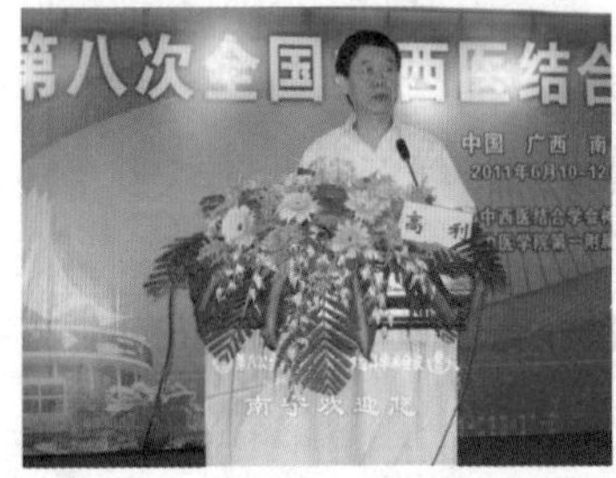

图 62　全国学术会发言

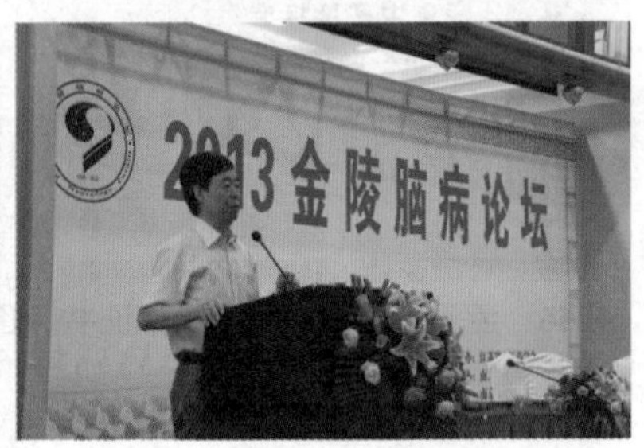

图 63　在中原学术会发言

邀到外埠参加学术会议并做大会发言（图 62～图 64），受到众多同行的认可，业绩多次被《中华医学信息导报》刊登宣传（图 65-66）。数十年来培养中西医结合进修医生百余名，培养博士、硕士研究生、各类师承人员、访问学者和学科骨干数十名（图 67～图 68）。因脑血管病中西医结合简化分型逐渐被中西医同道所认可，部分内容被王新志教授主编、王永炎院士主审的《中风

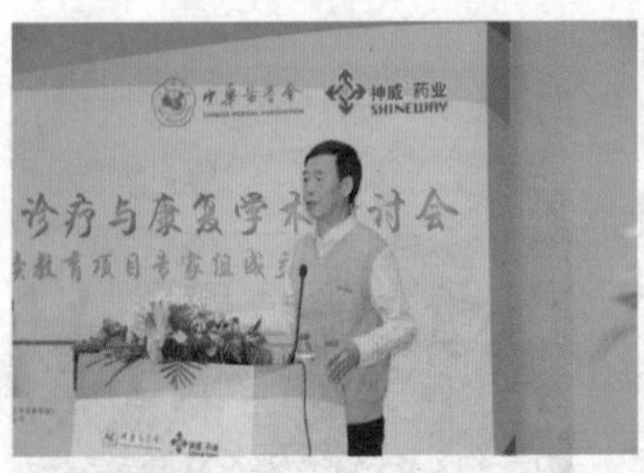

图 64　在中华医学会发言

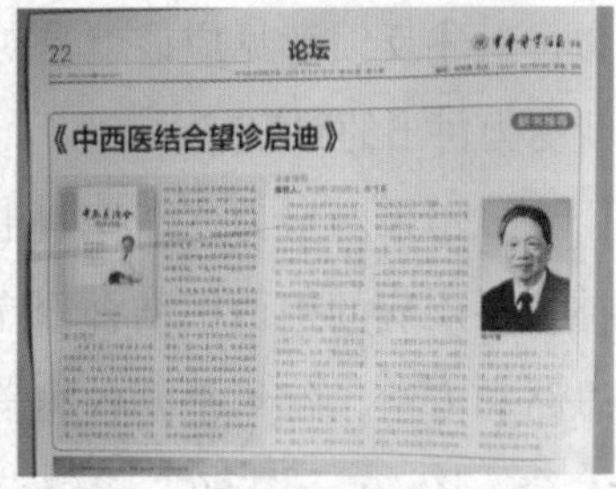

图 65　高利教授业绩多次被中华医学信息导报报道

脑病诊疗全书》所收录，2017 年又被青岛市人力资源和社会保障局批准在该地设立工作站，本人被聘为首席专家（图 69）。

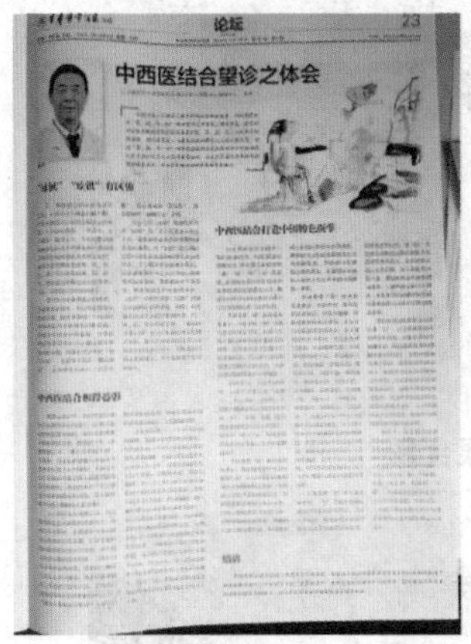
论坛

中西医结合望诊之体会

图 66　高利教授业绩多次被中华医学信息导报报道

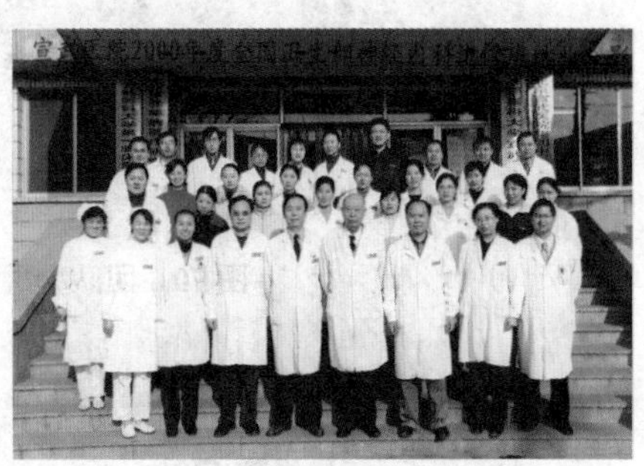

图 67　进修班结业

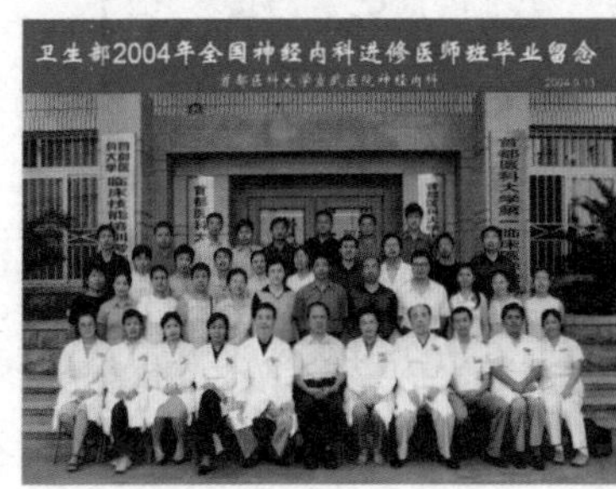

图 68　进修医师毕业

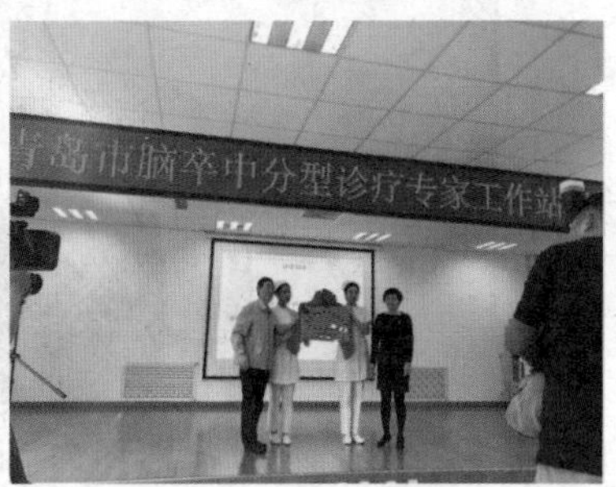

图 69　青岛工作站

2017 年以后，本团队又引进了在相关学术领域具有一定影响力的曲淼教授和王宁群副教授，他们用中西医结合方法在治疗抑郁症和认知障碍方面的业绩使团队的实力锦上添花。2018 年，团队获批国家中西医结合脑病区域诊疗中心（图 70 ～图 71）。

回顾本团队发展历程，由于始终致力于解决患者疾苦，从临床发现问题，用科研方法解决问题，在神经科疾病的中西医结合诊疗方面，每个时期均有一些新的突破，迄今为止，本团队无

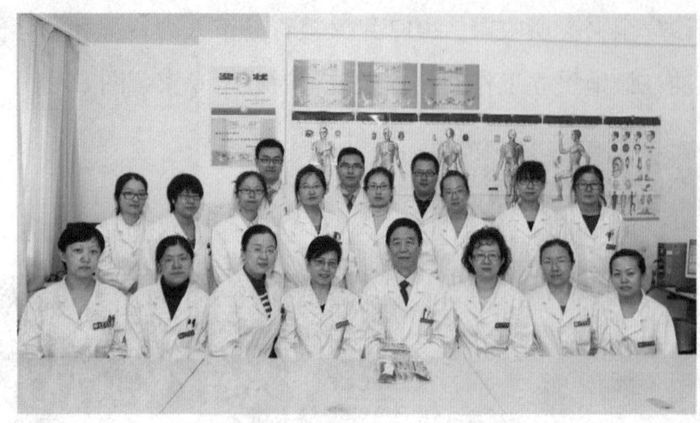

图 70　团队小讲课合影

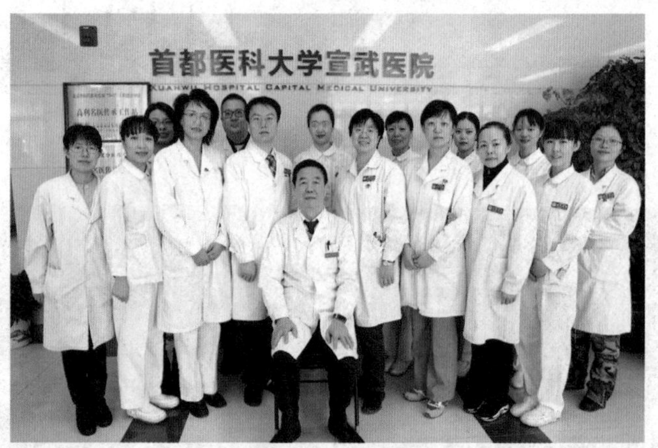

图 71　团队合影

论在临床及学术方面都在业内占有重要位置，标志着我们从起步至今的 50 年临床积累，从探索基本达到了较为成熟的程度（图 72）。我们将按照政府主管部门的要求，努力发挥引领和辐射作用，把我们积累的具有可操作性的中西医结合思路与方法利用各种方式传播出去，提升各级医生的临床

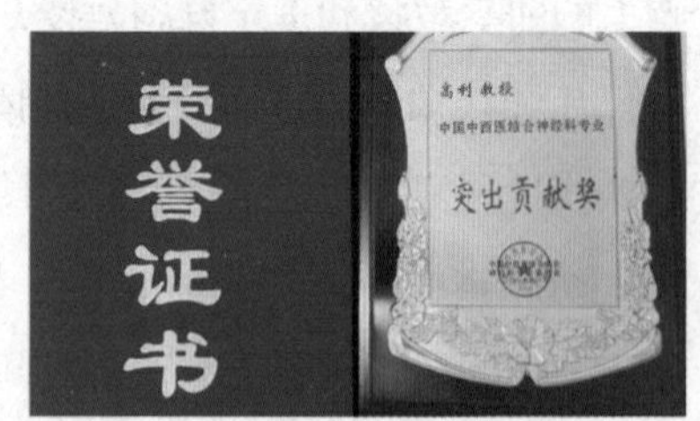

图 72　突出贡献奖

水平，从而受益于患者，造福于社会。

高利教授从医回忆录结束语

回顾以往，陈可冀院士、沈自尹院士、吴咸中院士等老一辈中西医结合人已在本领域取得了巨大成就，近些年来，陈竺院士等一批中西医结合人也取得了举世瞩目的成绩，尤其是近几年屠呦呦研究员的青蒿素研究对人类的巨大贡献更加彰显了中西医结合优势。他（她）们都是为满足广大患者的诊疗需求，为促进医学的发展，为实现理想而奋斗的中西医结合忠实代表，他们的出色业绩极大鼓舞了我国各类医生及研究人员，是中国人的骄傲，是我国特色医学发展的领路人。

在党中央制定了健康中国战略目标的大好形势下，医学发展形势正像陈竺院士 2014 年在诺贝尔奖获得者医学论坛发言中所讲：中医学将为西医学发展提供新的哲学理念和应用选择；中医学哲学和现代西方医学的发展理念日益趋同；西医学体系的构建需要东西方医学的汇聚相长；我们完全有可能建立一个融合东西医学优势的西医学体系，这种医学体系富有包容性，既不故步自封，又兼收并蓄；既立足于历史，又着眼于未来；既高于传统的中医，可能也高于目前的西医。为新时期我国医学的发展从理论上做出了明确的导向，让我们共同努力去迎接明天胜利的曙光吧。

致谢

吾从医 50 年，从起步到探索，从感悟到临床实践，从临床积累到理念总结，再用综合的理念指导临床诊疗并获得了成功；我带领的中西医结合团队从无到有，从组建到发展，从小到大，从临床实践到目前能在某些领域的学术引领，首先应感谢给我医学启蒙的各位长者，感谢科室和本院同道的大力支持，感谢一直以来信任并支持我的各级领导，感谢我团队人员辛勤的付出，感谢境内外学者的认可，更要感谢那些一直追随我团队就诊的患者群体，没有大家的支持就没有我们今天的成功。我们将不负众望，再接再厉，砥砺前行，为探索中国特色医学模式做出应有的贡献。

高利

第二节 疾病与种族相关性思考

众所周知，人有白种人、黄种人和黑种人的区别，同样是人，为什么肤色明显不同？同样是人，为什么体态不同，性格不同？生活习性不同？饮食结构也有异？同样是人，为什么疾病的易感性不同？我经过不断思考和多年实践认为，遗传基因是重要的因素，但与种族、地域密切相关，不同的种族生活在不同的地域，决定了他们的生活习性、饮食结构、风土人情的不同及文化习俗差异，诸多因素决定了他们的相貌、体质体魄的差异，不同的种族决定了其疾病易感性。故从流行病学角度看，白种人、黄种人和黑种人的疾病谱是有明显差异的。

例如澳大利亚皇家布里斯班医院曾分析了国防医疗监测系统（DMSS）数据（其中包含了所有提供给美军现役军人的住院和门诊服务记录）。DMSS 数据包括 20270688 例受试者的甲状腺相关诊断，受试者年龄在 20 岁至 54 岁之间，85.8% 为男性，研究入组时自报种族。数据显示，与白种人相比，黑种人以及黄种人中的亚洲 / 太平洋岛民毒性弥漫性甲状腺肿（Graves）发病率比值明显升高，而桥本甲状腺炎发病率则明显降低。Gut Microbes 上发表的一项纵向出生队列研究结果，对 100 多名同样生活在新加坡但来自不同种族的婴儿的肠道菌群发育进行对比分析，发现种族因素是显著影响婴儿肠道菌群组成的独立因素之一，种族对菌群的影响在婴儿出生 3 个月后即显现，且发生在婴儿引入辅食之前。还有许多的文献研究均可证明不同种族间存在显著的疾病谱差异。

有研究分析了国人胃肠道功能低下与人类进化过程中所处的地域、种族和饮食结构的差异密切相关。国人为素食祖先进化而来，素食的营养物质远比肉类少得多，为了吸收更多的营养以维持生理需要，在漫长的进化过程中其肠道变得较西方人的肠道要长且皱褶多，即地域与种族决定了我们的胃肠道比西方人虚弱。

时代变了，国人早已过上丰衣足食的生活，各种肉类和副食品可以供人任选，肉食的营养远较素食的营养丰富，营养物质过剩，但肠子并未因此而变短。营养物质经代谢后大部分被吸收，剩余部分在肠道堆积并在细菌的作用下产生了“毒素”，导致国人目前各类代谢障碍病明显升高且幽门螺杆菌滋生明显，经查询可知，国人各类胃肠道疾病的发病率达 90% 以上，其中幽门螺杆菌感染感染率达到了 50% ～ 60%。

为证实上述内容，我曾做了过一个小样本的临床观察，根据中医望诊相关理论，对年龄在 35 ～ 75 岁之间因脑血管病来诊的患者观察其面、舌部与胃肠道相关投射部位的色泽、纹理及质地的变化，对疑有腹部异常的病例用现代技术进行检测 (胃 / 肠镜检、幽门螺杆菌及血清学相关指标检测)，观察其符合率，拟探讨中医望诊的客观性并分析胃肠道疾病与脑血管病的相关性，为国人的体质特点寻找依据。结果显示，在 127 例患者中有 88 例被认为望诊有异常，其中 77 例接受了现代相关技术检查，检查结果发现反流性食管炎 9 例，食管白斑及黄色素瘤各 1 例，食管裂孔疝及霉菌性食管炎各 1 例，十二指肠溃疡 5 例，慢性浅表性胃炎 43 例，糜烂性胃炎 14 例，慢性萎缩性胃炎 4 例，胃溃疡 5 例，胃息肉 5 例，十二指肠炎 11 例，各项相关检查总阳性符合率为 100%，幽门螺杆菌感染率 50.2%。

分析可知，国人胃肠道疾病如此之多除与饮食习惯密切相关外，应与种族特点有着千丝万缕的联系。

临床显示，同样是高血压，国人患 H 型高血压（原发性高血压合并高同型半胱氨酸血症）多见；同样是脑血管病，国人的责任血管多在颅内段而西方人多在颅外段；同样是用他汀类药物，国人出现肝功能损伤者比西方人多；同样是用阿司匹林或波立维，国人所用计量比西方人要小得多。这些大概都是种族差异所决定的吧。

第三节 国人的体质特点感悟

我对国人体质的认识是从临床诊疗过程中开始的。从对大量的患者望诊中发现，绝大部分患者在腹部投射的面、舌部位均有不同的异常表现。难道国人腹部会有什么问题吗？怀着质疑的心理查阅了相关文献。中医认为，人体十二经脉，奇经八脉，三百六十五络，其血气皆上于面，人体外部的征象与五脏六腑的变化有着密切的关系，尤其是舌象、面象的变化，故面投射部位的各种异常表现常能反映出胃肠道等器官的病变或功能异常。

为探求其因，复习了《素问·上古天真论》后几乎群疑冰释，其文有“女子七岁，肾气盛，齿更发长；二七而天癸至，任脉通，太冲脉盛，月事以时下，故有子；三七肾气平均，故真牙生而长极；四七筋骨坚，发长极，身体盛壮；五七阳明脉衰，面始焦，发始堕”等论述，说明古人早已从生活中发现了我们的胃肠道功能从35岁就开始出现生理性衰退。黎黍匀等人的临床和调查都证明，人体八大系统中消化系统是最早发生慢性病的系统，随着年龄等因素的变化逐渐扩展到免疫系统、呼吸系统、神经系统、循环系统、内分泌系统、泌尿系统、骨骼系统。

现代研究表明，胃肠道是人体最大的免疫系统和内分泌系统，亦是人体的第一道防线，这道防线出了问题，人体就会受到多种有害物质的攻击。

复习消化道功能可总结出如下五点：①消化吸收排泄功能：腐熟消化进入胃肠道物质，清者吸收，浊者排出体外。② 自我调节功能：肠神经系统（ENS- 内脏脑）可调节内脏功能并通过迷走神经与大脑保持信息传递。③记忆识别功能：通过记忆和识别，对进入胃肠道的物质做出接受或抵抗等应答。④内分泌功能：可分泌数十种激素对胃肠运动进行调节，分泌营养物质润滑并营养胃肠道。⑤免疫功能：分泌的T细胞能吞噬进入胃肠道的各种细菌与病毒，B细胞与M细胞产生大量免疫球蛋白能阻抑病原微生物、溶解细菌、中和毒素、排除异体抗原。

近年来，肠道菌群变化与脑血管疾病的相关性已成热点；免疫反应和炎性反应参与了脑血管病发生发展已成共识，H型高血压是区别中外高血压的标志的论述已基本被认可，结合临证对脑血管病患者“气虚”和“痰浊”的表现和中医称脾胃为后天之本的论述，国人的体质特点便显而易见了。

因地域种族不同，人类进化而来的体质出现了明显差异，种种迹象显示，黄种人的体质较白种人和黑种人要弱些，这种差异表现在外貌、体型、体重、体力、耐力、性格和魄力等诸方面。正因为体质差异，在生活中，黄种人较白种人和黑种人容易怕冷，很多人吃了冰箱里的食品或某些果蔬就感到腹部不适，甚者腹泻，故黄种人在饮食方面喜欢吃熟食而白种人和黑种人喜欢吃冷食。这可能是对不少国人去西方旅游因不适应他们的饮食而返回的较好解释。

第四节　对"中国特色医学"的思考

当今的中国已今非昔比，我国已发展到从富起来到强起来的转变时期。党和国家制定了"实施健康中国战略"的发展目标，提出了中医药为人类服务和打造具有中国特色的医学模式的号召，强调创新是发展的原动力。

那么，什么是"中国特色医学"呢？从临床角度分析我国的医学现状和世界各国对医学发展的需求便不难得出答案。

现阶段，我国运行着三大医学体系。按运行的时间排列分别是中医学、西医学和中西医结合医学，按目前临床医生的规模排列则分别为西医、中医和中西医结合医生。若从取得的业绩和发展速度看，其前景最为光明的则非中西医结合医学莫属。

中医学在我国运行了数千年，对人民的健康和社会进步做出了巨大贡献，不同历史时期均涌现出一批代表性名医和名著，如汉代名医张仲景、三国时期的名医华佗、唐代名医孙思邈、金元名医四大家、明代名医李时珍、晋代名医葛洪、清代名医叶天士和吴鞠通等。时代造就了名医，促成了名著。《黄帝内经》《伤寒论》《肘后备急方》《温疫论》《血证论》等著作中的理论和方法不但解决了当代问题，也为今世医家诊疗疾病提供了理论指导。20 世纪 60 年代流行性乙型脑炎肆虐，借鉴先人经验用白虎汤治疗获得佳效，近年来的各类传染病及各类恶性肿瘤等借鉴中医理念予以治疗同样取得了明显疗效并凸显了中医博大精深的优势，同时也印证了其理论的客观性和诊疗思路的实效性。

中医学是一门起源于实践的经验医学，基于历史原因，中医学对机体、脏腑、器官、组织的解剖学概念都是宏观而抽象的，只能从宏观角度认识疾病，整体观念和辨证论治是其重要内涵之一，把病因分为内因、外因和不内外因，认为人体的精神意识或各种机能障碍都与五脏六腑功能密切相关，治疗疾病重视整体，评价疗效重视整体功能好转，是临床经验的总结，是辩证法的缩影，是真实世界的客观总结。

中医学认识健康或疾病的理念重视宇宙、环境、气候及社会等因素对人体的影响，临床诊疗关注患者的整体状况（即证候），关注机体的自我调节机能。通过望、闻、问、切综合手段了解患者病后的神、色、形、态，据此推测出疾病的病因病机，明确机体阴阳、气血、脏腑的功能状态和证候的寒、热、虚、实属性，通过辨证确定治则，根据寒者热之、热者寒之、虚者补之、实者泻之的治疗原则选择适宜药物进行整体调理以祛除病邪恢复正气，使机体达到新的平衡，充分体现出深奥的理论内涵和唯物辩证观。

应强调的是，中医诊疗疾病是以证候为核心并实施个体化用药，虽有病的概念且有病名，但病名很少，所述病名和现代疾病不是一回事，更不能画等号。

目前，中医对疾病的辨证和治疗效果的评价尚欠缺统一的标准，对脏腑功能的模糊认识和治疗疾病的有效性亦不能完全用现代科学技术展示出来，尤其是西医对相关知识进行广泛宣传的今天，使得本来就逐渐被淡化的中医理论推广使用更加困难，严重影响了其全面普及，故提出了中医药现代化的口号。尽管如此，中医认识人体健康或疾病的客观思路和诊疗视野的广度是不可替代的，仍不失为我国特色医学重要的组成部分。

从全球范围看，虽然不少国家也有自己的民族医学，但目前能在世界医学舞台交流的均以西医学为主，民族医学地位很低。

西医学是建立在基础研究之上的实验医学，其从微观视角认识健康和疾病，有解剖、脏腑、组织功能的概念，对疾病有病因学、病理生理学等理论。它的发展是在努力了解人体结构和疾病，并把他们降低到最小量变的基础之上的，强调对疾病的任何方面都要拿出客观依据。因其对疾病的认识是微观的概念，决定了对疾病需进行纵向的深入研究以获得相关证据，临床治疗思路是针对机体病变的系统、脏腑、组织或细胞实施靶向治疗甚或基因治疗。

视、触、叩、听是西医学的临床诊病手段，根据患者的病因、病理、症状、体征并结合相应的理化检测结果对疾病做出诊断。因具备了器官、组织或细胞的病理变化，治疗靶点明确，用药有时一箭中的，给人以针对性强且“看得见、摸得着”的感觉，展示了其优势的一方面，故传入我国仅数百年就成为主流医学。

西医学对疾病的诊断重视病因病理、症状、体征和相关检查结果，对不同疾病都用相应的诊断标准认识疾病的观点无疑是正确的，但随着医学的发展，对疾病的病因病理又有了新的发现，补充修改甚至推翻以往的认识已屡见不鲜，暴露了其仅关注微观认识而忽视了整体和个体差异的不足。应该承认，任何一个疾病均不能仅用已知的病因病理和相关检查结果解释全貌，所谓牵一发而动全身便是客观的写照。若诊疗疾病不重视整体也不辨证，极易导致临床医生头痛医头，脚痛医脚。

从另一角度看，西医学的诊疗思路虽然明确了疾病的病理生理状况，却忽视了同一疾病的地域种族差异，治疗手段千篇一律。大量的临床事实表明，对某些疾病采用对抗治疗，其结果虽能暂时获效，但杀伤了人体“正气”（如大手术或放、化疗），使机体的各种生理机能处于紊乱状态而出现乏力、纳呆、白发、脱发等虚弱现象；对某些疾病采用补充或替代疗法（如长期使用优甲乐、美多巴或凝血因子等）亦在一定时间内显示出明显疗效，但最终结局会使得病变组织器官机能处于“静止状态”或导致某器官的萎缩，或用药后机体产生了抗体而疗效逐渐降低或整体机能下降。对某些诊断不清的疾病常冠以 ×× 综合征，导致临床治疗失去了重点目标，只能是对症用药，这样的诊疗思维鲜能从根本上解决疗效问题。

因西医学模式的宣讲普及，目前，我国西医医生的诊疗思维模式仍基本都是照搬西方的，就连部分中医医院或医生也被西方的诊疗模式或疾病的“指南”所束缚，更使人不解的是某些部门评价中医的诊疗思路和治疗效果也要套用西医的模式，甚至对疾病的诊断或辨证也要和西医的病名相对应。中医博大精深的内涵逐渐被淡漠或遗忘，导致了不少中医医生临床的诊疗思维形成了类似西医的模式化。从长远计，可以肯定地说，抛弃了我国的国情和时代特点及中医原创思维，全盘照搬西方的模式实施临床诊疗，或完全用西方的研究思路研究疾病，其结果会造成我国的各类医生的思维被僵化，这无形之中将成为形成我国特色医学的一大障碍。

那么，“中国特色医学”究竟应沿着哪种医学模式发展呢？从理论上讲，在我国运行数千年的中医学应首当其冲，但从目前我国从业临床医生的规模上讲，西方医学理念和诊疗模式在我国的医生心里已经根深蒂固，对于没有一点中医理论的西医这一巨大群体而言，让他们把早已形成的诊疗思维模式融入中医的诊疗思路谈何容易！

全面推行西方医学模式能属于“中国特色医学”吗？当然不可。虽然经过一个较长时期的努力，我国在基础研究和临床研究等诸方面已接近或在某些方面已和西方医学并驾齐驱，但从本质上讲，一个“西”字就注定了其根本不属于中国特色医学。

随着医学科学的发展，中医人多年前就提出了中医药现代化的口号，而西医学也逐渐认识到了自身的不足，近年来逐步融入了传统中医学理念。

从国家政策和要求分析，只有属于我国原创或创新的医学知识才符合中国特色医学定义。由此不难看出，“中国特色医学”模式的正式成型，必将脱胎于中西医结合医学。

第五节 对中西医结合医学的认识

对于中西医结合医学至今虽无公认准确的官方定义，但个人经 50 年临床实践总结认为它应该是综合运用中、西医两种理论去认识人体健康，认识疾病，治疗疾病，是两种诊疗思路和治疗手段的优势互补，是具有明显创新性的一门新兴学科，体现了对疾病认识和诊疗的新思路、新方法。

践行中西医结合应始终围绕有效解决临床问题为出发点，从而遵循古为今用、洋为中用的原则。中西医结合应追求最好的疗效、最小的副作用、最佳的卫生经济学指标。这种理念无论是我国或西方都应是努力的方向。

回想起 10 多年前我曾接待的来自德、法的医学代表团前来我院进行学术交流时的场景，当我问到他们此行的目的时，“国家财力已不能满足国民对健康的需求和人们对化学药的副作用逐渐产生的恐惧”是他们共同的回答，当我有意问到他们将来全球医学的走向时，“西医学 + 民族医学”也是他们共同的认识，这样的认识思路无疑是理性而实事求是的，是医学发展的必然趋势。

实践证明，形成中西医结合模式首先应坚持文化自信，因中医博大精深的内涵是数千年形成的经验结晶，其理念虽暂时不能用现代技术展示，其思维方式仍可借鉴，关键是如何传承与创新。传承与创新就意味着不能因循守旧，要敢于冲破以往固有的思维模式的束缚，要与时俱进，要注重国情和时代特点。因现时代社会状况与古时代已大不相同，时代变了，人文环境变了，生活方式变了，饮食结构和心理状况等都发生了明显变化，疾病谱和以往已大不相同，影响因素决定了疾病谱的变化，故现时代传染病少了，外伤病及营养不良少了，阴虚阳亢证、肝阳暴亢证少了，而胃肠道疾病、代谢障碍病、心理障碍病、癌症及“四高（高血压、高血糖、高血脂、高尿酸）”现象明显增多，这是时代造成的差异，是不可忽视的现实。这提示临床医生不能仅见到证候的伪像就不加思考地与古人的辨证对号入座，玄妙的辨证越复杂就越不易被广泛理解和重复。故此，从中西医结合角度将中医证候简单化成为必须。诚然，简单化不能是机械的，可试用中医八纲辨证将复杂的证候归类，以简明扼要的方式体现出来，目的是能使广大的中西医医生都能理解接受并重复。当然，促进中医辨证的客观化和标准化还需长期大量的临床探讨。

要践行中西医结合，必须将中西医两种医学体系有机结合，去粗取精，去伪存真，优势互补，既保留中医整体观念和辨证论治的原始内涵，又要结合西医微观的认识思路，这不但可以补充西医整体观的不足，同时又能使中医模糊的理论获得客观的证据，这是形成我国特色医学的良好途径。

目前，以中西医结合名义工作的人或事的确不少，但大多数西医都是在诊断清楚的前提下以西药治疗为主，同时再根据中药说明书的治疗范围加用某些中成药。而大部分中医多是根据西医诊断，再经过中医辨证使用中药，同时还要加上西医治疗的常规药；还有的是用西医方法诊断疾病，再结合西医的抗炎、抗血小板、抗凝等理念选择使用中药。上述方法虽都能体现出一些疗效，亦属中西医结合性质，但应归属于中西医结合的初级阶段。

中医药现代化是中西医结合吗？从理论上讲应该不是，因它的初衷是借鉴现代技术和方法完善自我、展示自我，而不是把两者摆在等同位置有机结合、优势互补。把中医辨证与西医诊断对号入座，之后用中药加西药治疗是吗？应该也不是，因显示的是中、西医“两层皮”，是形式的叠加而不是有机结合。因历史原因，中医认识疾病多是以证候论述的，实质性的病名很少，即便有也是宏观而宽泛的含义，和现代疾病病名有着本质上的区别，故把中西医病名与西医对号入座进行研究可能会事倍功半。

对于同一疾病或同一患者，西医诊断不清或治疗无效再用中医药诊疗，或中医治疗困难时再用西医方法治疗是吗？这两者都应不是且存在人力资源和药物资源浪费之嫌，若言是，则仅可视为一种简单的形式。

我认为，清末张锡纯所著的《医学衷中参西录》可以被认为是中西医诊疗思路和治疗手段的优势互补，是中西医结合医学的雏形。

曾有人认为中西医是两种不同的医学体系，不能结合，个人认为这是狭隘思维的体现。中国工程院吴咸中院士早就发表文章说：“20 世纪 80 年代之后，不管人们是否自觉，都已不同程度地卷进中西医结合的洪流中来，兼容的内容不仅限于手段与药物，在理论、观点与学说上的学习与兼容也日益突出。”第二届世界中西医结合学术大会文献中说：中医学与西医学在不同文化、不同哲学背景下产生，他们对健康、疾病及病因的看法也不尽相同，然而，两种体系服务的对象是相同的（都是自然人），这是二者可能结合的基本条件。在第三届世界整合医学大会上，国际统合未来医学会理事长、日本九段医院理事长阿部博幸教授曾言：“中医学与西医学相结合的时代已经到来，疾病谱的变化和人口的老龄化将有力地推动中西医的有机结合并迅速遍及世界。”

中西医结合医学是 20 世纪 50 年代毛泽东主席根据我国国情和医学发展需求发出的伟大号召，本意是要求西医在掌握了较为系统的理论知识和临床技能之后再脱产学习中医，经过一个时期的探索与凝炼而形成源于中西医理论但又高于两者的新医学、新药学，从而更好地服务于人类。

老一代西学中专家为贯彻伟人的指示，经过60多年的不懈努力，中国科学院陈可冀院士对治疗心血管病总结出活血化瘀法，陈竺院士用三氧化二砷治疗早幼粒细胞白血病获得巨大成功，屠呦呦研究员为治疗疟疾发现了青蒿素，中国工程院王永炎院士治疗脑病总结出毒损脑络理论，石学敏院士治疗昏迷总结出醒脑开窍法，吴咸中院士用治疗急腹症总结出理气通下法等，后人有志者也在前辈引领下从多个方向多个层面做出了非凡的成绩，解决了不少世界性难题，展示出中西医结合的美好前景。

近年来有文献报道了骨髓细胞分泌的一种物质能与大脑进行信息交流，间接证实了中医肾主骨生髓、髓聚成脑理论。又有报道发现当肺部发生炎性病变时，肠道的淋巴细胞可通过血液移行到肺部参与免疫反应，也间接证实了中医肺与大肠相表里理论的客观性。中医描述的三焦或膜原的客观存在也被发现了其具有物质基础或解剖学基础。西方人逐渐把中医的针刺和灸法纳入医保范畴并在军队内研究使用，首先说明其具有确切的疗效，更揭示了中医理论虽是模糊理论，但仍可用西医学方法研究并获得证据，使中西医结合成为可能。

中国中西医结合学会原会长、中国科学院陈竺院士曾在利用精准医学理念促进中医药的传承与发展大会中说：“中西方医学近年来汇聚的趋势不断加强。其一，西医出现系统整合趋势，在组学（基因组、蛋白质组、表观基因组等）和系统水平认识机体。其二，中医在分析、综合两方面发展，认知向纵、深发展。其三，基因组、系统生物学等信息科学和大数据正架起两个医学间的桥梁。中西医结合促进医学发展可分为三个层面，第一个层面是两种医疗手段的综合运用；第二个层面是理论上的结合，形成新医学和新药学；最高层面则是思维方式的融合即哲学层面的融合。”

我从医50年，在首都医科大学宣武医院神经内科践行中西医结合临床40余年，始终注重本国国情，坚持文化自信，坚持自主知识创新，本着习洋而不崇洋，尊古而不泥于古，注重凝炼中西医结合的临床思维与实践，用以提升解决临床问题的能力，在多年的临床实践中对神经科某些疾病取得了几点突破如：将中医证候学与西医的病因病理相结合，以中成药配合中药汤剂为主，使一组原发性脑血管闭塞和血管内支架植入后闭塞获得了再通；一批重度脑血管狭窄变为中轻度；一组脑干梗死闭锁综合征患者获得了全面好转；一组各类疾病导致的昏迷2个月以上的国内外患者清醒并恢复了大部分功能；一组国内外神经变性病患者获得稳定获好转（包括美国运动神经元病需带呼吸机辅助呼吸的患者2周内能脱机在楼道内走动），一组淀粉样脑血管病患者获得明显好转且病情稳定。

多年的经验积累和临床感悟，使我逐渐形成了理论和学术观点的创新：最早提出国人胃肠道疾病是脑血管病危险因素；最早提出脑血管病应从痰论治；最早提出涤痰逐瘀法治疗脑血管狭窄；最早对脑血管病进行中西医结合简化分型；最早提出补先天、调后天治疗神经变性病；最早提出辨证使用中药注射剂；最早提出活血化瘀治疗高血压性脑出血用药时间窗。

我所接诊的大量国内外疑难重症患者都是在西医诊断清楚但治疗困难前提下，根据患者证候表现和各项理化检测结果，用中医理论思维予以对应性分析并制定综合治疗方案，根据具体情况选择相应的中药或西药为主药，同时辅以中药汤剂进行整体治疗。在获得较好疗效的同时发现相关理化指标也有不同程度好转，我也从中悟出了中西医结合综合诊疗思路。

中西医结合模式应先用西医的方法诊断疾病，再用中医思路辨证，从而形成综合的诊断。在策划治疗方案时应既有宏观的整体调理又有针对性的靶向治疗。具体的治疗方法应中西医优势互补，如大量脑出血出现脑疝迹象时，应首先采用西医手段手术去骨瓣减压加西药脱水降颅压，同时用中医药整体调理，若出血量不大且无脑疝迹象时，则可首选中医的活血化瘀药治疗并加用相关西药治疗基础病；对于临床无危险迹象的非重症脑梗死，血清学实验室检测又无明显异常时，则可根据中医辨证使用中药予以治疗，不一定加用常规西药。对于某些西医诊断不清或无药可用的疾病用中医思维辨证施治，这种方法不但有效更重要的是可使治疗思路不偏离方向。

这种模式是在西医诊断清楚，对疾病不同时期的病因病理认识明确的前提下，用中西医结合理念策划个体化的综合治疗，不但保留了西医的优势，也体现了中医的内涵，容易被广大的中、西医同道都理解、接受并重复。

值得强调的是，中医辨证仅根据四诊信息是不太完美的，应将西医的解剖学、组织学、病因病理学和各项理化检查结果一并纳入中医辨证范畴，使中医辨证更加客观化，辨证的证据就会更加充分，治疗用药就能更加清晰地体现出既有整体调节又有靶向治疗的中西医结合思路。

经过 60 年的理论和临床探索，我国特有的中西医结合医学已显现出明显优势。那么如何才能顺利地实行中西医结合呢？从以往的实际效果看，“西学中”则不失为践行中西医结合的理想途径。对于规模庞大的西医群体，他们在系统掌握了解剖学、病理生理学和对疾病的诊断治疗方法之后再利用各种形式学习中医基础理论，这会极大拓展他们的诊疗视野，在辩证法思想指导下的个体化治疗效果更会使他们感到如虎添翼。若为“中学西”模式，也可试行，在普遍掌握了中医理论之后，要学会用西医方法诊断疾病，将整体观与微观认识相结合，将现代病因学、病理生理学与中医的证候学相结合，为证候辨别增添依据。还尽量要探索中医的病名或证候应选择相应的现代检测技术检查，在这样的理念指导下获得既有中医辨证又有实验证据的认识，用综合的认识思路指导用药可能会获得较好的疗效和客观的解释。

对于西医目前诊断不清或没有确切药物可用的疾病，我的体会是用《素问·病机十九条》将证候予以归类并进行相应调理，在获得客观疗效的前提下，无论是中医还是西医，他们践行中西医结合的信心会更加坚定。

当然，对于单纯的中、西医临床医生，在仅掌握了各自的一门知识时操作上述方法不是轻而易举的事，这就需要首先做到从认识上不排斥对方，从理论和诊疗思路上相互学习并付诸实践，经过长期的理论探索和经验积累，理想的中西医结合理念就一定能总结出来，长此以往，属于我国特色医学的中西医结合理论体系必然会逐渐形成。

我坚信，若能从认识上对我国特色医学模式达成共识，加之政府主管部门适宜的政策引导和各级医院领导的大力支持，经过全体同道的共同努力，中西医结合医学一定会在诊疗思路和临床疗效上取得重大突破而大放异彩，届时，我国独有的特色医学模式的优势便不言而喻了。

第六节　对中西医结合神经学科建设的展望

经过数十年的努力，中西医结合方法在治疗脑血管病、某些肿瘤及血液病等方面达到或接近世界先进水平；在近年防治新冠疫情的医疗活动中，中西医结合取得了举世瞩目的成绩，得到了卫生部及世界卫生组织的肯定。可以断言：在我国，这个学科一旦得到有关政策支持及全体医务人员的努力，必定会迅速发展成为我国特有的新型医学并在世界医学领域取得不可替代的位置！传统中医学已有几千年的历史，它把人体看作是有机的、完整的统一体，认为生命与人体整体、情绪、思维或精神有关，健康是人体内部若干相互对立面、人体与环境的相互平衡的状态，并把整体观念应用于诊断与治疗，把人体发病后的证候与气色、表情、声音、食欲及二便等诸多变化综合分析，而通常不仅仅只注意患处或局部。现代西方医学有见效快、可重复性强、易于推广等特点，诊断依据可测量性试验而不是凭病人和医生的感觉；其解剖学、病理、生理学、试验医学等基础医学理论方面处处给人以明快的感觉，临床思维与治疗方法都要求建立在循证医学的基础之上，由于认为疾病是生物机体机能异常的观点，常常将病人自己对疾病的感觉视为无关紧要。

我们必须承认，西医学科学的分析方法具有一定的、先天的局限性；生命系统极其复杂，对健康与疾病狭隘的、零碎的认识不能完全解释生命现象，更不能单纯把支离破碎的东西拼凑起来对生命系统做一个完整的解释。中医学与西医学在不同文化、不同哲学背景下产生，起点不同，他们对健康、疾病及病因的看法也不相同。然而，两种体系处理的对象是相同的——都是人，这可能是二者现在或将来在许多领域都有可能合作的根本原因。中西医结合是一个庞大的医学工程，结合医学必须是理论与实践上的有机结合，要不断通过一系列的医疗实践活动把理论与临床方面的问题揭示出来，找出适宜的结合点，以点带面逐渐铺开；而不是中、西医各掌握对方一些治法或药物，更不是在一个患者身上同时应用中、西两种药物；结合的方法应取两家之长合为一体，扬长避短，而不是形式上的结合；结合的实质应在患者不同时期接受的治疗中即能体现西医学的优势又能突出中医学特点的综合治疗方案；结合的最终目的应体现出患者在最短时间内显现出最好的疗效，最小或是零的副作用，最佳的卫生经济学指标，以逐渐形成科学的、适合我国国情的新医药学而造福人类。

认识上的结合是结合医学的第一步，没有充分的认识就不会有很好的结合。结合的最佳方法是不断从有较扎实的基础理论与临床经验的西医主治医师中挑选合适人选，进行中医理论知识的系统学习，并给予足够的时间进行临床实习，用这种方法培养起来的中西医结合人员应成立独立的学科，而不是混杂在其他学科之中。若条件不成熟，可根据现实情况把人员分配到相关科室并与之在业务上紧密配合，尽量为对方的不足提出切实可行的弥补方法，并尽可能地采取一切手段为接受对方治疗后出现问题的患者解决对方无法解决的治疗困难，在逐渐取得对方认可的前提下展示结合医学的优势，为中西医结合的全面发展吸引更多人才。

在医学科学飞速发展的今天，神经科学已从内科学中分离出来并迅速成为规模庞大的二级学科。在这种框架基础上，应根据就医人群的不同选择出 1 ～ 2 个适宜病种进行攻关，采取优先发展某个专业，之后逐一完善的策略打造品牌，形成特色，组建一个在全面了解医学知识的基础上进一步掌握或运用二级或三级学科知识的、符合我国国情的中西医结合新医学队伍。

这个学科要全方位发展，用结合的新理论指导预防与临床实践，并时刻把它贯穿于各种形式的教学当中去，让更多的医务人员接触它、认可它。中西医结合人员应具有相应的科研能力，在不断探索的实践中寻找出用西医学的方法与手段解释传统医药学理论的有力证据，当然，这种科研应不是停留在低水平的用一种方法来解释另一种现象，而应是用中西医结合的思想高起点地设计出能展示结合医学优势、在理论与临床上能促进自身发展的课题，这种以医疗促科研，以科研带医疗，并与预防、教学紧密结合的方式必定能促进结合医学的稳步发展。

中西医结合学科应拥有独立的门诊及病房，这是可持续发展所必需的基本条件。一个合格的中西医结合神经学科医生应能较全面地掌握自己所在学科常见病种的诊疗知识，能从中、西医各方阐述某一疾病的生理、病理与临床诊治，并能对疾病发展的不同时期从不同角度给予正确解释，用西医结合的新理论、新思路、新方法制定出最佳治疗方案。

以脑血管病为例，不管是来自门诊还是急诊，中西医结合医生应能通过快速地问诊与体格检查初步进行定性定位，在确定无须紧急处理的情况下立即送患者做头颅检查。若为缺血性梗死，医生要有溶栓的理念并掌握其适应证；溶栓失败、溶栓后出血或再梗塞的结局都可能出现，作为中西医结合医生应能做到对在不同时期出现的不同情况选择最佳方案进行处理。在病情稳定后应予患者做头、颈部血管超声或检查，对检查后可能出现的血管内狭窄、闭塞、斑块形成等结果的不同处理方法及支架置入术的适应证均应掌握；对于手术失败、再狭窄或闭塞的可能应在术前做好充分的处理预案，术中或术后及时采取完善的应对策略；对于危重患者是否转入，应掌握适应证及转入时机；对于能在普通病房接受治疗的患者，医生应知晓患者脑内不同阶段的生理、病理特点，并结合患者的证候表现给予分型，采取针对性治疗与整体化调整相结合的方法进行综合治疗。若为出血性中风，医生应能根据出血的部位、剂量初步判断属于那种类型的出血并掌握不同部位出血的手术适应证，对于没有手术适应证的患者，中西医结合医生应掌握促进血肿吸收的保守治疗方法。总之，对于中风病患者来说，医生对患者出现的任何细节如饮水多少、精神状况及二便情况等都应予重视，把整体观察与神经系统症状体征结合起，把握好保守治疗、介入治疗、手术治疗、心理治疗、针灸治疗、康复治疗、饮食调整、人文关怀及辨证施护等各种医疗措施实施的时机，把整体观念辨证施治贯穿于整个医疗活动之中；这样的学科模式应成为中西医结合神经学科努力的方向。

第二章

高利教授团队核心成员的中西医结合探索与实践之路

第一节 曲淼教授对中西医结合的探索与实践

一、结缘中医

我于1976年出生于山东威海。父亲当时是一名化学家，为了方便在灵感来临之时能动手验证，便将家里的地下室改造成小型的实验室，以便进行一些简单的化学实验。父亲从小有意熏陶我们两兄弟，不仅没有禁止我们踏入实验室，甚至偶尔让我们打打下手，递试剂瓶，刷试管，清理电子天平，整理试剂，操作分光光度仪等操作。我们有时自己也会设计一些小实验，配溶液，观察各种反应，当时操作不规范，身上至今还留有烫伤的伤疤，但因此培养了我严谨认真的性格。这对我多年以后的从医和科研工作打下了坚实的基础。

在父亲的精心栽培和引导下，哥哥果然不负众望地考入清华大学，像父亲一样也成为一名化学家。我从小也喜欢化学，化学这方面的成绩一直很好，还曾经参加过化学实验的省级比赛。另一方面，我还很喜欢语文，据父亲回忆，我三岁时便能全文背诵岳飞的《满江红》，和《岳飞全传》里的章回。因此语文和化学就成了我最好的两门功课了。少年时代，我的兴趣特别广泛，与科学相关的内容，从《小灵通》系列书籍到《少年科学杂志》都是我最喜欢的读物，另外受外公影响，喜欢传统文化。外公精通周易，并常年练功。在青春期血气方刚的时代，我也喜欢上了心意拳、气功、铁砂掌、易筋经等传统武术，武侠小说自然也看了不少。当时对金庸笔下的胡青牛、平一指、程灵素等神医印象尤为深刻，甚至有时也会遐想从父亲的实验室中炼出神药来解救天下英雄。

等到高考填报志愿时，父亲觉得家里学化学、药学的人已经足够多了，都快成“化学世家”了。当时想着要是不学药，便学医吧。当时的我对国学、传统文化有着浓厚兴趣，总觉得里头就像一片没有尽头的海洋，就欣然选择了中医药作为学习的方向。因此这一学就是十年，从 1995 年到 2000 年在山东中医药大学完成本科的学习，2000 年到 2005 年北上往北京中医药大学求学，完成中医脑病学专业的硕博学习。

在多年的临床学习工作中，先后师从国家级名老中医唐启盛教授、高利教授、王麟鹏教授、田从豁教授，师从国医大师王琦教授及全国名中医周铭心教授，学习他们的宝贵经验和思维。2015 年至 2016 年，于纽约州立大学药学院参加客座教授交流项目，进行蛋白组学研究和学习，并赴 DENT 神经疾病研究所、托马斯杰斐逊大学医院神经科、梅奥诊所（Arizona、Jacksonville）进行神经科、精神科临床学习交流及培训。接受了中西医多位名医大家的教育，也逐渐走向探索中西医结合的道路。

二、中医心理治疗法的发掘阐发

在中医情志病的诊疗过程中，我接触了形形色色的患者，他们的症状表现千奇百怪，他们所倾诉的痛苦是寻常人所难以理解的，且往往在无数次的检查及追寻中都得不到一个来自身体本身的诊断，最终只能归咎于心理障碍。在这些患者中，有很大一部分人并未达到西医上精神疾病的诊断标准，因此对于是否适宜药物治疗，在医生心中往往是打问号的。因此一般情况下会推荐以心理治疗为主，必要时刻再用心境稳定剂等。

但是心理治疗想要取得良好的效果，从目前状况来看，条件显得十分苛刻。首先正规的心理治疗必须由具有社会认可身份和受过心理学相关专业训练的人员实施，且在正规的医疗机构和心理卫生机构、场所进行，如今这两方面在我国仍有相当大的缺口；其次，心理治疗需要一个长期的过程，俗话说“江山易改，本性难移”，心理治疗的本质是在心理治疗人员的长期帮助下，以患者重新获得自我成长、自助为目的的专业性人际互动过程，治疗师通过言语和非言语的方式影响患者，引起心理和生理功能的积极变化，从而达到治疗疾病、促进康复的目的，光是“长期”这一条件对于心理障碍患者便是一道难以逾越的大坎，由于进展缓慢，心理障碍患者往往因依从性较差容易产生灰心失望念头而自行放弃治疗；最后一点，心理治疗的难度较大，方法多样，如认知治疗、人际关系治疗、行为治疗、心理分析治疗、家庭治疗等。因此同一方法在不同患者身上疗效存在显著的异质性，在第一种方法的选择上某种程度上而言已经决定了整个心理治疗过程的效果，因为心理治疗在很大程度上依赖于患者对医者的信任，在一开始就有良好的反馈会加强这种信任程度，反之则易陷入消极对待治疗态度中，因此对医者的预先判断依赖性很高。此外仍有经济、社会、家庭等多方面的因素影响，因此目前我国在心理治疗方面仍存在很大不足。

当往前迈步的条件仍不成熟时，我们不妨回顾一下身后，或许问题并不出在力气上，而是出在方向上。当你朝向身后时，你所迈出的步伐同样是向前迈出的一步，区别不过是方向变了。当我回顾中国古代文献，发现中国古人同样有类似的困惑，同样做着类似的思考，而且同样给出了他们的答案，甚至比现今的回答更具有智慧。

古代医家在治疗情志病时，强调“欲治其疾，先治其心”。

心为君主之官，精神之所舍。《素问·灵兰秘典论》曰："主不明则十二官危，使道闭塞而不通，形乃大伤。""主明则下安，以此养生则寿。"在摄生方面，《黄帝内经》还强调"恬淡虚无""精神内守""形与神俱"。并提出了按季节调摄情志："春三月，被（披）发缓形，以使志生。""夏三月，使志无怒。""秋三月，使志安宁。""冬三月，使志若伏若匿。"南北朝时期陶弘景亦颇重视情志的调理，在《养性延命录·序》中指出："多思则神殆，多念则志散，多欲则损志，多愁则心摄，多乐则意溢，多喜则忘错昏乱，多怒则百脉不定，多好则专迷不治，多恶则焦煎无欢。""但当和心，少念，静虑先去乱神犯性之事。"由此可以看出，古代医家对于情志疾病总以调神怡情、条畅心理为要。除了提出需要保持心理平衡的原则外，我国古代医家在临床实践中，以阴阳、五行、道家思想等中国传统文化为基础，根据自己的临床经验，更提出和发展了许多行之有效的心理治疗方法。美国学者 J · Corille 曾高度评价中医心理疗法："中国人首创'信仰治疗''转移兴趣''改变环境'。"当然 Corille 对中医心理疗法的认识还存在一定的片面性，比如将道家思想的"恬淡虚无""精神内守"等纳入佛教、基督教的信仰治疗中，并忽略了中医心理治疗中最具有特色及疗效的"情志相胜"疗法。这与其缺乏对中国传统文化的理解是很有关系的。但是中医学在心理治疗方面的贡献和成就是不容置疑的，而且我认为中医心理治疗最突出的优势更在于其理论与中医药物治疗理论是一脉相承的，是可以互相印证、互相参照的，这也意味着身心同调模式的可能，而且中医的门诊模式相对目前心理治疗场所的现状都具有经济、社会、家庭等多方面的优势。但是中医心理治疗疗法同样也存在一定的局限性，如使用者需要具备一定的中医理论基础及掌握基本的中医辨证原则；其次是中医古代文献中关于心理治疗方法多散见于各医家论述中，未就心理治疗一法形成系统的理论，再则是各医家间因学说的影响多从主观经验方面进行论述，故存在混淆不清的观点；最后便是相对于西医心理治疗方式，中医心理治疗方法仍有待临床研究的进一步论证。

我在多年的临床当中，结合自身经验，以及中医古代文献描述，在现代心理治疗方法体系指导下，对中医心理治疗方法做出一定的总结，如“情志相胜法”“言语开导法”“移情易性法”“顺情从欲法”“怡情养神法”等，并应用于抑郁症患者，临床取得良好的疗效。

由于情志相胜疗法与中医理论结合得最为紧密，且最成系统，故仅就“情志相胜疗法”在抑郁症的治疗上和临床使用要点方面做一简单介绍。此法源自于《黄帝内经》的情志相胜理论。《素问·阴阳应象大论》曰：“怒伤肝，悲胜怒，喜伤心，恐胜喜，思伤脾，怒胜思，忧伤肺，喜胜忧，恐伤肾，思胜恐。”指出人有七情，分属五脏，五脏及情志之间存在着五行制胜的关系。张景岳在《类经·论治类》中解其五行相克原理说：“此因情志之胜，而更求其胜以制之法也。”简单说来，情志相胜的基本原理是：人的情志活动可以影响到人体的阴阳气血，不良的、持久的情绪刺激就可以引起情志疾病的发生。而正确运用情志相克，则可以纠正阴阳气血之偏，使机体恢复平衡协调而使病愈。如王冰在注解《素问·五运行大论》时说：“怒则不思，忿而忘祸，则胜可知矣。思甚不解，以怒制之，调性之道也。”总体来说，“情志相胜疗法”就是按照五行相克、情志相胜的理论，有意识地采用一种情志活动，去战胜、克制因某种不良刺激而引起的情志疾病，从而达到改善情绪、治愈疾病的目的。

本疗法的特点是操作简便，如应用准确则效果显著。其缺点为较难把握其使用的时机和尺度，特别是一些激怒疗法、惊恐疗法，使用不当很容易造成纠纷。这种例子在史书中早有记载，如《吕氏春秋·至忠》中记载文挚为了治疗齐王的忧虑病，而采用激怒齐王的方法，虽然治愈了疾病，但齐王大怒不解而将文挚掷入鼎中活活煮死。可谓是古今中外为心理治疗殉道第一人。因此，在临床应用中，尽量多采用喜乐、思虑等疗法。如有必要使用激怒、惊恐、悲伤等疗法，需要以与患者及家属建立良好的医患关系为基础，向家属交代使用该疗法的必要性和可能存在的不良后果，必要时可以签同意书。另外临床运用时不能简单地按情志相胜而机械照搬，直接刺激患者，而应结合其他疗法，灵活而巧妙地进行设计运用。

1. 思胜恐

人最大的恐惧莫过于对死亡和疾病的恐惧，恐惧本身是人体的正常情志活动之一。而过于恐惧，恐则气下，则耗伤人体精气而致遇事即恐，终日惕惕，从而人体气血阴阳紊乱，诸多变证丛生。在金代张子和《儒门事亲·惊一百三》中记载了其治疗恐怖症的一则病例：患者为中年妇女，因遭遇盗匪而受惊吓，从此只要听到稍微大点声音就会昏厥。张子和首先运用说理疗法，告诉患者惊恐发生的原理，以及患者的病情是过于惊恐，胆气受损所致，令患者思考理解自身疾病的病理。随之采用类似西方心理治疗中的脱敏疗法，故意发出一些响声，并令患者体会其感受，进一步加深理解。起初在患者面前发出声响，当患者适应后，改为在患者背后发出声响，刚开始患者还会有惊吓不安的情绪，但逐渐慢慢适应后，就对各种响动习以为常，这样治疗几天后，即使天上打雷也不觉得惊恐了。这则病例中，张子和先是让患者思考、理解惊恐发生的原因，解除因缺乏理解而导致的恐惧。随即又配合“脱敏疗法”最终治愈患者。张子和的疗法运用巧妙，疗效显著，可以说是一位心理治疗的高手。临床中常见的一些抑郁症的患者，他们的恐惧来源于对自己的不自信，害怕能力减退，害怕出错和失败。对于这一类患者，让他们思考恐惧的来源和全面评价认知自我的能力，有时可以帮助患者重新建立信心，增加社会活动而促进疾病的康复。其具体的方法有很多，比如可以让患者列出清单，写出自己的优点和缺点，然后大声念出来或找关系亲近的人评价，最终全面地了解自己，摈弃自我歪曲的心理，真实地正视自我的能力。

2. 恐胜喜

追求愉快舒畅，厌恶惊吓恐惧，为人之常情，但是过喜就会对人体造成伤害，如《灵枢·本神》曰“喜乐者，神惮散而不藏”，“喜乐无极则伤魄，魄伤则狂”。对于喜伤心者，可以用恐吓的方法治疗。如《儒林外史》所载范进因中举而癫狂，以恐吓使之愈的故事，就是“恐胜喜”的典型例子。在《儒门事亲·九气感疾更相为治术》中记载了一位庄姓医生，治疗一喜乐太过的病人，在诊脉时故作惊讶状，匆匆离去，并数日请之不至。患者见此状，以为病情严重，不久于人世，惊恐之下，哭泣不止。庄医生听说后，便来安慰，并告知自己是故意使用以恐胜喜的方法。病人收泣声而诸病皆愈。在此病例中，我们不仅要学习其以恐胜喜法的应用，最重要的是学习他对该疗法的灵活操作。庄医生没有直接恐吓病人，而是利用患者的性格特点，以一些行为使患者自己惊恐担忧，而后予以解释开导。他并未与患者直接冲突，这一点就比文挚要高明许多，十分值得我们学习。因此在设计治疗方案时，应仔细揣摩，灵活运用，避免不必要的纠纷。对于我们来说，恐胜喜的方法，可以用于躁狂抑郁双相发作的躁狂相患者，以缓解其思维奔逸，情绪高涨的心境。另外，有些强迫症患者，于惊惧之时，可分散注意力，于无意中就可以缓解强迫症状。如《灵枢·杂病》曰：“哕，大惊之，亦可已。”便是以

"惊"治疗功能性呃逆的方法。

3. 喜胜悲

《素问·举痛论》曰:"思则气结，喜则气缓，喜则气和志达，营卫通利。"所以说喜乐可以解悲伤忧愁。设法使患者精神喜悦，或引起欢笑，用积极愉快的情绪促使阴阳协调、气血和畅，从而可以治疗因悲哀、忧愁等情绪活动所致的疾病。如程文囿《杏轩医案·初集》中记载一个患者，因忧郁伤心而得病，半年不愈。其症状与抑郁症十分相似，"数月来通宵不寐，闻声即惊，畏见亲朋，胸膈嘈痛，食粥一盂且呕其半，平时作文颇敏，今则只字难书"。予以逍遥散、归脾汤等效果不显。后因妻子生了一个男孩，心中十分高兴，病情明显好转。程氏抓紧这个时机，劝其居住寺庙静养，并继予药物治疗，服药百剂，丸药数斤乃愈。可以说是一个典型的喜乐加药物治疗抑郁症的病例。在我们的临床使用中应灵活运用，比如，可以用幽默的语言、笑话与患者交流，一则缓解悲伤心境，二则可促进良好医患关系的建立。并且可以鼓励、帮助患者回味生活中的美好回忆，畅想快乐的生活计划。一则可以增加喜悦的心情，缓解悲伤心境，使患者在思想上暂时脱离当前不良环境的影响，二则可以在患者的回忆或设想中收集资料，为下一步治疗提供依据。

4. 悲胜怒

悲哀属于消极的心理，然而在一定条件下，悲哀可以平息激动、控制发怒，因而可能转化为积极的治疗作用。《素问·举痛论》曰"怒则气逆，怒则气上"，《灵枢·本神》曰"愁忧者，气闭塞而不行"，故悲伤可以抑制因大怒而导致的气机逆乱，从而缓解因大怒而导致的机体损伤。

5. 怒胜思

愤怒本来是一种不良的情绪变化，然而愤怒可引起阳气升发、气机亢奋，如《素问·举痛论》曰“怒则气逆，怒则气上”，怒可起到忘思虑、解忧愁、消郁结的作用。因此可以利用激怒的心理疗法，来治疗因思虑过度而气结，忧愁不解而意志消沉等情志病变，以及气机郁滞、营血凝涩等病理改变。如文挚激怒齐王治疗其忧虑病，华佗留书辱骂郡守治疗其血瘀病等，都是采用激怒的方法。有更胜者如《儒门事亲》中的庄医生，文挚与华佗都是以身犯险，直接激怒患者，虽然治愈了疾病，但文挚被活活煮死，华佗亦险些遭受杀身之祸。因此激怒疗法应用需注意以下三点：首先，方法的实施应灵活巧妙，不应直接激怒患者。如对于抑郁症患者来说，他们的性格属于调定点在内部的类型，即如果遭受了失败和挫折，总是将原因归结于自身的能力不足、考虑欠妥、努力不够等，从而产生自卑、自信心下降、自我感觉能力减退、悲观失望、情绪低落等症状，患者总是处于反复自责之中，此时运用激怒疗法，就是将患者的注意力转移到外部，使他认识到失败的原因有相当一大部分来自时机不成熟、同事的猜忌和阻碍、领导的不支持等，并对这些因素产生一定的不满和愤懑，从而将患者从内心自责中解放出来，打破其恶性循环。其次，使用激怒疗法应掌握时机和尺度，如患者正因为人际交往障碍而忧郁不解、自卑失望，此时以激怒疗法只会恶化其人际关系，故不宜使用。另外，即使是对于自责严重的患者使用激怒疗法，也应该把握适度的原则，不可使患者过于愤怒。最后，就是做好患者及其家属的知情同意工作，避免不必要的纠纷。并尽量避免激怒疗法影响患者生活的其他方面，比如在治疗结束时，应向患者解释其愤怒情绪只是治疗的手段和疗程中的一种现象，不可将其带入现实生活而与人发生争吵，可在结束时进行一些放松和冥想的训练排除愤怒的情绪。

三、心理障碍的中西医结合认识与临床应用

在应用中医理论治疗心理障碍取得不错的疗效后，由于西医在心理障碍病因学方面仍存在许多尚未明确，或是尚有争议的部分，而中医则是存在对心理障碍疾病认识不足、各疾病亚型概念界限不清，以及未形成规范化的理论系统等问题，因此为了弥补中西医在这方面各自的不足，以及填补各自的空白，我在2013年前后便致力于尝试在西医心理障碍疾病的框架内结合中医的情志理论系统构建出具有中国特色的中西医结合理论体系。

中医从《黄帝内经》开始便记载有对心理过程的认识描述，其中尤以“五脏神”为关键指导理论，以此为基础临床上便可通过中药方剂来调节心理障碍。“五脏神”包括“神、魂、意、魄、志”，其中“意”与“志”相近且存在一定的概念混淆，在所主功能上亦较偏整体性，而“神、魂、魄”相对而言特质性较为突出，且与精神疾病的病机、证候和临床辨治相关性较强，因此以此为中医情志理论的基本架构是较为理想的方案。

在医学上，我们的学习方式通常是先学会识别正常结构，认识结构的正常功能，然后才开始认识病理学概念。正常结构因为某些因素产生异常的功能表现，最后导致正常结构的改变，形成病态结构。在掌握了这些知识以后，便进入临床阶段，因为临床阶段医生所见患者的节点实际上是疾病过程中的某一节点，可能观察到的是异常功能表现，更严重的自然是病态结构。所以医生做的医学分析实质上均是病因回溯的过程，早在古罗马时期的盖伦便对此提出过相应论断，并提倡“趋势疗法”和“对抗疗法”，而我国与盖伦同一时期的张仲景也提出“六经传变”，并根据辨证结果进行“祛邪”“扶正”。中西医学实质上皆是回溯因果之后

的对因治疗，只不过西医在药物治疗上更着重于对现在症状的遏制，而中医学组方用药的思路更倾向于针对最根本的病因病机，治标之法还在其次。因此，欲知其始末，架构“神、魂、魄”理论体系的首要任务，便是厘清界定其生理上的功能。

神者，《灵枢·本神》云“生之来谓之精，两精相搏谓之神”。这里神包涵两层含义：一方面是对人整体生命活动及其外在表现的高度概括，称为“神气”。另一方面是对人体一切精神活动的高度概括。神舍于心，以心为运作、发挥、舍藏之器，依靠心气心血以濡润滋养，从而统领魂魄。思维意想，神机发动，呼吸间散布五脏六腑，意念时贯彻四肢百骸。故神明、神安则人意识清明，思维敏捷，神志思维聚散有度而收发如意，灵性记忆博闻强记而圆转自如。心主神明则魂魄安定，志意坚定，魂魄为神所统而精神乃治。从现代心理学的角度来看，神类似人的自由意志和可以感知控制的主意识，是感受外界传入的信息后，主动进行分析归纳并做出决断的过程。在这个过程中需要潜意识(属于中医“魂”的范畴)和感知(属于中医“魄”的范畴)的辅助完成，但主意识(“神”)起到启动统帅协调的作用，并使精神活动的各个阶段紧密联接。如果主意识的协调控制能力失常，就会出现异常的精神联接，致使传入信息的分析归纳等方面出现错误，从而导致幻觉、妄想等病理精神活动的出现。

魂者，《说文解字》曰“魂，阳气也”。《灵枢·本神》云：“随神往来谓之魂，肝藏血，血舍魂。”《左传》孔颖达疏：“附气之神曰魂，谓精神性识，渐有所知，此则附气之神也。”杨上善云：“魂者，神之别灵也。”故魂为阳气，藏于肝，以肝血濡养。人忽有感，而生喜怒哀乐之情，倘若此时未经神的决断，便发喜怒者，应当责之于魂。魂可助神思维决断，但魂为臣，神为君，以神御魂则喜怒有节，思维灵动，决断敏捷。如若神魂颠倒则致喜怒无常，思维呆滞，优柔寡断。另唐容川云：“昼则魂游于目而能视，夜则魂归于肝而能寐。”故魂能随昼夜变化而升降出入，统制人身之寤寐。从现代心理学角度来看，魂类属于潜意识及情感系统范畴，潜意识属于不易被主意识察觉到的深层心理层面，它是随着人格和主意识不断发育，在教育、环境和个人经验等多方面的影响下逐渐形成的(即孔颖达所说的“渐有所知”)。潜意识对精神活动的影响主要通过条件反射或者更隐蔽的方式来进行，人们大多数情况下不能感觉到潜意识的运作，只是在接到某种特定的刺激之后，会突然不假思索地产生厌恶、喜悦、恐惧的情绪或者联想、躲避等思维。弗洛伊德认为，通过分析梦境可以把握潜意识里的心理问题。而中医认为魂的功能也能够产生梦境。唐容川所谓“梦乃魂魄役物，恍有所见之故也”。而且中医也存在梦境分析，如《灵枢·淫邪发梦》曰“阴气盛，则梦涉大水而恐惧；阳气盛，则梦大火而燔焫”。因此中医的“魂”应类似于潜意识及情感系统的功能。

魄者，《说文解字》曰“魄，阴神也”。《灵枢·本神》云：“并精出入谓之魄。”《素问·六节藏象论》曰：“肺者，气之本，魄之处也。”《左传·昭公七年》曰：“人生始化为魄。”孔颖达疏：“附形之灵曰魄，附形之灵者，谓初生之时，耳目心识，手足运动，啼哭为声，此魄之灵也。”《类经》云：“魄之为用，能动能作，痛痒由之而觉也，魄盛则耳目聪明，能记忆。”故魄为阴神，两精相搏时生成，藏于肺，在肺气的作用下，附精而出入。而精藏于肾，精足则魄有滋养依附，魄随精血敷布输注，外盈肌肤肢窍，内注经脉脏腑。故外能觉肌肤痛痒，感受言语，听音辨色，内可助呼吸心动，气血运行，清浊出入。因为阴主藏受，故能记忆。故魄盛则肢体动作灵活，耳聪目明，能记忆。纳清排浊，涕泪汗液代谢正常。由此可见，魄为人体的本能，发挥自主神经系统中自调节、自规律的功能。魄辅助精气的聚散，可助神感知、记忆，是生来既有的先天本能感觉、反应和动作，如听音辨色、四肢运动、排泄消化、心跳呼吸等。是神经系统发育形成后即具有的，非习得性的一种较为低级的精神活动，相当于非条件反射，以及自主神经系统对内脏功能、感觉系统、内分泌、体液代谢等人体功能的调节作用。

神、魂、魄包括了人体的主要精神活动，其中神起主导作用，统率魂魄的运行，起到发动思维、调摄情志、主导和监督精神活动运行的作用。魂则类似人体潜意识和情感反应、条件反射的功能，随着人体发育和经历不断习得和修正。魂随神往来，助神完成思维意识活动而自身不现。魄相当于非条件反射的较为低级的精神活动和自主神经系统的调节作用。魄能助神感知和记忆。且魄并精出入，辅助精气的聚散，起到调节肢体运动、脏腑功能以及听音辨色等作用。魂魄一阴一阳，并行而共生，魂升魄降，魂随魄降而能调思维、运情志而节喜怒；魄随魂升，而助记忆、协肢体、辨音色而知痛痒。黄宗羲认为魂魄之间是阴阳形气的相互依存关系，并以蜡烛做比："譬之于烛，其炷是形，其焰是魄，其光明是魂。"因此，魂魄不可分离，如魂动而魄静则为梦幻，魄动而魂静则为魇游。《抱朴子·内篇》亦云："魂魄分去则人病，尽去则人死。"

在归纳"神、魂、魄"的生理意义过程中，我们发现如果单纯从中医学角度来论述其运作路径以及相互间的交感协调，很容易陷入抽象化的理想模型中，在表达上也往往不得不借助隐喻的形式表达。这与中医学的象形思维有很大的关系，使得这些理论带着一股只可意会而不可言传的韵味，这对该理论知识的推广亦不得不说造成了一定阻碍。而我们发现，实际上"神、魂、魄"与西医学上的自由意志和可以感知控制的主意识、潜意识及情感系统、非条件反射的较为低级的精神活动和自主神经系统具有非常高的匹配度，在引入西医学生理功能的解释印证后，“神、魂、魄”理论便能很好地从抽象理论过渡到具象理论。这得益于西医学的实验精神，其功能的阐述是实证的、确定的，确定的自然是容易记忆和重现的。中医学在情志理论方面的古代文献描述中，多为以意传意，存在着许多象思维形式的表达，其中的问题在于即使传达者的意思是固定的，而因为接收者思维观念不同，就会出现各种各样的释意。为了准确传达我的表述，有必要在理论阐述上进行中西医结合。

借着这种思路，对“神、魂、魄”病理表现的归纳便进展得很顺畅。

神不安。神藏于心，以心血濡养。如因七情不调，饮食劳倦等，导致脏腑功能失调，产生气滞、痰湿、血瘀等实邪，扰动心神，心神不安则表现出情绪不稳、紧张焦虑、烦躁、坐立不安等情志症状。如素体脏腑虚损，或病情日久，气血乏源，神失所养，心神不安，则产生心中惕惕，如人将捕，悲伤哭泣，哭笑无常，悲观失望等症状。如甚者神失所主，神不明则魂魄不安，神魂颠倒，魂不守舍而魄不安宁；如佞臣之乱君主，神昏魄扰，神魂相搏，出现恶念连连不能自已，周身不适无以言表；昼则神思不聚、躁扰不宁，夜则难以安眠、噩梦连连。

魂不守。魂藏于肝，以肝血滋养收聚。如七情不遂，气失条达，而内生痰火，扰动肝魂，或脏腑虚损，气血不足无以濡养肝魂，则肝魂妄动，魂不守舍，昼不能明，夜不能寐。如《普济本事方·治中风肝胆筋骨诸风》所说：“肝经因虚，邪气袭之，肝藏魂者也，游魂为变。平人肝不受邪，卧则魂归于肝，神静而得寐。今肝有邪，魂不得归，是以卧则魂扬若离体也。”《类经》中也对肝魂妄动之症进行了描述：“魂随乎神，故神昏而魂荡，魂之为言。如梦寐恍惚、变幻游行之境皆是也。”说明心神不明则肝魂妄动，会导致患者出现神志恍惚、梦游、呓语等症状。魂不守舍在精神疾病中还常见有恶念连连，不能自已，强迫思维，强迫行为等症状。魂为附神之灵，本为神之臣使，有助神发挥思维、感觉、认知的功能，还主管人体潜意识功能，助运神机而自身不现。今魂失养或为邪迫，魂失其舍而夺其君位，魂机锋芒外露，逼迫心神；魂现恶念连连而心神收摄无方，难以控制，不能自已；出现强迫思维和行为，包括反复思考，穷思竭虑，以及反复洗手、锁门、叠被、整理等行为。发作时强迫症状突发而至，不能自控；虽强摄心神以制之，奈何魂强而神弱，从而形成“神魂相搏”，强迫与反强迫交争之势，且二者胶着难解，非精疲力竭不能作罢。

魄不宁。魄舍于肺，以肺气鼓动，并精出入，而精藏于肾。悲忧哀伤过度则伤肺，肺气虚损而魄无所舍。情志不遂，气机郁结，肺气膹郁则魄出入不畅。或恐惧惊吓而伤肾，肾精不足则魄无所附，或因疾病日久肺肾虚衰。这些均可导致魄精功能失常，而魄之功能主要为调节人体代谢机能，协调人体精神肢体运动。如魄无所舍无所附，则出现欲食不能食、欲卧不能卧、欲行不能行、如寒无寒、如热无热等感觉异常、肢体活动迟缓、饮食行为异常、反应迟钝、记忆减退等症状。此类症状在《金匮要略》的“百合病”中就有记载。张介宾在《类经·藏象类·去神》中也指出：“魄盛则耳目聪明，能记忆。老人目昏耳聩，记事不及者，魄衰也。”因魄属自主神经系统，对感觉系统、内脏功能、内分泌、体液代谢等人体功能有自调节作用，因此魄衰所致机体调节代谢功能不利，可出现周身诸多不适症状，如突发胸闷憋气，濒死感，气从少腹上冲心；突发手足麻木、恐惧感；遇小事想不开即觉腹胀、腹痛、腹泻、尿频尿急；忽而畏寒肢冷重裹不解，忽而潮热自汗冰水难消；有足冷腹热者，有背冷胸热者，有外热内寒者，有下寒上热者。凡此种种，不一而足。

在“神、魂、魄”的生理意义与病理表现归纳总结完毕后，接下来就是临床上确定治法与选药。治法根据心神不安、肝魂不守、肺魄不宁、肺魄不畅，可分为“养心安神”“柔肝镇魂”“益肾（肺）定魄”“宣肺畅魄”四法。

养心安神。对于气滞、痰湿、血瘀等实邪扰动心神，所致紧张焦虑、烦躁、坐立不安等情志症状，需用理气化痰活血之品，祛邪而安神，如半夏、枳壳、石菖蒲、桃仁等。对于脏腑虚损，气血乏源，神失所养，产生的心中惕惕，如人将捕，悲伤哭泣等症状，需用益气养血补心之品，濡养而安神，如生地黄、当归、党参、黄芪、大枣、龙眼肉等。

柔肝镇魂。对于因情志不遂，气郁化火，痰火内扰，扰动肝魂之症，症见急躁易怒、躁扰不宁者，需使用清肝泻火，清泄痰热之品，如龙胆草、胆南星、栀子、黄芩等；如脏腑虚损，气血不足无以濡养肝魂而肝魂妄动，魂不守舍，昼不能明，夜不能寐者，需使用养血柔肝，滋阴敛魂之品，如白芍、酸枣仁、麦冬、天门冬、当归等。另肝魂妄动，神魂相搏，恶念连连，强迫思维及强迫行为不能自制者，无论虚实均需使用镇肝安魂之品，使妄动之魂内敛于肝舍，助相伐之神上归于君位，从而魂为神使，神为魂君，魂随神往来而神机自如。可选青礞石、龙骨、牡蛎、生石膏、石决明、珍珠粉等。

益肾（肺）定魄。对于悲忧惊恐过度伤及肺肾，引起魄无所舍、无所依附，魄衰而导致的躯体障碍、惊恐发作，感觉异常，饮食行为异常，反应迟钝，记忆减退等症状，需使用补肺益肾之品，使肺气充而肾精足，魄有其舍而有所附，并精出入，圆转自如，则耳聪目明，善记能忆，反应敏捷，周身不适之症俱消。

常用药有生黄芪、巴戟天、山萸肉、生地黄、麦冬、百合、黄精等。

宣肺畅魄。如因情志不遂，气机郁结，肺气膹郁则肺魄出入不畅，亦可引起魄之功能运行不畅，产生躯体障碍和感觉异常。需使用宣肺理气之品，使肺气宣降有度，肺魄出入通畅自如而诸症自消。常用药有桔梗、枳壳、白芥子、瓜蒌、半夏等。

因此，神、魂、魄与精神疾病的证候和病机密切相关，我们在临床应用相关理论进行辨治精神疾病，取得了较满意的疗效。但有关神、魂、魄的生理病理基础和理论内涵还需进一步进行古籍挖掘整理，并结合脑功能影像学等先进手段进行脑功能定位的研究。神、魂、魄理论在临床应用和研究方面有着良好的前景，需要我们做进一步探讨。

四、强迫症的中医“神魂相搏”病机

在前期归纳总结出运用“神、魂、魄”辨治精神疾病的整体理论后，我们紧接着思考如何将其按疾病精细分类，例如对抑郁症、焦虑症、精神分裂症，以及各种心理障碍疾病做出详细的阐述。正所谓“治病求本”，这里的本便是病机，病机是指疾病发生、发展、变化及结局的机理。倘若我们能通过“神、魂、魄”理论阐发清楚各精神疾病对应的确切病机，那么通过“神、魂、魄”理论就能指导其用药选方。

记得正值高考前一两月，在门诊上强迫症患者似乎略有增多，尤其是高中学生占了很大比例。其自诉症状大抵是需要反复洗手、反复确认书包东西、反复查锁、追求事物的对称及整洁等，否则便会茶饭不思，甚至难以入眠。常人可能会觉得这些不过是些小症状，但是患者内心往往因常人的难以理解更加一层痛苦，随着强迫症的发展患者往往也从反复确认一件事情发展成对大部分的事情均需反复确认，而因过度担心发展为焦虑症。患者对此是清醒的，而因此则又平添一种无能为力的挫败感，有一位患者曾对我哭诉:“就好像身体里有个小人在和我拉扯，抢着占据我的身体。”事实上强迫症确实是潜意识与主意识的斗争，也就是心神与肝魂的矛盾，我们通过“神、魂、魄”理论将其总结为“神魂相搏”的病机。

强迫症（obsessive-compulsive disorder，OCD）是以反复出现的强迫思维和强迫动作为主要临床表现的神经症，患者意识到自身的观念和行为有悖于正常但不能自控，无法摆脱，并因此感到焦虑和痛苦。虽然 1982 年的一项调查显示，强迫症的终生患病率仅为 0.03%，但随着对强迫症认识的加深与生活水平的提高，本病的诊出率和发病率逐年增高。相对于使用西药治疗强迫症所导致的头晕、嗜睡、食欲减退、肝肾功能损伤等不良反应，中医治疗强迫症有着疗效好、毒副作用小、患者依从性好的特点，并且对西药治疗无效的难治性强迫症有着满意的疗效。古代医籍中并无强迫症的病名，但在“狂证”“癫证”“百合病”“不寐”“脏躁”等多种病证中均有描述，可参照精神类疾病西医诊断标准而从中医认识的角度论治。然而目前中医对强迫症病机认识较为混杂，从肝、心、脾、肾论治者均有，病机讨论浅尝辄止，从脏腑神志活动等方面对强迫症的复杂病机进行探讨者不多。在临床实践中我们发现，从中医“五脏神”理论中“神”和“魂”角度出发，以“神魂相搏”病机为核心制定论治总则，可获得较满意的临床疗效。

无论是“神”“魂”二者哪一方出现异常，由于“五脏神”之间的密切关系，都会打破神主魂从这一平衡。神作为人体的主意识，为精神活动的根本，若神不安则如《类经》所谓“魂随乎神，故神昏而魂荡”，心神不能调摄肝魂，则魂不能安，神魂相搏，斗而不止，如君主昏愦而不知政事，久则国政失于治理、臣民自乱，而成君昏臣乱、诸事无方之势；而魂为神之臣使，助神进行思维、感觉、认知，主人体潜意识，助运神机而自身不现，若魂不守其位，上逆而夺取君位，魂机锋芒外露，逼迫心神，则似臣强而君弱，虽明而无一控制，最终也会导致神魂相搏，魂现恶念连连而心神收摄无方，难以调控，不能自制。

强迫症的主要表现分为强迫思维和强迫动作两个方面，其中强迫思维包括强迫联想、强迫性回忆、强迫性怀疑、强迫性穷思竭虑、强迫表象、强迫情绪、强迫意向和强迫对立思维等内容；而强迫动作常见有反复检查、反复洗手、反复计数以及仪式性动作等。而强迫症患者痛苦的根源在于明知强迫症状不对但无法控制，这种有意识地自我强迫和反强迫伴生紧张、心慌、烦躁不安、失眠、恐惧等严重的焦虑情绪。现代心理学认为强迫症患者强迫产生的原因为潜意识及前意识和主意识之间的冲突和紊乱，为意识中的潜意识部分在活动中出现了紊乱，即潜意识中所记录的内容无法正确地被分为前意识和无意识，从而使前意识的调控出现紊乱异常，从而令人生出冲动和失控的感觉，最终对主意识的思维过程和结果造成干扰，最终表现为强迫思维和强迫行为。也就是说强迫症为潜意识与主意识的斗争，也就是心神与肝魂的矛盾。即我们所提出的“神魂相搏”病机。近年来，人们借助事件相关电位（ERP）和脑功能核磁共振（fMRI）技术，对强迫症的神经心理学进行了研究，发现强迫症的脑机制主要为认知功能的损害和减退。如《内经》所说“所以任物者谓之心”，此句反映人们对自身和世界的进行认知的功能为心神所主，因此“神不宁”会导致认识功能的损害和减退，从而导致强迫症的发生。再者，强迫观念作为强迫症的常见表现，包括其核心为过度的思虑，而肝主谋虑，若肝魂不宁，则思虑过多而情绪不定，从而出现强迫观念，导致强迫症的发生；出现强迫思维和行为，包括反复思考，穷思竭虑，以及反复洗手、锁门、叠被、整理等行为。发作时强迫症状突发而至，不能自控；虽强摄心神以制之，奈何魂强而神弱，从而形成“神魂相搏”，强迫与反强迫交争之势。且二者胶着难解非精疲力竭不能作罢。

对此，在治疗上我们常采用“养心安神”“柔肝镇魂”的治法。对于实邪扰动心神，而导致神不宁，而不顾摄魂，神魂相搏，出现强迫症状伴有明显焦虑紧张、烦躁不安等表现者，以理气化痰活血之品，祛邪而安神，如半夏、枳壳、石菖蒲、桃仁等；而对于脏腑虚弱受损，气血亏虚，不能濡养心神，而不能摄魂，神魂相搏，而出现强迫症状伴有明显反强迫斗争表现的，则以益气养血补心之品，濡养安神，如生地黄、当归、党参、黄芪、大枣、龙眼肉等。

对于情志不舒，郁化肝火，扰动肝魂，令肝魂不守，上扰心神，神魂相搏，出现强迫症状伴有暴躁情绪者，应使用清肝泻火，清泄痰热之品，如龙胆草、胆南星、栀子、黄芩等；若是肝阴不足，肝魂失其所而上扰心神，神魂相搏，出现强迫症状伴有昼不能明，夜不能寐者，需使用养血柔肝滋阴敛魂之品，如白芍、酸枣仁、麦冬、天门冬、当归等。除此之外，无论何种原因导致的神魂相搏，恶念连连，强迫思维行为不能自制者，无论虚实均需使用镇肝安魂之品，使妄动之魂内敛于肝舍，助神上归于君位，从而魂为神使，神为魂君，魂随神往来而神机自如。可选青礞石、龙骨、牡蛎、生石膏、石决明、珍珠粉等。

五、科研精神与临床问题

从 2015 年开始，我以客座教授的身份远赴纽约州立大学布法罗药学院进行了为期一年的学习工作。之所以会做出这样的选择，一是因为小时候有过关于药学、化学这方面的志向，二则是认为有必要切身投入到实验科研当中进行深入学习。实验室的科研工作和临床诊疗的体验天差地别，在临床中我们常根据患者的后续变化进行方药及治疗方案的调整，在面临诊断困难的时候，也会进行试探性的用药，通过后续的用药反应来考虑下一步的应对措施。所以除了某些急重症需要当机立断地处置，很多时候临床医疗都是走一步看一步，是对症调整的过程。而实验室工作则不同，如果第一步便走错了，哪怕是很微小的差错，往后的所有试验步骤可能都是徒劳无功。

在纽约州立大学布法罗药学院，我从事的主要工作是蛋白组学方面的研究，尤其是药品制备，主要的方法是跑质谱和色谱，以及进行上样、上机和数据分析。实质上蛋白组学对实验技能的要求相对没那么高，但是对实验仪器的要求比较高。当时国内实验仪器相对来说还没那么充备，在美国我使用的那台相关仪器的价格在 600 万美金左右，引到国内的话价格还得更加昂贵。因此关于蛋白组学这方面的学识，在回国后实际上我并没有太大的施展空间，在 2015 年前后申请了专利“一种硫酸软骨素钠还原脱色方法”，以及发表了几篇 SCI 之后，对这方面的研究就比较少涉及了。不过这实打实搞科研的一年还是使我累积了非常多的科研经验与前沿认识，锻炼了我缜密的思维能力。

随后我又转道前往美国 DENT 神经疾病研究所眩晕平衡临床中心（American DENT Neurologic Institute）进行临床进修，并作为访问学者在美国托马斯杰斐逊大学医院（Thomas Jefferson University Hospital）神经科待了两三个月，以及在梅奥诊所亚利桑那分部（Mayo Clinic at Arizona）进行了神经内科、精神科临床相关的交流培训。

在美国进行医学临床培训的过程其实还挺曲折的。首先一点是关于临床执业医师执照的认可问题。第二就是得找到一名愿意指导你的前辈，他不仅负责你的教学，而且还需要对你所有的行为负责。他做什么，你就跟在后头看，他们称这为“shadowing”，规定你只能像影子一样尾随着，他去哪，你就得去哪，但是不能说话，也不能动手。因此不论是从医学机构，还是指导教师方面来考虑，都很难找到被接收的机会。我当时也是自己申请来的资格，过程其实很简单，也很困难，当时就在网上搜索哪个医院比较好，就开始投递简历，但是得到的回复多半是婉谢拒绝。在投了二百多份简历后，Sperling 教授接受了我的申请。他是美国电生理协会的主席，他对中国人非常友好。因此在那几个月里，我也得以在托马斯杰斐逊大学医院神经科进行轮转学习，以及跟随 Sperling 教授进行出诊、查房等，他非常开放包容，有时也会让我发言，问问我的意见。因此这段进修时光过得相对愉快，同时也非常烧脑。当时 Sperling 教授给我两本厚厚的英文医书，一本是关于脑电图的，一本是他写的关于抗癫痫药物的使用方面的。他当时撂下这么句话：“先看完这个，再来和我讨论，不然我说什么可能你也不明白。”有点像孔子说的：“不学《诗》，无以言。”

在美国进修期间，我发现西方的医生对科研非常执着，这种执着并不是表现在认为科研有多么崇高，而是他们执着于通过科研来完成自己的某种设想或完成某种创造来解决面临的临床实际问题。Sperling 教授也是一位科研狂人，但他并不单纯通过科研来认识一切，他认为经验里头也有很深的内涵。他当时告诉我狗鼻子能闻出癫痫的味道，狗也是迄今以来最原始最古老的癫痫报警器。在有些家庭中，家庭成员将要发作癫痫时，狗会坐立不安地发出叫声，人们察觉到就赶快坐下或躺下，很快就开始癫痫发作。不过这种预警方式也有不靠谱的方面，即便有的狗能闻到癫痫发作前的特殊气味，但并不能保证狗在每次癫痫发作前都能闻到，也不能保证所有狗都能闻到，而且人们对狗的预警叫声自然不能很好地识别。癫痫患者在毫无征兆的情况下发作是很危险的事情，比如在爬楼梯，炒菜做饭，洗澡或者走在马路上的突然发作都可能产生难以预料的后果。因此如今对癫痫的研究不仅从治疗用药、发作控制方面来进行，对发作前的预警也有相当的研究，也是非常必要的一环。Sperling 教授对此研发了一套癫痫预警穿戴设备，通过两手穿戴的手环来进行预警，当癫痫即将发作时，譬如心律、出汗情况等指征产生的变化经手环采集后发出预警声，而事先穿戴的癫痫发作防护马甲会像汽车上的安全气囊一样弹出鼓起，防止人体因癫痫发作而摔伤，也能对周围环境人员进行警示告知。当然，这套装备还处于研发阶段，据 Sperling 教授自己坦言，误触的情况仍未很好地解决，因此仍有待完善。否则下着楼梯，或者开着车，情绪一激动，系统识别错误误以为癫痫即将发作，“咣”一下安全气囊就起来了，反而很容易造成事故。

Sperling 教授至今也没有放弃这套癫痫预警设备的研制。后来他还发明了一种癫痫鼻喷剂。因为癫痫患者在住院过程中发作时常采用静脉注射的方式给药，但如果平时在家中癫痫发作，无论是静脉给药还是口服吞咽都不便操作。有人发明过癫痫的肛塞药物，相对于口服方式还能好操作一点，但是患者癫痫发作正抽搐着，肛塞给药终归有点不便。Sperling 教授的癫痫鼻喷剂只需在发作时往鼻中喷两下，就能便捷迅速解决给药问题，确实能对癫痫发作的控制起到非常好的帮助。

在美国留学的这些经历使我认识到，真正的科研精神并不是将科研奉为圭臬，凡事以它为尊。科研本质是通过科学研究的方法来认识世界的一种思维方式，而在医学临床上它最终应当呈现为解决实际临床问题的一种手段。

六、抑郁症的寒热分型与脑功能影像学研究

早年关于抑郁症中医证候规律的研究，我们多半采取的是引进西医数据挖掘与循证医学的概念，通过现代科学的统计方法来对中医证候的评定实现量化。这实际上是在由西医确立的疾病概念中完善中医的诊疗方案，是以西医为指导的，提炼循证医学核心概念的一种模式。但随着我对西医科研方式的深入探究，同时观察到中医诊疗方式在临床上表现出的优势，在进行一番考察后往往能发现中医古籍中对某些疾病有着超出国际指南独到的理解，我也渐渐发现科研往往最欠缺的是灵感，创新性的研究往往也比重复性的论证研究能对学科起到更重大的推进作用。而中医千百年来的理论中存在许多临床实际有效，运用目前的科学技术手段却难以解答的部分。因此我们是完全有可能以中医的理论来启发西医学研究的科研灵感的，而且这具有巨大的潜力。

2015 年因提取青蒿素有效治疗疟疾的屠呦呦及其团队获得诺贝尔生理学奖或医学奖。屠呦呦领导课题组从系统收集整理历代医籍、本草、民间方药入手，调查了 2000 多种中草药制剂，前前后后试了四万多种草药，选择了其中 640 种可能治疗疟疾的药方。最后，从 200 种草药中，得到 380 种提取物用于在小白鼠身上的抗疟疾检测。他们利用西医学方法进行分析研究、不断改

进提取方法，但早期的进展并不顺利。屠呦呦接受采访时曾说："我面临研究困境时，又重新温习中医古籍，进一步思考东晋葛洪《肘后备急方》有关'青蒿一握，以水二升渍，绞取汁，尽服之'的截疟记载，这使我联想到提取过程可能需要避免高温，由此改用低沸点溶剂的提取方法。"屠呦呦意识到：温度是提取抗疟中草药有效成分的关键。经过周密思考，屠呦呦重新设计了新的提取方案，结果证明：青蒿乙醚提取物去掉其酸性部分，剩下的中性部分抗疟效果最好，在经历几百次试验后，屠呦呦课题组终于发现了抗疟效果为 100% 的青蒿提取物。

不仅是疟疾，事实上人类所能完全弄清楚的疾病只占很小的一部分，至今仍有许许多多的疾病处于未知状态，只能抱着可能有效的态度尝试用药。对于抑郁症病机的研究至今也仍没有定论，虽然市面上已经有许多经证实有效的抗抑郁药的存在，但有一点我认为比较要紧的是抑郁症在西医的指南规范里并没有具体类型的划分。这实际上会直接影响临床用药的精细程度，用药疗效也会大打折扣。中医通过辨证的方式将患者分为不同的证型，根据不同的证型选取相应的治法，在同一治法中又有许多可供选择的方案，再根据患者具体的症状表现，有针对性地选择药味。这种从整体辨证再到特殊症状特殊对待的个性化诊疗方式是值得西医学习参考的，而我也常常思考这样的中医辨证方式能否用来指导西医疾病的分型呢？

在宣武医院工作期间，受高利老师中西医结合简化分型的启发，经临床观察发现，抑郁症患者中比较突出的一个特点是，有一类人特别怕冷，有一类人却特别怕热，剩下的患者没有明显的寒热倾向。怕冷的这类患者喜欢温暖的环境，平时总是穿着厚厚的衣服，吃东西得吃热食，一旦吃凉的就容易拉肚子；怕热的这类患者喜欢凉爽的环境，平时衣服穿不得太厚，容易闷热出汗，吃东西就喜欢吃凉食，多半有便秘的习惯。如果从科学上来解释，这实际上有点像抑郁症的躯体方面的表现，是交感神经、副交感神经不平衡的表现，或者怕热这一类人体内可能有点炎症表现。怕冷的这一类抑郁症患者，在服用像米氮平这类双通道的抗抑郁药能取得很好的疗效。实际上怕冷的这一类在中医上多辨证属肾阳亏虚型，而怕热的这一类多属肝郁化火型。中医上讲“有诸内必形诸外”，中医大夫做的是“司内揣外”的工作。因此患者不同的外在表现，必定在机体上有本质的不同发病基础。如果能运用中医辨证审查的方式来探究抑郁症不同证型的发病基础，或许能从中探索出相关的规律。在前期相关课题研究的基础上，在 2015 年开始的国自然课题的支持下，我们完成了这项研究。

为了便于西医同行们接受这种思路，也为了简化实验过程，避免过多的主干扰，我们采取了中医辨证的最初的辨证方式，即通过阴阳辨证将其分为“阳”型和“阴”型两种亚型。通过寒热辨证分型对寒、热倾向明显的患者进行了脑功能影像学方面的研究，观察他们是否存在内在的差异。研究中我们主要利用静息态功能磁共振成像技术（fMRI）来寻找抑郁症患者与阴阳类型相关的静止状态大脑活动改变的生理证据。结果发现与匹配的健康对照组相比，阴型和阳型 MDD 患者在顶叶、颞叶和额叶的不同皮质脑区域显示出低频波动（ALFF）幅度增加。阴型组左侧顶下小叶的 fALFF 值降低，阳型组右侧枕下回的 fALFF 值降低。而且更有趣的地方在于脑功能连接方面，我们在做感兴趣区与全脑的功能连接分析后，结果表明，与对照组相比，阴型抑郁症患者组左侧顶下小叶与左侧中央后回的 FC 值减低；而阳型组右侧枕下回与右侧海马旁回、右侧颞中回 FC 值增高。 所以我们发现，中医辨证的方法同样能用来指导西医对疾病的分型治疗。它们本质上都是对疾病观察后总结出的规律，只不过使用的工具不同，使用的理论不同而已，但是在这不同之中又必然蕴含着相似相通的东西。在临床上我曾遇到好几例抑郁症患者手脚冰凉，就是中医所说的四末不温，在整体辨证后应当属肾阳亏虚型，但在服用像黛力新，也就是氟哌噻吨美利曲辛后，在没有服用中药的情况下他的手脚也变得暖和，舌脉也随之转变，通过西药似乎也能纠正患者的中医证型。我不禁思考，中医的辨证分型实质也是对疾病观察后根据他们不同的特点所进行，而用西药纠正患者的西医学病因，实质上也是以偏纠偏的过程，因此中医证型随之改变并非什么意料之外的事情。那么中西医的结合就是理所当然的事情了。

七、脑功能影像学研究与“五脏藏神”理论

在运用中医阴阳辨证理论指导西医学通过阴阳寒热分型中，我们在脑功能影像学方面发现了两型抑郁症患者确实存在结构上的差异。这也是中医理论指导科学研究的实例。而在进行脑功能影像学研究时，我们又发现结合科学研究反过来能更深入地验证、解释中医学上一些理论。

《素问·宣明五气》载：“五脏所藏：心藏神，肺藏魄，肝藏魂，脾藏意，肾藏志。”《灵枢·本神》又载：“所以任物者谓之心；心有所忆谓之意；意之所存谓之志；因志而存变谓之思；因思而远慕谓之虑；因虑而处物谓之智。”可以看到，中医很早便对人的情志活动做过相应解释和探讨，很早便认识到医学上的身心相关，而且还提出“情志相胜”理论：喜胜忧（悲），忧（悲）胜怒，怒胜思，思胜恐，恐胜喜。张子和在《儒门事亲》中加以发展，提出“悲可以治怒，以怆恻苦楚之言感之；喜可以治悲，以谑浪亵狎之言娱之；恐可以治喜，以祸起仓卒之言怖之；怒可

以治思，以污辱欺罔之言触之；思可以治恐，以虑彼志此之言夺之，乃以五行相胜之理治之”这一具体治法。

通过中医“肾主恐”与“思胜恐”理论，我们临床可以通过情志相胜疗法来治疗抑郁症，而且效果还很不错。“恐”与“思”均为一种情绪反应，通过情绪调节来治疗抑郁症很好理解，但是如今的科学研究表明大脑才是情绪产生的场所，“肾主恐”与“五脏藏神”又当做何解释呢？

中医理论认为肾为五神藏之一，在志为恐，主骨生髓通脑，中医肾藏与大脑有千丝万缕的联系。因此，我们推测在情绪刺激下，肾阳亏虚患者在对情绪识别时将会有大脑特定脑区的功能变化。我们应用功能磁共振技术中情绪识别任务态研究，探讨肾阳亏虚证抑郁症患者情绪识别的神经机制，同时尝试为中医理论“肾主恐”进行脑功能阐释，为中医证候的客观化研究提供有益思路。实验包括 4 个视频片段，包括恐惧、愤怒、高兴、中性，每个视频持续 4 秒，其中动态过程为 2 秒，最后定型情绪 2 秒，每个情绪图片中间有穿插 4 秒黑屏的间歇期，每种表情视频均为同一女性。图像情绪权重由 FaceGen Modeller 3.5 软件按照 10% 的情绪权重递增逐渐至 100%，然后用 AVS Video Editor 软件进行对图片转换成视频。最后用 E–Prime 2.0 软件将上述视频进行组块（BLOCK）设计，4 种情绪动态图形等数量随机出现，最后加工为 6 分 6 秒的视频，作为最终的刺激材料。通过投影仪把视频投放在机房内的屏幕上，受试者入仓后通过头上方的反光镜观看屏幕上方的视频片段。受试者双眼与屏幕的距离固定。视频片段在屏幕上的位置固定，大小以受试者能舒适地看全为准。扫描前，固定被试者的头部，以耳塞减少噪音。扫描过程中要求被试者尽快判断该表情视频，高兴、平和按左键，愤怒、恐惧按右键，所有受试者均用右手按键，扫描前均经过按键训练，正确率超过 80% 进入实验。

肾阳亏虚证患者识别恐惧情绪时脑区的活动变化：结果显示肾阳亏虚证患者在识别恐惧情绪时，没有活动增强的脑区，而在左侧楔前叶、左侧颞上回、左侧内侧额上回、右侧缘上回、右侧顶上回、右侧三角部额下回脑区活动活动降低。楔前叶属于楔叶一部分，功能较多，就记忆而言，其参与了与前额叶相互配合的回顾性记忆，且与注意力、工作记忆相关，在抑郁症患者自传性回忆任务研究中楔前叶及楔叶脑区活动下降。且在难治性抑郁患者中该脑区与认知相关脑区连接功能下降；颞上回属于颞叶的一部分脑区，在探测情绪面孔刺激时活动增强，在难治性抑郁患者中功能活动下降；额上回脑区在自我意识方面及协调感觉系统的活动方面，该脑区研究显示在抑郁症患者的情绪刺激任务中其与其他脑区的连接及自身活动降低；缘上回属于顶叶部分，此脑区参与了语言的感知与处理，且若本脑区发生病变将会导致感觉性失语症，且其属于注意网络的一部分，在既往有抑郁病史的儿童中发现其活动降低；顶上回脑区属于顶叶一部分，该脑区功能与空间定向有关，该区受损将会导致感觉缺失及半侧空间忽略，并且会导致工作记忆中的信息重排错乱；三角部额下回，从解剖位置看属于额叶，除有认知功能外还与语义任务相关，如语义判断、语义相关生成任务等，该脑区的语义任务尚有争议，但是其与其他脑区配合适于在特定的背景下引导语义信息与用标准评价所回忆的信息的恢复。

肾阳亏虚证患者在识别恐惧情绪时，上述 6 个活动降低的脑区功能直接或间接与空间注意力、记忆及认知等抽象能力及竞争性活动相关，由此得出肾阳亏虚患者的上述能力下降。肾阳亏虚患者临床表现多为喜静处、思维迟缓、记忆力及积极主动性下降，临床症状与上述脑区的功能低下所引起的症状相契合。中医理论认为肾与脑功能密切相关。肾在志为恐，外界各种刺激所产生的恐惧皆为肾所担当和调节。肾藏精又主命门，脑为髓海，《医述》引《医参》云“髓本精生，下通督脉，命门温养，则髓益充，脑髓纯者灵，杂者钝，耳目皆由以禀令，故聪明焉”，李时珍认为脑为元神之府，王清任认为灵性记忆在脑。肾精生髓充脑，命门温煦脑髓，人之感知、记忆、精神思维等神志活动才得以正常进行，如若肾虚精耗损，则上述所列举的脑功能处理能力将降低。

肾阳亏虚证患者识别愤怒情绪时脑区的活动变化：我们的研究结果显示肾阳亏虚证患者在识别愤怒情绪时，左侧杏仁核、左侧楔前叶、双侧背外侧额上回、右侧脑岛、右侧缘上回、右侧内侧和旁扣带脑回、右侧顶上回的脑区活动增强，而左侧三角部额下回活动功能降低。杏仁核位于颞叶的内侧深部，其最主要功能是对记忆、决定及情绪反应进行处理，且其与感情的学习有很强的联系，在抑郁患者群体中杏仁核的活动会因所受的刺激及测试的不同而变化；背外侧额上回该脑区主要功能在于对于不确定性决策过程的管理，且其活动强度与不确定性的权重成正比，此外该脑区属于背外侧额叶，因此其与诸如工作记忆、认知的灵活性、计划、抽象推理等执行功能相关，在抑郁患者的 Stroop 任务中，该脑区活动增强；脑岛参与的功能较多，在情绪调整方面其能够对一系列的基本情绪进行调控，在与抑郁相关的静息态研究中该脑区活动降低，这可能与患者心境有关，但在情景记忆检索任务下，该脑区活动增强，其可能调用更多脑岛功能来维持情绪的认知；内侧和旁扣带脑区在解剖结构上属于扣带回，因此该脑区在情绪信息的形成与处理上起到重要作用，与学习及记忆相关，且该脑区与抑郁症发病的关系也十分紧密。

肾阳亏虚证患者识别高兴情绪时脑区的活动变化：我们的

研究结果显示在识别高兴情绪时，肾阳亏虚组与正常组无明显差异。《黄帝内经》认为，喜在正常情况下为五志之一，是机体情志变化的正常反应，是五志中唯一人们向往的情绪体验。喜在脏为心，本次所纳入的患者为肾阳亏虚证者，心与肾之间有着紧密联系，心火肾水相互制约、肾精心血相互转化、心神肾精相互依存、元气心血相互为用、君火命火相互资生，以上功能令心肾之间的生理功能协调，阴阳交感，互根互济，从而呈“心肾相交”状态，进而保证心主血脉、主神明，肾主藏精、主生殖、主水等生理功能正常发挥。基于上述观点，笔者推测在高兴情绪诱使下，心火下济于肾，故肾之功能暂时正常，从而未检测到具有明显活动变化的脑区。

肾阳亏虚证患者识别中性情绪时脑区的活动变化：我们的研究结果显示在中性表情测试时，肾阳亏虚组活动增强的脑区在双侧杏仁核、左侧枕中回、右侧颞上回；活动降低的脑区在左侧额中回。杏仁核在对情绪处理、记忆及决定上都有一定作用，尤其是情感方面。颞上回在情绪面孔刺激方面参与了情绪的探测，此外，此脑区是连接杏仁核及额叶中的重要一环，且此脑区与其他脑区相配合而完成对人面部的多种可变化的特点进行信息处理；枕中回属于枕叶，其主要功能与视觉相关，有研究表明，女性首次病发抑郁时该脑区活动增强，并且在Ⅰ型双向情感障碍及主要抑郁患者人群中也增强，说明在压力因素下该脑区可能受到激活。额中回这一脑区与认知有一定关系，该脑区在青少年产生抑郁情绪时，其与亚属前扣带回连接降低，与杏仁核的情绪积极网络功能连接也降低。

综合上述，肾阳亏虚型抑郁症患者在识别恐惧、愤怒、高兴、中性 4 种情绪时，除高兴情绪外在其余情绪中均有活动变化的脑区，并且上述各个脑区直接间接均与抑郁症具有一定的相关性。在识别情绪时，该证型患者与情绪调控的杏仁核及脑岛均过度增强，而在活动降低的脑区中无论是内侧额上回、额中回，还是三角部额下回，均属于额叶认知脑区的功能。在中医观念中，肾阳亏虚证以长久的虚耗性疾病为主，患者对于情绪的解读常常是处于一种低识别状态，然而在本研究中发现与情绪调控相关的脑区均过度增强，我们推测这是由于因肾阳亏虚引起过度的虚性消耗，从而导致情绪脑区过度代偿的结果，同时因其额叶大部分脑区均活动降低，故而在认知能力上有所下降。由此可以推断，在识别恐惧情绪时，中医“肾主恐”理论体现为在空间注意力、记忆、认知等抽象能力及竞争性活动相关功能的降低上；肾阳亏虚型抑郁症的神经机制是因过度消耗从而导致情绪识别障碍，且同时存在认知能力的下降。

通过运用功能磁共振的方法，我们可以选取各中医证型患者，观察其在情绪加工过程中各脑功能区活动的差异。我们目前初步完成了对“肝”“肾”两脏对于情绪调控过程的探索，对中医“五脏藏神”理论中“肝”和“肾”在情绪调节方面的脑区定位做出推论（“肝”可能为双侧杏仁核、前扣带回，“肾”可能为左脑边缘叶、后扣带回）。借此我们深化了对中医脏腑辨证及“五脏藏神”理论的认识。抑郁症肝郁患者对愤怒表情、肾虚患者对恐惧表情的脑区激活能力均下降的研究结果，提示抑郁症可能以脏腑虚损为核心病机，这也为中西医临床治疗提供了新的思路。

八、简化中成药辨证分型方式

经过这些年在宣武医院高利团队中的工作，我对中西医结合的思考逐渐深入，也渐渐有了些许心得，我们明确了应当还原中医与西医本身的精髓，不能仅从表面形式上将二者的概念混为一谈。我们应当汲取西医科研精神与中医辨证原则的智慧，两者相互引导、相互印证。通过证候学、循证医学、统计学、影像学等多学科的研究，在抑郁症方面寻找到中西医深层次结合的有效模式。但仍有许多问题有待探索，一方面我们将继续进行深入研究，另一方面我们认为科研的经验应当转化为临床回馈，做到深入浅出，返璞归真。西医的科研精神已在医学领域全面开花，但是中医的辨证精神仍未能深入到广大西医同行的诊疗当中。

如果要推广中医，自然要推广辨证的精神，但又势必不能将其束之高阁，否则只有圈内小部分人能互相交流，这岂不是画地为牢？精细辨证自然是中医学者应当追求的，《难经·六十一难》中“望而知之谓之神，闻而知之谓之圣，问而知之谓之工，切脉而知之谓之巧”更是医者渴望达到的境界。但西医临床医师学习掌握中医辨证又存在困难，对于中医的辨证体系很难掌握，不进行辨证方式的简化实是不利于推广。

我首先将焦点投注于中成药上。中成药治疗神经系统疾病具有疗效确切、携带方便、药效稳定的优势。目前西医临床医师的中成药使用率呈上升趋势，但大部分医师仅靠说明书的适应证或西医药理思路用药，应用中成药时，仅仅针对某个疾病开药，而对患者个体化情况不加分别（即中医辨证），使药物疗效大打折扣，且容易产生不良反应。如应该使用寒性药而错用热性药，可能导致某些症状加重，甚至产生毒副作用。目前治疗同一种疾病的中成药种类繁多，不辨证更是难以选择。

临床凡应用中医学治疗方式，辨证是前提。辨证意即医者对望闻问切四诊所得信息进行归纳分析，对疾病病因、病位、性质、正邪关系做出规律概括，并依此判断患者当前的证型。中医辨证的核心是八纲辨证，八纲即阴阳表里寒热虚实。中医学以此为总纲来多维度考察疾病，如同解剖上的冠状面、矢状面、横断面一般，多维考察是为了客观准确描述。阴阳划分界定其类别，表里反映病邪深浅及病位所在，寒热用以阐释其性质，虚实描述邪正之气强弱关系。阴阳界定以《黄帝内经》《易经》等书中的古代哲学内涵为基础，“阴阳术数”对于广大西医同道晦奥难明，不利于推广；表里之辨功著于外感“伤寒”的表里传变，神经系统疾病大多脱离了表病的界限，而属半表半里、里证的范畴；虚实之辨在此亦不适用，神经系统疾病多属虚实夹杂为病，或有本虚标实者，或有发时为实不发为虚者，且随病情进展亦有虚实转化之变，故虚虚实实亦难以简单概论；而相比之下，寒热辨证切实可行，寒热之别泾渭分明易于判断，寒热性质是各证候复合的构建基础，而寒热倾向又是各证候要素相互作用最终转归的外在体现，寒热倾向既表明了机体阴阳盛衰，又指明了邪气的阴阳性质。通过寒热分型辨证可化繁为简，而不失却中医辨证理论的精髓。

为方便临床合理选用中成药，我尝试进行中成药辨证分型方式的简化，根据患者怕冷、怕热症状，将神经系统疾病分为热型、寒型、寒热不显型，以供临床参考，促进中西医的结合及推广。

1. 脑梗死简化辨证分型及中成药选择

（1）热型

临床表现：怕热，面红，口干口臭，便秘，可伴有意识障碍，烦躁易怒，痰多或稠黄，舌色偏红，舌苔黄而腻，脉率偏快。

治法：清热化痰。

辨证选药：可选用安宫牛黄丸（散、胶囊）、安脑丸（片）、局方至宝丸、礞石滚痰丸、牛黄清心丸、醒脑静注射液 、清开灵注射液。若盗汗（睡时汗出，醒时汗止）明显者，可选用大补阴丸。

（2）寒型

临床表现：怕冷，周身湿冷或四肢发冷，面色发白，疲倦乏力，痰白清稀，可伴有意识障碍或二便失禁，舌色淡，舌苔白而腻，脉偏慢。

治法：益气温阳。

辨证选药：可选用脑心通胶囊 、培元通脑胶囊、消栓通络胶囊（片、颗粒）、通心络胶囊、银丹心脑通软胶囊、血栓心脉宁胶囊。严重或休克者可选用生脉注射液、参麦注射液、参附注射液。

（3）寒热不显型

临床表现：无明显寒热倾向，痰多而黏，舌色偏暗偏淡，舌苔白而腻。

治法：化痰祛瘀。

辨证选药：可选用脑栓通胶囊、中风回春丸、血塞通注射液、注射用血塞通（冻干）、复方丹参注射液。

2. 偏头痛简化辨证分型及中成药选择

（1）热型

临床表现：怕热，烦躁易怒，面色红，眼内血丝增多，口干口苦，小便偏黄，便秘，舌周偏红，舌苔薄而黄，脉率偏快。

治法：清热泻火。

辨证选药：可选用天麻钩藤颗粒、复方羊角颗粒、丹珍头痛胶囊、安脑丸（片）、脑心清片、川芎茶调片。

（2）寒型

临床表现：怕冷，劳累或者着凉后加重，神疲乏力，活动后汗多，面色发白，舌色淡红或舌形偏胖，舌苔薄而白，脉搏动感偏弱。

治法：益气温阳。

辨证选药：可选用都梁丸（软胶囊、滴丸）、补中益气丸（颗粒）、益气维血颗粒、人参养荣丸、养血清脑丸（颗粒）。

（3）寒热不显型

临床表现：无明显寒热倾向，头部固定部位刺痛，持续时间长，舌色黯红，舌周有瘀斑、瘀点，或舌下静脉血管充盈，脉形绷直。

治法：活血止痛。

辨证选药：可选用天舒胶囊 、血府逐瘀丸（胶 囊、片、口服液）、通天口服液 、正天丸（胶囊）。

3. 抑郁症简化辨证分型及中成药选择

（1）热型

临床表现：怕热，焦虑激越，入睡困难，或睡时汗出，耳鸣，口干口苦恶心，舌色红，舌苔黄而腻，自觉手脚心发热，脉率偏快。

治法：清热解郁。

辨证选药：可选用龙胆泻肝丸、泻肝安神丸、牛黄清心丸、乌灵胶囊。

（2）寒型

临床表现：怕冷，记忆力减退，精力减退，疲倦乏力，食欲不振，头晕，面色发白，舌色淡，舌苔薄而白，脉形偏细，搏动感偏弱。

治法：益气安神。

辨证选药：可选用人参归脾丸、右归丸、刺五加片（胶囊）、巴戟天寡糖胶囊。

（3）寒热不显型

临床表现：无明显寒热倾向，善太息，或咽部有异物感，大便时稀时干，胸部及两侧肋下胀痛，舌苔薄而白，脉形绷直。

治法：理气解郁。

辨证选药：可选用逍遥丸（颗粒）、舒眠胶囊、舒肝解郁胶囊 、解郁丸、越鞠丸、舒肝理气丸、六郁丸。

4. 焦虑症简化辨证分型及中成药选择

（1）热型

临床表现：怕热，焦虑激越，失眠入睡困难，急躁易怒，口苦口干，大便秘结，手足心热，舌色红，舌苔偏少或黄而腻，脉率偏快。

治法：疏肝清热。

辨证选药：可选用丹栀逍遥丸、加味逍遥丸（口服液）、解郁安神颗粒、龙胆泻肝丸、泻肝安神丸、百乐眠胶囊 。

（2）寒型

临床表现：怕冷，心悸胆小，注意力不集中，疲倦乏力，食欲不振，头晕，失眠，面色无光泽，舌色偏淡，舌苔白，脉位偏深，搏动感弱。

治法：益气温阳安神。

辨证选药：可选用九味镇心颗粒、甜梦口服液（胶囊）、人参归脾丸、脑力静糖浆。

（3）寒热不显型

临床表现：无明显寒热倾向，时有头痛，黑眼圈较重，胸部刺痛，胸闷，失眠，舌色黯红，舌周有瘀点、瘀斑，脉形绷直。

治法：行气活血化瘀。

辨证选药：可选用柴胡疏肝丸、血府逐瘀丸（口服液）。

这种简化辨证分型的方式，可驭繁为简而不失却中医辨证理论的精髓，在首都医科大学宣武医院神经内科及其他医院推广，获得较好的反馈，既便于临床医生掌握，又能提高使用中成药的临床疗效。

第二节 罗玉敏教授对中西医结合的探索与实践

一、和中医的缘始于中药

我于 1996 年考入上海华山医院攻读博士，我的博士导师当时的一个卫生部的项目“黄芪抗脑缺血损伤的实验与临床研究”需要完成最后的一些实验，需要我参与。实验模型应用的是大鼠脑梗死线栓模型，选择的干预措施是黄芪甲苷。通过实验我们发现黄芪甲苷可以降低大鼠脑缺血再灌注损伤后的脑梗死体积，改善脑梗死后的神经功能，可能与提高大鼠的抗氧化水平有关，后来将实验结果形成文章发表在中华神经科杂志和 Neuroscience Letter 上。此项目后续也开展了相关的临床研究，最终证实黄芪注射液对急性期脑梗死患者有良好的疗效。这是我任主治医生以后，开始科学研究的第一个项目，也正是通过这个项目认识到中药的魅力和疗效。

和中医结缘还因为另外一个中药，就是灵芝。机缘巧合之下，我有幸目睹了 20 世纪 90 年代绿谷集团销售灵芝的全过程，在没有接触中医药以前，总觉得中医药能有多大效果呢，患者即使有所好转说不定是广告的力量，是某种安慰剂效应。但是看着一个一个的肿瘤患者在服用灵芝等中草药后，依然坚强地存活着，这不能不说是一种奇迹，看着一部分患者腹水消失、瘤体缩小，才越发觉得广告归广告，灵芝本身就有它神奇的作用，甚至广告远远介绍得不够全面。才知道原来之前对中医药带有些许偏见，没有调查就没有发言权，原来灵芝的神奇疗效并不单纯存在于神话传说里和广告里，它本身作为中药材默默地在各种疾病的治疗当中发挥着疗效。不过，由于当时都是个案，而我更不知道灵芝对抗肿瘤的机制，因此早先带有的误解似乎也情有可原，相信社会大众、广大的西医生同样如此，应当让大家更深入去了解中医，了解中草药，才能真正领会它们的神奇之处。后来我逐渐下意识地去翻阅国内外有关灵芝的文章报道，关于灵芝多糖等的抗肿瘤的报道，更觉得中医药的博大精深有其物质基础，也更想去深入探索中医药的知识，领略它的魅力的同时也希望能与广大西医同道分享。

正是基于见识过中药的这些神奇之处，被它的神奇疗效所折服，也是因自己对此中奥秘的好奇之心，当有机会去美国做博士联合培养课题时，我便随身带了十几种中药的单体，其中包括了丹参多酚酸B等，想着在异国他乡做博士课题之余，顺带研究一下传统中医药的这些单体的作用。遗憾的是每次用正常细胞寻找用药浓度时，细胞全部死亡。由于中药材的单体只占中药的很小部分，考虑到我使用的浓度相对较高，可能也因此导致了那几次实验的失败，这也提示这些单体在高浓度下具有很强的作用，在单体情况下很容易影响正常细胞的存活。当时我产生了这样的疑惑，或许中药在复方情况下协同使用时才能最大限度发挥出药材的疗效作用？西药的制备一般是将植物药提纯的过程，而咱们的老祖宗们却很少有想把一味中药用不同的工序和提纯方法将中药各种单体以他们所理解的方式提取出来，如果这样研究，相信以古人的智慧，经过千百年的探索肯定也能有所成就。不过恰恰相反，中医药基本都是以组方配伍的形式存在，其中自然有它的道理。不过在现代科技有限的背景下，我们只能对中药材的单体一个一个进行研究，想一口吃成胖子也不现实，因此我带着这种疑惑，并没有气馁，仍继续进行了几次关于中药单体对正常细胞作用的研究。

后来由于时间有限，必须完成博士课题，否则就有可能影响自己的毕业，所以我暂时放弃了这十几种中药单体的研究，留待后日再继续研究。

二、支持中医理论的实验现象坚定了中西医结合研究之路

2006 年 10 月我正式到宣武医院任职。于 2007 年 4 月在凌锋教授的支持下在宣武医院组织了首届脑血管病国际论坛，七年制的研究生班参加了会议的组织翻译工作（这里特别感谢当时还在宣武医院教育处工作的李文斌教授），大会结束后一名优秀的七年制学生申请来我们研究室边上课边实验。

当时我正好接触了葛根这味中药。《神农本草经》记载："葛根，味甘，平。主消渴，身大热，呕吐，诸痹。起阴气，解诸毒。" 现代药理学则证明了葛根具有解热、抗菌、抗病毒、抗缺氧、降血糖、抗心律失常、增强机体免疫、解痉、改善代谢等多方面的作用，可以说葛根这味药具有非常广的应用前景。葛根也是高利教授在脑血管病当中经常使用到的一味药材，因此我选了葛根素，让这个学生研究其对缺血神经元的作用。该学生便着手开始学习细胞培养，研究葛根素对培养的离体细胞的作用。这位西医七年制的同学上手很快，对实验室的各种操作及实验要求短短时间内便已掌握。由于她也没有深入接触过中医药学，在实验的空暇之余，我也与她分享相关的知识，她对此很感兴趣，在此后的实验中更是斗志昂扬。因此当时超额完成任务，对于葛根素在正常离体细胞培养时的应用浓度方面也做出了相关研究成果。她本来是七年制的学生，但是由于几年来在实验室的收获，她认

为自己应当去更广阔的世界去拓展自己的实验才能，因此她选择了在本科五年毕业后，直接去国外攻读博士。

接着一位从加拿大回来的本科生，表示有兴趣申请接手葛根素的项目，我们也批准了他在研究室继续做这个实验。有趣的是，在关于葛根素的研究中，我们首先要在正常培养的神经元中寻找使用葛根素的浓度，以确定葛根素的安全性范围，这是我们安全用药的一个基础指标。但是在这个过程当中，我们发现按照常规的浓度，将会不可避免地造成相当一部分正常细胞的死亡，而这样的浓度用到缺糖缺氧的神经元中不仅没有造成预想中的大规模细胞死亡，恰恰相反，反而对于这些“老弱病残”的神经元具有保护作用。这与我们以往的认识有所出入，在正常细胞所能承受的范围外，按理说病态的细胞应当表现出更弱的承受能力，然而实验结果却改变了我们的认知，我才深刻理解到中医药并不完全等同于我们常规的生化干预指标。这也符合中医的“有是证用是方”，符合中医药中“以偏纠偏”的理论。

后来对葛根素的机制研究继续深入及完善，最后我们将整体的研究过程和结果进行归纳总结，并将其中一些具有特色的内容着重描述了出来，2009 年发表了 Puerarin Protects against ischemic brain injury in a rat model of transient focal ischemia 在 *Neurological Research* 上，当年被中国科技论文统计评为表现不俗文章。

正是这些经历和发现，2007 年 9 月在神经内科中西医结合专业组高利教授的支持下，我参加了中国中医科学院组织的为期 2 年的西医学习中医学习班，在此期间对中西医结合有了深入的学习。对于中医理论以及中药药性有了更深入的理解，同时参与了当时高利教授辨证使用中药注射液的项目，发现中药注射液在辨证使用下才能发挥更好的疗效，也更加理解中医诊治疾病的精髓是辨证。理解了每一种医学背景都应当放在它特定的语境下去理解才不会有出入，而其最好的疗效有其特定的应用环境。我们应当做的只有更加深入地去学习中医学与西医学的知识，尽可能去寻找二者可能结合的契机，如此才能进一步推动中国特色医学的繁荣发展。

在宣武医院工作期间，在高利老师的引导下，我对中西医结合研究进行了一些总结，并形成了一定认识。

三、辨证使用中药注射液治疗神经系统疾病

众所周知，中医最核心的精神即是辨证精神，因此临床用药必须采取辨证用药的方式。然而，西医医院的神经科医生在急诊使用的中药注射剂，很多都是以西医学的思维根据说明书对症用药，基本都是不辨证的，也没有这种辨证的思维思路，大多数情况是依据神经科的诊断用药，如缺血性脑血管病可以直接选择丹参注射液或者川芎注射液或者红花注射液。那么，使用中药的注射液是否应该辨证呢，辨证与不辨证使用中药注射液疗效会相差多少呢?

针对这一问题，我参与了高利教授项目组的关于辨证使用中药注射液的项目，该项目主要是对比观察辨证与非辨证应用丹参注射液对缺血性中风患者的作用及对血清细胞因子的影响，以评价丹参注射液对脑血管病患者的疗效。临床中分为三组脑梗死患者，第一组直接用丹参注射液，第二组直接用川芎注射液，第三组患者辨证用药，偏热证患者用丹参注射液，无热证患者用川芎注射液。最终分析发现第三组辨证应用丹参注射液和川芎注射液患者血浆中细胞因子的变化最大，也可说明临床辨证使用中药注射液才能最大程度发挥出它们的疗效，文章发表在2009年《中西医结合急救杂志》。之后系统整理了关于治疗神经系统疾病的

中药注射液，在《中西医结合心脑血管病杂志》上发表了综述《生脉注射液在神经系统疾病中的临床及基础应用》《醒脑静注射液在神经系统疾病中的临床应用现状》和《参麦注射液在神经系统疾病中的基础和临床应用》等，主编了《合理使用治疗神经系统疾病的中药注射液》专著。参与的《缺血性中风中药注射剂合理使用的临床研究》项目于2009年获得中国中西医结合学会科技二等奖（第二完成人）。

这些成果让我更加坚信走中西医结合之路是一条康庄大道，西医生在西医学的基础上深入学习中医理论有助于培养更高层次的医学理念，临床面对疾病也能有更多维度的思考与启发。在合理辨证使用中药注射液的项目研究当中，也使我对辨证精神有了更深的体会。这些经历让我产生了这样的念头，西医学对于中医学的误解，主要原因还是在于理解的程度不够，如若不能加强两者之间的互相理解，则中医与西医的隔阂将越来越深，从这个角度而言，发展中西医结合道路是我国势在必行的一个决策。

四、活血化瘀治疗脑出血

“活血化瘀”在西医大夫听来，第一反应似乎是中医常用语，但随着如今活血化瘀药在神经科临床使用频率的增高，这种方法已经不再独属于中医的专有名词，而是临床当中一个非常有效的治疗法则，许多西医临床大夫逐渐体会到其疗效的神奇。“活血化瘀”的西医学概念和意义实在是太深奥了。脑出血是临床常见急症，具有起病急、病情重、预后不良的特点，占急性脑卒中的9%～27%，是危害最严重的脑卒中类型，发病1年后死亡率高达54%。积极有效的治疗方案一直是医学基础研究和临床探讨的热点。关于活血化瘀治疗脑出血也一直是神经科医生讨论的问题。曾经听一个基层医院的医生说，他的患者一般发病就会给他打电话，他也不知道是脑梗死还是脑出血，一般都给输上丹参注射液，根据他行医过程中的所见，即便是脑出血患者也没有出现症状加重的现象。在协助指导中西医结合系研究生做了活血化瘀治疗脑出血的课题后，我也更深入地了解了活血化瘀治疗脑出血的可行性。

该项课题通过对 2007 年 2 月—2009 年 2 月在宣武医院神经内科经头颅 CT 检查确诊急性脑出血患者的血肿量、神经功能评分和血白细胞计数、中性粒细胞、C 反应蛋白等炎症指标相结合进行观察，研究血栓通治疗急性脑出血患者的临床疗效，并且探讨其相关的作用机制。结果提示，两组患者在治疗 2 周时白细胞计数及中性粒细胞百分比均有所下降，但使用血栓通治疗组下降更明显，有统计学意义。说明血栓通能够降低白细胞及中性粒细胞，具有抑制炎性反应的作用。C 反应蛋白作为炎性分子的标志之一，参与了脑血管病后炎性反应引起的继发性损害。关于脑梗死后 C 反应蛋白的变化规律研究比较多，而脑出血的相对较少，现有的研究认为急性期 C 反应蛋白升高，随着病程逐渐降低，急性期越高预后越差，C 反应蛋白可作为评估脑出血病程发展与恢复过程的指标之一，阻断 C 反应蛋白的生成和表达可能对改善预后有潜在临床价值，课题组通过对两组患者发病 3 天以内及 2 周时血清 C 反应蛋白的研究，得出两组患者入院时组间比较，显示无统计学意义；2 周时两组均有下降趋势，血栓通治疗组下降更明显，组间比较，有统计学意义，说明血栓通能降低 C 反应蛋白，进一步说明血栓通具有抑制炎性反应的作用。我们的研究成果 2012 年发表在 *Journal of the Neurological Science* 杂志上。

通过此项研究，我不仅对“活血化瘀”这一治法有了更深入的体会，对于中医的证候和中药的药性也有了更深的理解。同时也深信中医的个体化治疗在不断的探索当中一定会有规律可循，一定会有数据可依，也一定会在临床中发挥更大的作用。结合自身的资源与知识积累，下一步所进行的仍然是继续探讨脑血管病中医理论的深层次机制，以此作为结合点继续挖掘中医学的智慧，并思考如何结合这些中医学的智慧转而促进西医学研究的进步。这是当今中西医结合临床研究与实验研究的结合趋势，不再仅仅为了从科学上解释中医的疗效，应当加强中医自信，从心底接受两者的不同之处，去挖掘两者各自的优势，在更高层次结合，思考未来医学的进步方向，如此才可实现中国特色医学的繁荣，才能促进“健康中国”的建设事业向前发展。

中医对出血性中风的认识：血溢出脑脉之外即为瘀血，离经之血即为瘀。因此，高利教授主张脑出血急性期可以给予活血化瘀治疗。那么，其从微观角度与生化机制上讲活血化瘀的实质是什么呢？我们观察了脑血疏主要成分是黄芪、水蛭、石菖蒲、牛膝、牡丹皮、大黄、川芎，具有益气活血的功效。该项研究观察了早期应用脑血疏对脑出血大鼠的体重、神经功能、凝血四项的影响。发现：凝血酶原时间（PT），实验组与对照组比较均有降低趋势，其中低剂量组与对照组比较下降，有统计学意义；活化部分凝血活酶时间（APTT），实验组与对照组比较均有降低，且有统计学意义；纤维蛋白原时间（Fib），实验组与对照组比较有下降趋势，尚无统计学意义；凝血酶时间（TT），实验组与对照组比较有降低趋势，尚无统计学意义；国际化标准比值（INR），实验组与对照组比较均有降低趋势，其中低剂量组与对照组比较下降，有统计学意义。这提示我们，脑血疏的活血化瘀作用可以改善脑出血急性期大鼠体重下降以及神经功能评分，其机制可能与止血、活血均有关。

这表明了脑出血急性期给予活血化瘀治疗的科学性，再次从中西医结合的角度寻找到了两种不同医学间相互结合的优势。

五、“有诸内者，必形诸外”——辨证应该具有其物质基础

让中药发挥更大作用的前提是能让辨证客观化，那么，证候的生物标志物以及中药的作用机制尤其重要。在急性脑缺血研究中，我们发现非编码 RNAs 可能成为急性脑血管病辨证分型的分子标志物。研究急性缺血性脑卒中患者阴阳证候的 microRNAs（miRNAs）差异表达谱，为这两类急性脑卒中患者的分型提供了分子生物学基础。我们采用基因芯片技术检测急性缺血性脑卒中患者淋巴细胞中 miRNAs 的表达，利用在线生物信息学预测了 miRNAs 靶基因，并对 miRNAs 预测靶基因进行基因组途径分析。

结果发现，从舌质、尿、便、脉象等方面进行评分，阳、阴证临床症状明显。血液生化指标检测显示阳证患者白细胞总数明显高于阴证患者，总蛋白明显低于阴证患者。综合 miRNAs 分析，阳证组发现 36 个特异性下调 miRNAs，阴证组发现 20 个特异性下调 miRNAs 和 2 个特异性上调 miRNAs。在预测差异表达 miRNAs 靶基因的基础上，构建了 miRNAs 基因网络和 miRNAs 通路网络。结果表明，杨氏综合征的关键调控 miRNAs、基因和途径分别是 has-miR-93-5p 和 -320b、ENAH、代谢途径和 MAPK 信号途径。而阴证的关键调控 miRNAs、基因和途径分别为 miR-424-5p 和 -106-5p、CNOT4 等。

由此我们可以认为，这些结果揭示了阴证和阳证不同发病机制的分子基础，为急性缺血性脑卒中的个体化治疗提供了线索。

人体健康状况或疾病状态作为表型，直接或间接地与基因

有关，通过体外观察到的症状和疾病前后体征产生的变化是基因及其在转录和翻译水平作用的综合效应，这便是中医学上所说的"有诸内者，必形诸外"。中医学的许多认识并不仅限于中医当中，我们要进行中西医结合，并不仅仅是为了让两种医学在各自领域独放异彩，更重要的是要在医学这一大领域展现中国特色医学的魅力。中医学的许多认识思维与方法，是西医学所欠缺的，如果将这些特色思维引入到科学研究当中，将会发挥出巨大的优势，这是我国几千年文明的馈赠。

因此，从这种角度理解，证候不一，不光是宏观上的疾病表现不同，从微观层面其基因表达谱也不一样。从基因水平探讨证的本质，可以忽略具体器官、组织的解剖定位，更符合中医学整体观的基本特点。因此，从基因表达的功能特性，尤其是带有广泛生物学属性的基因表达和调控研究作为突破口来研究证的本质，可能会找到证候发生机理研究的切入点。中西医的辨证应该具有其物质基础，这是使得中西医相较于中医学有更标准化、客观化、指标化的优势所在，而我们应当做的也正是基于这些理念，去不断完善中西医结合的思路与理念，在不断地探索中丰富之。

六、关于中医需"知其所以然"

在学习中医的过程中，西医大夫若是单纯应用科学逻辑来理解，可能会遇到很多无法理解的问题。这是因为中医学当中，有许多医家经验、哲学思考，以及文化内涵等形而上的东西，让人觉得有种"可以意会而不可言传"的感受。通过语言、图像、手法等或许不能使旁人体会，这是由于传播媒体的缘故，随着科学的发展，微观领域的研究深入，我们有了许多更高端的"语言"，例如数据语言、生化语言等，甚至能借助各种古人难以想象的模型，多维度、多层次来阐明各种各样难以简单概括和理解的现象与机制。

我认为，西医大夫与我曾面临的难题是相似的，为了更好地推广中西医结合的理念与方法，我认为有必要让他们不仅能“知其然”，更重要的是能“知其所以然”，才能让他们更加信服中医学的正确性，也才能更好汲取这当中许多高端的知识与智慧。因此，在中西医结合防治脑血管病的研究中，我主要致力于中医药治疗脑血管病的机制研究，希望从中找到能合理解释中医理论的方法，在尝试揭晓中医的微观表达的同时，希望让广大医学同胞更好地接受这些知识。

黄芪为豆科紫云英属膜荚黄芪或内蒙黄芪的根。黄芪和其活性成分具有调解免疫机能、抗内毒素和抗氧化损伤、清除自由基、降血压、保护心肌等作用。关于黄芪单体的现代药理研究并不多。实验研究发现黄芪为主要成分的配方可以治疗急性脑缺血；此配方由高利教授根据中西医结合治疗急性脑梗死的经验而来，建议将来在超急性期使用，主要由黄芪、黄连、当归、何首乌组成。我们应用大鼠急性缺血性脑卒中模型研究了此方的作用及其机制。研究发现，与未经治疗的急性缺血性脑卒中大鼠相比，三种剂量的此方均能减轻神经功能损害，而中等剂量（临床等效剂量）更能显著降低梗死体积。与未经治疗的急性缺血性脑卒中大鼠相比，中剂量可抑制神经元凋亡，增加 Akt/GSK3β 途径的激活。因此，我们不仅认为此方对大鼠急性缺血性脑损伤具有神经保护作用，而且认为这种作用可能是通过激活保护性信号 Akt/GSK3β 途径介导的。

红花是传统的活血化瘀中药，广泛用于心、脑血管病的治疗。羟基红花黄色素 A（HSYA）是红花的主要有效成分之一。

近年来国内外研究发现，HSYA具有抗氧化、抗炎、抑制血小板聚集、抗血栓形成、扩张血管等多种药理学功效，可以有效降低脑缺血性损伤的发生率。星形胶质细胞是中枢神经系统数量最多的细胞，在中枢神经系统代谢、营养支持、调节神经细胞等方面发挥重要作用。而胶质纤维酸性蛋白主要存在于星形胶质细胞中，是星形胶质细胞激活的标志。目前，羟基红花黄色素A对于脑缺血后星形胶质细胞活性的影响还不清楚。我们的研究利用大鼠脑缺血1.5小时再灌注72小时模型，研究羟基红花黄色素A对脑缺血后半暗带区和核心区星形胶质细胞活性的影响，观察羟基红花黄色素A对脑缺血–再灌注大鼠星形胶质细胞活性的影响。结论：活血化瘀中药提取物羟基红花黄色素A可以增加脑缺血–再灌注大鼠缺血半暗带区星形胶质细胞的活性。

大黄是一种应用广泛、使用历史悠久的中草药。它在许多亚洲国家被广泛用于治疗各种疾病。大黄酚是从大黄植物中提取的一种纯活性成分。研究证明，大黄酚治疗通过抗炎机制对缺血诱导的脑损伤具有神经保护作用。我们也发现大黄酚可以通过减轻脑缺血小鼠大脑内质网应激和减轻缺血脑组织神经元自噬，减少缺血性凋亡细胞的死亡。进一步实验研究发现，大黄酚可以逆转小鼠脑缺血再灌注损伤后总超氧化物歧化酶（SOD）和锰超氧化物歧化酶（MnSOD）活性的下降，抑制了缺血脑内ROS的生成。此外，我们还发现，大黄酚可以通过上调内源性神经营养因子（BDNF）表达，抑制COX2和MMP–9表达等多种途径抑制炎性反应，发挥神经保护作用。

小檗碱又名黄连素，是传统中药黄连主要的有效成分，长期以来被证明有抗菌消炎的功效，用于治疗痢疾等胃肠道疾病。近年来，更多的研究表明小檗碱还有保护神经、抗肿瘤、抗动脉粥样硬化，以及降低血糖、调节脂类代谢等多种作用，可以用于多种疾病的治疗。并且小檗碱可以穿透血脑屏障，直接作用于神经细胞，因此在脑缺血中的神经保护作用引起越来越多的关注。我们研究发现，小檗碱能减轻脑萎缩，促进小鼠脑缺血损伤后神经功能的恢复；体外实验证明小檗碱抑制胶质细胞的增殖，诱导了细胞周期阻滞和凋亡。提示，小檗碱促进小鼠脑缺血损伤后的修复，可能是通过对胶质细胞的影响发挥神经保护作用。我们也研究了小檗碱对 Toll 样受体 –4（TLR4）蛋白表达和小胶质细胞活化的作用，发现小檗碱可能通过抑制 TLR4 蛋白的升高，调控小胶质细胞的活化，从而在脑缺血后发挥抑制炎症、保护神经的作用。

在急性脑缺血模型的实验研究中发现中药注射液（血塞通注射液）可能通过 STAT3 通路调节小胶质细胞表型及抑制神经元凋亡而发挥神经保护作用，血塞通主要成分为三七总皂苷，然而，其对中风后长期恢复的影响及其相关机制尚不清楚。我们研究了血塞通对缺血性中风的长期脑神经保护作用及其对小胶质细胞极化的影响，结果表明，血塞通治疗显著降低了小鼠大脑中动脉梗死后 1 天和 3 天的脑梗死体积，并改善了长期神经系统损伤的预后。此外，血塞通治疗组神经元细胞凋亡和 p–STAT3 转录因子水平也有降低，提示血塞通对缺血性中风具有长期的神经保护作用，可能是通过促进小胶质细胞分化为 M2 型，并通过下调 STAT3 信号通路来抑制神经元细胞死亡，从而提供了血塞通治疗缺血性卒中的新证据。进一步研究发现中成药（络瘀通胶囊）可改善急性期脑缺血患者的神经可塑性，如通过上调了突触蛋白、微管相关蛋白和髓鞘碱性蛋白的表达而改善神经功能，发现了单体成分（大黄酮）可以抑制急性脑缺血的氧化应激反应和降低内质网应激损伤。

在慢性脑缺血研究中，发现中成药（心脑疏通）可以通过改变小胶质细胞极性而发挥作用。心脑疏通对急性脑缺血患者具有抑制细胞凋亡和诱导血管生成的作用。然而，心脑疏通是否对慢性脑灌注不足患者有保护作用，以及心脑疏通治疗脑血管疾病的机制尚不清楚。为了解决这个问题，我们研究了心脑疏通治疗慢性脑缺血的作用和机制。心脑疏通治疗组的认知功能明显改善。此外，心脑疏通增加了 MAP2、突触素、MBP 和 NF200 的表达。值得注意的是，心脑疏通降低了标记 M1 型小胶质细胞的 iNOS 和 CD16 的表达，增加了标记 M2 型小胶质细胞的 Arg1 的表达。此外，p–AKT 和 p–Erk 水平升高。表明，心脑疏通可通过恢复神经可塑性和调节慢性脑低灌注后的小胶质细胞 / 巨噬细胞极化来减轻记忆障碍。我们发现楮实子可以改善慢性脑缺血神经元可塑性、调节小胶质细胞 / 巨噬细胞极性，促使小胶质细胞向抗炎的 M2 型方向转化，从而改善慢性脑供血不足。以上研究获得了 2019 年中国中西医结合学会科学技术二等奖（排名第二）。

关于让西医大夫对中医“知其然”，而且能知其所以然的道路仍很漫长。在这过程当中，我们仅仅挖掘了一小部分并获得了丰硕的成果，这说明“中医药是一座宝库”的说法并无夸张成分。中西医结合成功之路注定是一条硕果累累的道路。

七、抗衰老，是一个古老而又崭新的话题

近年来“老龄化”越来越成为一个重要的话题，“抗衰老”这一话题也逐渐成为医学领域的焦点。实际上，早在 2000 多年前的《楚辞》中就有“年既老而不衰”的记载，也说明“老”化和“衰”老应该是不同的阶段。《素问·上古天真论》中就有记载:“女子五七，阳明脉衰，面始焦，发始堕。”“男子五八，肾气衰，发堕齿槁。”这是老化的过程。《素问·天年》说“人之寿，

百岁而死”，说明若尽其天年可活到百岁，从35岁、40岁到百岁，是人类一直以来的目标。

老化是指随着年龄的增加，机体出现的一系列形态学和生理学的变化。由此而产生的机体对外界环境适应能力逐渐减退，机体的各种功能逐渐降低，最终产生的结果是衰老。

随着医学科学的发展，社会的进步，人类的平均寿命不断延长，社会老龄化程度越来越严重。人类工作节奏加快，与年龄相关的疾病越来越多，而且人们对生命质量的要求越来越高，因此，如何减缓老化，如何预防衰老相关疾病发生，是世界卫生组织面临的新的重要问题，也是我国目前医疗卫生领域的新的难题。

中医药是我们的国宝，饱含中华优秀传统文化，凝聚着深邃的哲学智慧和中华民族几千年的健康养生理念及其实践经验，是中国古代科学的瑰宝，也是打开中华文明宝库的钥匙。相对于其他医学，抗衰老、治未病、养生，是中医药独有的优势和特色。减缓衰老、预防衰老相关疾病的发生包括心理和生理调整两部分。心理调整是修心，正确认识老化是所有生物体发生发展的过程，认识年龄是不可抗拒的因素，在快速的工作节奏中调整心理、自我减压，是减缓衰老、预防衰老相关疾病发生的重要环节，“恬淡虚无，真气从之，精神内守，病安从来”，博大的中医思想在此环节起着重要作用，心理层次需要自我修炼。

《素问·四气调神大论》言：圣人不治已病治未病，不治已乱治未乱。治未病是中医药养生的精髓理论。“不治已病治未病”的思想，阐明了“未病养生”的重要性。“治未病”包含两个方面，一是以延缓衰老为目标的未病养生原则，一是以已虚防变为目标的医养原则。

未病的养生原则：强调的是有效防止疾病的发生。扶正固本，是中医主要养生原则之一，扶正就是扶助正气，固本就是调护人体抗病之本，通过扶正固本以促进生理机能的强化，以达到延缓衰老的目的。

已虚防变的医养原则：强调的是医养的统一。该原则的核心就是要求人们重视虚证，防止因虚致病。对待虚证要正确处理医养关系，反对重医轻养，也反对重养轻医。

中药在减缓老化、预防疾病中亦起着不可或缺的作用。那么，如何挑选适合自己的中药进行养生呢？《神农本草经》将中药分为上、中、下三品，“凡药，上者养命，中药养性，下药养病”，其中“上者”即“上药”，与抗衰老相关，与现代人养生思想一致。因此，我们以本草上药为主，出版了科普书籍《天然本草养出百岁人生》，介绍了60种常见的与抗衰老相关的中药，29种常见的养生膏方，有些膏方出处不同，所用中药组成略有不同；结合现代药理学研究简单说明了相关的药理机制和可能的抗老化机制、适用人群、慎用人群，以及简单的食用方法，希望能对未病先防，及一些需要慢病调理的人群自己选择养生中药时略有帮助。

“抗衰老”实际即是“养生”“摄生”之道，中医养生，就是“肇自然之性成造化之功”，中西医结合的“抗衰老”则是“明人体之机行科学之理，肇自然之性成造化之功”。

八、让世界更多的人了解中医药

在多年的中西医结合研究当中，我们致力于中医学与西医学的结合，对于中医学进行机制研究，通过中医理论对西医学以及中西医结合下产生的特色医学理论等，在临床与实验上进行专项突破。在普及推广方面，以西医生为主要对象，因为西医学的全面推广已经使得许多中医生均自发地汇入中西医结合的浪潮当中。而中西医结合的推广，最关键的仍在于教育方面的推广，从新生力量抓起才是形成未来坚强后盾的基础。如今中西医结合在国内全面开花，越来越多的有志之士投入当中。我们已经不仅仅满足于在国内的普及，我们认为应当让世界也多多了解中医药，体会其魅力，这对于人类医药健康事业将会有莫大的助益。故此，我们在世界范围内普及推广中西医结合方面也做出了相应的努力。

2018 年国际杂志 *Aging and Diseases* 组织首都医科大学、北京中医药大学、中国中医科学院、协和医科大学、天津中医药大学、中国医科大学专家出版了一个关于中医药防治衰老和衰老相关疾病的专刊。该专刊系统介绍了 12 种中药在衰老和衰老相关疾病防治方面的作用。在本期专刊中，我们对中医理论中已知的四种补阳益气药进行了讨论。人参和黄芪是最受推崇的补阳益气中药。专刊介绍了人参的植物种类、特性、加工工艺及人参的有效部位和成分。根据最近的植物化学和药理学研究，在人参植物的各个部位发现了多种有效的化合物，包括人参皂苷、生物碱、酚类、植物甾醇、碳水化合物、多肽、人参油、氨基酸、含氮物质、维生素、矿物质和某些酶。人参皂苷是主要的生物活性代谢物。它们可以通过抗氧化和抗炎特性延长人的寿命，调节包括心血管、神经和皮肤系统在内的多器官系统的功能。从北美人参中提取的一种专有提取物 CVT-E002，已被证明能以剂量依赖的方式延长白血病婴幼儿小鼠的寿命。

该专刊也讨论了黄芪的主要成分如皂苷、黄酮和多糖等有各种抗衰老及治疗疾病的作用，如免疫调节、抗氧化、降血脂、降血糖、利尿等作用。这些特性可能有助于延长患者寿命、减缓血管和大脑老化以及抗癌。在这些生物活性成分中，TA-65 是一种黄芪干燥根的专有提取物，被发现能通过延长细胞端粒而起到显著的抗衰老作用。灵芝属于真菌，被认为是一种灵丹妙药，已有数千年的历史。灵芝的主要成分如灵芝苷、灵芝肽、灵芝多糖肽、灵芝总三萜和灵芝酸 C1 均能发挥延寿或相关活性。除了这些直接的抗衰老作用外，还有免疫调节、抗氧化、神经保护和抗肿瘤作用。此外，肉苁蓉作为一种“补阳”中药已被用于治疗慢性肾病、阳痿、女性不孕、病态白带、月经过多和老年便秘。此药已被中医和适宜群体广泛接受并获得了“沙漠人参”的誉名，其具有直接延寿作用或潜在抗衰老性能的提取物主要包括肉苁蓉醇提物、肉苁蓉水提物和甲醇提取物等。

本期专刊介绍了两种滋阴药，包括枸杞子和石斛。它们被用作传统药材和食品补充剂已有数千年的历史。枸杞子含有丰富的多糖、甜菜碱、酚类、类胡萝卜素、脑苷、2–O–β–D– 吡喃葡萄糖基 –L– 抗坏血酸、β– 谷甾醇、黄酮和维生素。然而，枸杞多糖是枸杞子的主要活性成分，据报道，枸杞多糖具有抗氧化、免疫调节、抗凋亡等抗衰老作用，能降低 DNA 损伤。石斛是我国古代最早记载的兰花之一，我国人常用石斛作为补品延年益寿。石斛具有收敛、养胃、滋阴、镇痛、解热、抗炎等作用，可治疗多种疾病。Cakova 等人的综述介绍了不同种类石斛及其成分的抗癌、抗糖尿病、神经保护和免疫调节活性，报告了其从病理学角度论证的石斛在治疗与年龄相关疾病方面的巨大潜力。

另外，黄连和黄芩是清热、除湿、解毒作用很强的两味中药。黄连被用来清热和干燥潮湿的胃或肠，治疗腹泻或痢疾。Xu 等人的总结支持黄连，特别是其中的小檗碱，是一种有前途的抗衰老药物，在对抗衰老相关疾病方面具有药物潜力。这些作用的机制涉及抗氧化、激活 AMPK 信号及其下游靶点，包括 mTOR/rpS6、Sirtuin1/forkhead box 转录因子 O3（FOXO3）、核因子红系 2 相关因子 2（Nrf2）、烟酰胺腺嘌呤二核苷酸（NAD+）和核因子 -κB（NF-κB）途径。与黄连不同，黄芩有清热化痰、止咳等作用，Chen 等认为，黄芩苷及其苷元黄芩素是黄芩根中黄酮类化合物的主要成分。大量的科学证据表明，黄芩苷和黄芩素对脑缺血的保护作用与抗氧化、抗凋亡、抗炎和抗兴奋毒性、保护线粒体、诱导神经元保护因子表达、促进成年神经发生有关。

此专刊还介绍了两种活血化瘀、通络止痛的中药三七和银杏叶。三七是人参属植物，在我国广泛应用于治疗微循环障碍、炎症、外伤、损伤引起的内外出血，也有作为补品应用者。Zhao 等人介绍了三七的植物化学机理，以及三七在延寿、抗血管衰老、抗脑老化、抗癌等方面的药理作用。此外，银杏叶广泛应用于各种退行性疾病，如脑血管病、阿尔茨海默病、大血管病等。Zuo 等人综述了银杏叶提取物的药理作用机制，包括抗氧化作用、防止线粒体功能紊乱和对细胞凋亡的影响。也综述了银杏叶提取物的一些临床应用，如其对神经和心血管的保护作用，以及抗癌作用等。

在 *Aging and Disease* 杂志的这期专刊中，我们为世界读者呈现了一组独特的关于“中医与衰老”的论文。对中医药在抗衰老和衰老相关疾病中的作用做了总结。我们期待未来借助于新的先进技术，发现中医药的更多作用，揭示更多的中医药的秘密，在抗衰老及衰老相关疾病的防治中发挥中医药的特色。同时，我们在美国主编出版了 *Traditional Chinese Medicine in Aging and Disease Intervention* 专著（2019 年 12 月，ISBN978-1-54399-819-1）。

相信在不远的未来，随着我国国力的日渐强盛，中医药、中西医结合取得的伟大成就将会在世界范围内传播开来。

九、让我们也更了解世界

随着科学的发展、社会的进步、医疗体制的逐步完善，人们对西医学服务体系的要求越来越高。如何完善西医学服务体系，从而满足人们日益增长的健康需求，是爱好健康的人们，尤其应该是医务工作者需要思考和反思的问题。

著名外科医生巴慕德（Harold Balme，1878—1953）博士认为西医学与中医学比较，有两项革命性突破：①“准确真实性”（exact truth）；②“托管制度”（trusteeship），即病人把自己的身体和生命托管给医生、护士和医院。西医学服务体系就是在这两点突破的基础上建立的，其特点为：①在医疗技术上，追求精准、真实、直观、可验证、快捷、高效；②在医疗服务中，建立了以医生为主体，以科学、权威和信任为前提，不需要患者参与而独立、自洽的医学托管式服务平台。

生命垂危时的抢救与慢病康复及养生是两个性质截然不同的医疗阶段，急性期必须依靠西医学服务体系，同时，病人必须以丧失生命主导权为前提。事实证明在生命陷入危机之时，这套医疗体系是行之有效的；但慢病康复与养生阶段，生命健康主导权又自然而然地再次回归到病人本身。然而，由于病人的文化水平和对自身疾病的认识有限，而且，无论是慢病康复，还是健康养生都是一个漫长、复杂的过程，需要大量的专业知识，所以需要病人必须生命自觉、自我觉醒、主观认识到自身健康的价值，认识到自身健康存在的问题，这样病人才能坚定信心，承担生命健康生存的责任，然后，再取得专业的康复平台的帮助和指导。

尽管康复平台在健康重建之中的作用显而易见。但是，当前的西医学医疗体系缺乏以病人为中心的慢病康复与疾病预防的支持系统和平台。由于缺少这样专业、权威的平台，致使养生保健品市场鱼龙混杂、乱象环生。所以，导致目前患有慢性疾病的病人，或者处于亚健康状态的人们，迫切需要改变当前这种无所适从的状态。

本人主译了一本书 Rebuild（人民卫生出版社即将出版），此书为慢病康复患者和养生之人提供了一个自我调理、自主保健的范式。此书作者是一位医生，也是一位肿瘤患者，作者结合自己的康复经历和临床经验，介绍了许多慢性疾病和处于亚健康状态的人们的康复例证，以及如何检测、如何诊断、如何对症提出康复方案等。作者以“检测，而不猜测”为座右铭，为人们有理有据地提供了一套“健康重建”的指导方案，令人非常信服。

在翻译本书的过程中，我想到了国家非物质文化遗产保护项目中，关于中医药养生文化部分所昭示的治未病的基本思想。中医药养生、治未病或者治疗慢性病，首先要引导患者建立健康理念；然后从生活方式入手，根据不同的体质调节饮食；中医医生可以用穴位按摩的方式以及用疏肝理气的中药，来调节患者情绪，减轻现代生活所带来的压力；选取具有清宣郁热、除烦安神作用的中药，以协助调整睡眠；在排除毒素方面，中药独具特色，和法、消法、补法、清法、汗法等可供选择的方法很多。关于运动锻炼，中医讲究内练气息、外练筋骨，同时依据四时节律变化，调节阴阳平衡。中医药文化中所蕴含的养生治未病思想与本书所提供的五步“健康重建”法不仅仅有异曲同工之妙，而且还有许许多多方法更值得我们思考。

中医药在养生治未病和慢性疾病康复中具有“道、法、术”的绝对优势，但仍需要借鉴现代检测技术，正像 Rebuild 一书中所遵循的“检测，而不猜测”的诊断原则，以及治疗的可验证原则，尽量让更多的现代人了解传统中医药养生文化对健康重建的重要意义和对未来健康生活的帮助，使更多的人自我觉醒、自我认识，通过专业的健康重建平台，选择适合自己个人的养生模式及康复训练模式。相信未来在中西医结合的医学服务模式领域一定大有可为。

在国家相关政策有力引导下，经过致力于中西医结合工作的几代人的努力，仅 60 余年的时间就取得了显著成就，中西医结合医学目前虽未形成系统理论，但从理论认识、结合方法和效果看已隐约显示出美好前景。

党的十九大以后，国家总体发展目标和医学发展方向均已明了。为了能顺利实现目标，国家相继出台了各种引导性政策，尤其是习近平总书记近年来针对性的讲话，有力地保障了中西医结合医学模式的深入探讨和临床实施，文化自信和自主知识创新将成为探讨具有中国特色的医学模式的指路明灯。道路是曲折的，但前途是光明的。有理由相信，为了能在世界医学舞台展现具有原创知识产权的中国特色医学，经过几代有志者的不断探索与实践，一种与大国强国相适应的崭新的医学模式必将展现在世人面前。

第三节 宋珏娴副教授对中西医结合的探索与实践

一、辨证使用中成药注射剂

我于2002年毕业于南京医科大学临床医学系，毕业后一直在首都医科大学宣武医院神经内科临床工作至今。接受全方位神经内科专科培训，在癫痫、卒中单元、中西医结合、疑难杂病、认知障碍、运动障碍、ICU等病区工作过。在高利主任的领导指引下，我开始了对中西医结合的思考与探索，这开启了我中西医结合的认识与实践之路。

2004年，由于医学科学技术的迅猛发展，中医学伟大宝库被不断开发，并显示了强大的生命力。2000年左右，许多治疗脑血管病的方法与药物被世界卫生组织（WHO）否定之后，植物药的开发便成为中西方医药学领域研究的共同热点，于是，各种各样的中药制剂相继上市。中药注射剂在各学科的广泛应用，确实解决了不少临床治疗上的问题，与此同时，报道其副反应的文章也日渐增多，这又使很多临床医生对此产生了置疑。

当时，我刚从事临床工作不久，对于药物的使用我都非常谨慎小心，往往在护士调配完成后我还要溜达去病房多查看几次，以免自己有所疏漏。在患者输液或服药后，我也抱着对患者负责的态度，以及些许好奇，还有对那种立竿见影的疗效表现出来的期待，经常性地会再回到病房里详细询问患者的感受与观察其神态。在这样不厌其烦的核对与观察中，治疗工作皆有条不紊地进行着，很少见到药物不良反应的发生，倒是能发现不同病人间对相同药物的感受与疗效有着很明显的差异。尤其是中药注射剂方面，当时我也带着疑惑的语气询问过高利主任："为什么不同病人对中药注射剂的疗效反应差别这么大呢？"高利主任详细地解答了我的疑惑。西药的化学结构决定了其应用的适应证，而中药的作用除了药理作用更主要体现在药性上，寒热温凉升降沉浮是现代药理所不具备的概念，但却是中药的灵魂，饮片如此，中药注射剂亦如此，中药饮片虽然制成了注射剂，仍保留了中药材的最基本的特性，即药物的温热寒凉属性，因此辨证使用过程中要按照中医理论"热者寒之、寒者热之"的原则选择中药注射剂。同样在疾病的治疗过程中，以中风病为例，中风病机有风、火、痰、瘀之分，火热证又有湿热、瘀热、心经热、肝经热、虚热等之分，辨证不当的情况下使用药物治疗会使得效果大打折扣。

在听了这番话后，我幡然醒悟，认识到自己在临床思维当中也受到了西医学对症治疗的影响，将焦点投注在适应证上了，这样来使用中成药注射剂自然疗效甚微。于是连忙又深入复习中医书籍，并思考着如何将中西医结合的思维转化到临床当中，如何使自己从局限于从关注用药的适应证上转变到以人为整体的整体性思维当中去，尤其是注重对自身准确辨证精神的培养。思路一经转变，再经过细心的摸索，在当时运用中药注射剂方面很快就取得了良好的效果，也因此收获了患者们的好评。这使得我加深了对中药注射剂疗效的认识，也更坚定了走中西医结合之路的决心。因此在当时，看到日益增多的关于中药注射剂不良反应的报道，我不禁又产生了疑惑。以往我常会回到病房关注病人用药的疗效、反应和感受，于是我改成对病人在使用中药注射剂后是否会产生不良反应上。一连观察一两周，都没有看到不良反应的发生，最多也就是注射针扎进血管中时不可避免地引起一些小包块或者淤青。

那么，究竟是药物本身的问题，还是临床医生对注射剂的使用不当造成的呢？

在当时，高利主任很关注这个事情，便交代我也多多思考研究。我对当时近几年报道中药注射剂副反应的大宗文章进行了检索分析，其中在报道清开灵注射液副反应的近十篇有意义的文章中（包括个案报道及文献综述），共有 70 名不同年龄的患者发生了各种各样的副反应，其中发生皮肤过敏反应者 41 例（约占总数的 60%）；引起或诱发哮喘发作者 4 例；发热者 6 例；寒战后高热者（体温 >39℃）3 例；急性喉头水肿者 6 例；精神障碍者 3 例；双膝以下血管神经性水肿者 2 例；过敏性休克 2 例；左心衰者 2 例；死亡 1 例。文献报道中使用清开灵注射液治疗的病种有：感冒、腮腺炎、淋巴结炎、风疹、上呼吸道感染、肺炎、急慢性肝炎、颅内感染及卒中等。接受上述注射剂治疗的患者年龄为 3.5 ～ 82 岁，其中 14 ～ 60 岁者占绝大多数，性别无明显差异。调查表明，所有出现清开灵副反应的患者其给药途径均为静脉给药，用量多在 10 ～ 60mL，溶于 5%、10% 的葡萄糖注射液或生理盐水 250 ～ 50mL 中静点，每日一次。出现过敏反应的时间常出现在用药后 5 ～ 30 分钟，偶见的精神反应多在用药后 2 ～ 7 天内出现，几乎所有出现副反应的病例经过对证处理或抢救治疗后病情很快趋于好转或稳定，仅有一例抢救无效死亡。调查还发现，全部文章仅报道了发生过敏反应的病例在接受治疗时的症状及西医诊断，而无一例有中医诊断，甚至连描述疾病性质（阴阳）的词汇都没有，医生使用中药注射剂的主要依据仅为药物说明书中所涉及的病种，全部病例在临床治疗中均未体现出辨证用药的思路。清开灵注射液主要由人工牛黄、水牛角、金银花等药物制成，其组方来源于清《温病条辨》中安宫牛黄丸的前半部分。原方功用为清热开窍，豁痰解毒；主治高热烦躁、神昏谵语，以及卒中昏迷，小儿惊厥属邪热内闭者。近些年来，清开灵注射液常被用于治疗炎性疾病及脑血管病。炎性疾病属热证可言，但热证有湿热、温热、暑热之分，不可混为一谈；脑血管病隶属卒中，但卒中亦有风、火、痰、瘀（郁）之分，亦有中经络、中脏腑之别，至于寒、热、虚、实则更应细辨。中药的作用取决于药性，饮片如此，中成药如此，中药注射剂也不例外，这是中药理论最基础最实质的内容。新近完成的一项国家自然科学基金项目证实了中药寒、热、温、凉属性的客观存在，为辨证使用中药注射剂提供了有力证据。本院中西医结合病房近十年来一直遵循辨证用药的基本原则，出现的注射剂副反应寥寥无几，以及我连续几个月来对门诊、病房病人使用中药注射剂后反应的观察，均未发现不良反应的发生，这也可作为辨证使用中药注射剂的最好旁证。看来，任何一种剂型的中药其药性如何应为临床医生掌握的关键，在选择用药之前首先要确定两个问题：一是审清病情证候的阴阳性质，二是弄明白拟用药物的寒热属性，二者缺一不可。众所周知，安宫牛黄丸属寒凉之品，那么，清开灵注射液亦应属凉药，治疗的病证应具有热病之特性，如发热面红、口渴喜饮、舌红苔黄、便干等。这种以寒治热的方法符合传统中医的理论原则，符合唯物辩证法在医学领域的具体应用，是中医理论的内涵所在。在所有报道清开灵副反应的文章中均对患者的证候属性只字未提，对清开灵注射液的药物属性亦无谈及，仅从药物本身进行了分析，没有注意到在药物使用方面存在的根本问题，若结合中药药性，从以寒治热、以热治寒的临床法则加以分析，则不难看出以上文章报道的分析是不全面的，未完全涉及药物副反应的实质。由此可见，文中所述清开灵注射液所治疗的各种疾病若按传统中医辨证诊断进行分析，则很可能有部分病例不符合热证之诊断。虽为炎性疾病或卒中，但不具备上述热证特点，或为湿热表现，则应视为不符合清开灵注射液之适应证。统计报道清开灵注射液副反应的文章中其原因有如下几个方面：①药材所含成分有蛋白质、氯原酸、皂苷等可作为抗原物质进入体内刺激某些敏感抗体引起过敏；②作为复方制剂在分离过程中杂质未能除尽而引起过敏；③制剂中的助溶剂可作为抗原而致敏；④与特异性体质有关。我们认为，上述原因不可否认，但结合目前医疗现状进行分析，使用不当可能是导致副反应最重要的原因，这可能是当今绝大多数临床医生尚未认识的重要问题！迄今为止，可以说中药注射剂在临床的使用仍未都遵从辨证施治的原则，或许多医生根本不知道中药注射剂有药性的存在。大自然春、夏、秋、冬之四季更迭孕育了万物之寒、热、温、凉的属性。中药的作用机理本源于药性，而中医理论的精髓乃辨证施治。性质属阳的疾病如素体阳热亢盛，或感受阳热之邪，或病邪蓄久化毒，毒热织盛，应选用寒凉之品对证治之；若为湿热之证或虚证、寒证，机体处于功能低下，邪气（代谢产物）蓄积之时，施以寒凉之品，无疑雪上加霜，使本来低下的机体功能更趋低下，使本已蓄积的邪气更加壅滞，寒凉的药物和紊乱的内环境互为因果，加剧了代谢的紊乱，这是否会导致新的致敏因子产生而作为引起副反应的主要原因？其机理有待进一步研究。

总体而言，中医学的精髓是辨证论治，中医的证包含了疾病的外在表现和素体体质状况，以相同因素作用于不同体质就会出现不同的证候表现。辨证论治能做到药证相符，在中医理论指导下使用中药注射剂也必须遵循此规律。药与证候不符合必然治疗效果不显著，并出现各种不良反应，包括药物副作用。而这种副作用的产生源于中医证候学方面的错误认识及应用。我们重新观察了清开灵、葛根素、醒脑静等注射液的不良反应，发现患者在不辨证应用中药注射剂的治疗过程中，疾病的症状虽然好转，但是中医证候学指标改善缓慢，且不良事件较辨证组多。治疗作用的最大化和不良反应的最小化是药物治疗的最佳效果，判断药物不良反应，还应该考虑到中药注射剂与现代化学制药所不同的独特之处在于需要在正确的中医辨证理论指导下应用，正确认识中药注射剂的不良反应，需要正确认识中药注射剂的制备原理，根本的出发点是以中医理论为指导，才能取得良好效果。临床治疗需要结合疾病的证候属性和药物属性，在中医学辨证论治指导下选择用药，才能将中药注射剂不良反应的发生率降到最小。

高利主任为了促进中药注射剂的合理应用，在京组织召开了“合理使用中药注射剂”的全国学术大会，讲述了中药注射剂应如何在临床合理使用并着重强调了其药性问题，使不少西医医生基本明白了中药注射剂产生不良反应的主要原因，更使部分中医医生理解了中药饮片或做成注射剂或提出的单体都存在属性，应根据患者证候特点辨证使用。这使部分与会者如梦方醒。之后高利主任又多次在中华医学会第七次全国神经病学学术会议、第五次全国中西医结合神经科学术会议等重大会议上进行了关于辨证使用中药注射剂的发言，且在我们进行了相关的深入的临床对照研究以后，证实了辨证使用中药注射剂的必要性，由此也证明了我们判断的正确性。

高利主任引导了关于辨证使用中药注射剂的调查探讨，我有幸参与了全过程，也做出了相应的努力。我曾参加国内外学术会议多次，并应邀在韩国首尔召开的“第七届世界卒中大会”中展示“辨证使用中药注射剂对急性脑梗死后细胞因子的影响”的壁报。如今中药注射剂研发依旧如火如荼，中药注射剂在临床疗效上也取得了喜人的成果。这使我进一步加深了对于辨证精神的理解，这也将成为我进入临床后上的隆重的第一课，既坚定了我走中西医结合之路的决心，也增加了我对中西医结合之路的信心。

二、对中医进行深入学习

为了接受更全面、更系统的中医理论学习，我参加了“中国中医科学院西学中学习班”，并于2009年毕业。我于2012年获首都医科大学宣武医院神经病学博士学位。而在十余年临床实践中，一直师从中西医结合神经内科国内知名专家高利教授，并跟随中医研究院史欣德教授学习经方继续精进中医，2016年开始师从中国科学院仝小林院士进行中医内科学博士后研究工作。

凭借多年对于中医学理论的深入研究，及在宣武医院的临床探索，在中西医结合解决神经内科棘手病患（脑出血伴梗死、脑梗死后渗血、多发脑动脉狭窄闭塞、运动神经元病、周围神经病等）方面多有建树。目前主要从事脑血管病、代谢性疾病、老年病、中西医神经病学临床及科研工作。

这些成果皆来源于对中医学理论的系统学习，有幸跟随多位名医大家学习的经历真正促进了我对中西医结合的认识与思考，使得我在临床上探索与实践中西医结合的道路才能走得如此顺畅。因此从我个人经验来说，我认为想走中西医结合之路首先应当加深对中医学的理解，思考在西医学盛行的背景下中医学所具有的优势，或者如何对中医学的某些局限处进行重构，或者适合用中医学取代西医学模式的地方；最后再从中摸索两者如何结合，如此才能高效地完成中西医结合，不必采取非此即彼或戎戈相待的态度。

三、西医学背景下中医诊疗体系的重构

现代科学和技术促进了西医学日新月异的发展，而慢病时代

的到来则为中医学发展创造了历史机遇。为确切提高中医疗效，使之可重复可推广，面对临床患者明确诊断疾病、改善客观指标的需求，我们必须在西医学背景下，重新构建中医诊疗体系，这既是中西医结合的必由之路，亦是中医临床的迫切需求。

总体而言，我们应当改变传统中医对疾病认识的短板，重新梳理临床诊疗策略，立足于传统中医，以现代科学技术为助力，由临床各科的专家学者共同参与构建新的中医诊疗体系。

以往中医擅长治疗疾病，而认识疾病的层面不够。中医的个体化治疗其实蕴含了两个层次，一是面对不同患者的“个性化”辨证施治，这是中医的优势所在，必须肯定和发扬；二是不同医生对“症”的个性化认识是基于医生个人的中医理论水平和临床经验做出的个体化理解和判断，往往会出现差异，导致了中医疗效难以稳定、无法固化，经验难以传承。当中医面对西医学的疾病诊断时，往往从思维上错误地把传统中医的病名或证名简单地与西医的病名相对接，导致错失了依据临床实际重新对疾病分类、分期、分证的良机。

疾病虽然有共性，但其实都有各自基本的规律，例如心脾两虚，失眠的心脾两虚、冠心病的心脾两虚、溃疡性结肠炎的心脾两虚从本质上是不同的，这个本质就可以用西医学的诊断来说明，但这并不是说中医要按照西医的诊断来进行治疗。重构中医诊疗体系要以西医学和现代科技的明确诊断为背景，基于新的诊断来摸索规律，调整思维模式，抓住疾病规律性的共性，做到分类、分期、分证。

不应该只关注即刻的患者整体状况，还应该包括时间上的整体，同时关注整个疾病发生、发展的全过程。只孤立地对刻下症进行辨证论治，没有连贯的时间轴概念，可能会造成整个治疗方向的错误，这在很大程度上导致了中医疗效的不确定。所以，必须依据西医学提供的疾病病理、生理过程，重新对疾病进行分期。

中医的辨证论治不是辨症状论治。辨症状是直观的（体征）、主观的（医生）、客观的（主诉），无须抽提；而辨证需要对一系列临床表现（包括症状和体征）进行抽象总结，如瘀热证、水热互结证、厥脱证等。这种抽提出来的证，和针对证的处方，是一个闭环的有共性的中医思维模式，是中医提高固化疗效的根本。从经典出发，张仲景对疾病认识的思维模式分两种：一是《伤寒论》中的“一贯式”思维模式，如对于伤寒这种急烈性传染病，张仲景对其进行分期、分证，形成了六经辨证求证论治的诊疗模式；二是《金匮要略》中的“分类式”思维模式，如对于慢性病，根据主症寻找病因，类似西医鉴别诊断学，水肿分肺水、肾水、心水等，黄疸分谷疸、女劳疸、酒疸等。

西医学诊断为中医群体化研究的同质性提供了基本保障，专科专病的诊疗模式为中医总结疾病规律提供了同一类疾病的患者源。中医必须深化对疾病的认识，对有西医学诊断病名的疾病按中医思维重新命名、分类、分期、分证。

将现代中药药理研究成果应用于临床，不仅可提高临床疗效，同时也是成果验证的最佳途径。针对疾病，明确病机，通过对有效成分、组分所属的原药材进行临床回归，可将辨病理论、辨证理论、现代药理学、传统药性理论整合于现代中医临床诊治思维中，进而提高疗效，同时对有效成分、组分的传统药性回归研究又可丰富和完善传统药性理论。

总之，目前中医药发展迎来了新的历史时期，必须打开疆界，汲取西医学最新成果，在继承优秀中医学基础上，构建新的医学体系。如此才能更好地推进中西医结合之路的拓宽发展。

四、基于脑卒中专病诊疗的中西医结合人工智能研究

回顾千年漫长中医史，与当时最先进的科技结合曾诞生过无数创新的理论和技术，每次都是源于当时的需求。创新往往是时代的呼唤，是社会发展到一定程度，出现拐点，物极必反，否极泰来的时刻。理论和实践的大变革往往能造就中医的重大突破，是千载难逢的重大机遇，时代需求是最大的需求，也是医学发展的最强有力的推手。医学的任何创新都是在时代的需求下诞生的，有的是疾病发展的需要，有的是技术发展的必然，有的更是社会治理体系选择的结果。

50年前，毛泽东主席根据中国国情发出了西医学习中医，创造我国新医学新药学的指示。在后来大规模的“西学中”活动中，涌现了一批中西医结合的优秀医疗骨干，现大多成为院士或重要学科的栋梁。

在相关精神指引下，陈可冀院士用活血化瘀法治疗心血管病，石学敏院士用醒脑开窍法针灸治疗昏迷，陈竺院士用三氧化二砷治疗早幼粒白血病，王辰院士用中药处方治疗禽流感，王永炎院士提出的毒损脑络学说指导临床诊疗等都获得了巨大成功，尤其是屠呦呦研究员的青蒿素研究获诺贝尔奖轰动了全球医学研究领域，这都是中西医结合的具体体现。习近平总书记在接待海外记者时充分肯定了传统中医和中西医结合的优势，表示了要把中医和中西医结合推向海外。

如果说在20世纪，时代呼唤解决传染病、感染性疾病、外伤等急性病，历史把机遇给了西医学，促进了急救医学的长足发展，那么在21世纪，涉及多系统、多因素、慢性复杂疑难疾病，

时代正呼唤着中西医结合给出中国特色医学的解决方案。

脑卒中即是脑血管病，在西医学神经病学的分类里，脑卒中分为缺血性脑卒中和出血性脑卒中，据报告，2013 年我国每年脑卒中新发病例数约 250 万，每年我国死于脑卒中的患者数逾 150 万，罹患脑卒中后生存者有 600 万～ 700 万，脑卒中的残疾率高达 75%，据统计该病直接相关的医疗费用年平均增长率为 18.04%。脑卒中的“四高”——发病率、致残率、死亡率和复发率高，而且目前出现发病人群年龄前移，一旦发病，给国家、社会、家庭、个人均造成严重的伤害，也是沉重的经济负担，脑卒中已被神经科学界视为复杂性难治性疾病，是必须深入研究的重大疾病。

目前，西医学对脑卒中公认的研究成果主要是溶栓治疗，但由于溶栓“治疗时间窗”短，技术要求高，能及时接受溶栓治疗的患者为数很少，而且副作用大，花费高，在很大程度上限制了其发展；对于不适用溶栓治疗的患者，不少西方国家则以康复和抗血小板治疗为主，少有其他治疗药物。

传统中医学几千年来在脑卒中的认识和治疗方面积累了丰富的经验和方法，但传统的辨证论治很难被重复和推广。我国目前仍以西医学为主流，沿用的是西方的医疗模式，原因为其面对复杂、多系统疾病时疗效不理想，不少临床医生逐渐接受了传统中医学的整体观和个体化治疗思想，再者因我国中成药（包括中药注射剂）品种繁多，多数西医医生缺乏辨证用药理念。目前我国缺乏广大中、西医均能接受的中西医结合治疗脑卒中的理念与共识，缺乏在技术规范基础上的，适宜于各级医院科室的中西医结合治疗脑卒中的诊疗手段和培训体系，开发新的有效的诊疗体系迫在眉睫。

宣武医院神经内科中西医结合病区是全国唯一设立在三甲医

院（西医类）的神经内科中西医结合病区。以高利教授的全国名老中医工作室为核心的团队有30多年的中西医结合治疗脑卒中的经验，经过数十年攻关，研究出针对脑卒中的中西医结合的简化分型诊疗方法，临床上联合全国36家医院进行研究试验，取得了显著成效。宣武医院脑卒中中西医结合简化分型应用于临床实践，取得了良好的治疗效果，患者远期疗效（MRS评分、MMSE评分等）优于纯西医组。

“人工智能”是1956年夏季达特茅斯会议上被首次提出来的概念，此后的20年是人工智能的第一个蓬勃发展期，但是囿于当时的科技水平，该时期主要研究机器翻译、定理证明、博弈等相对初级的内容。1988年专家系统开始盛行，人工智能进入第二个井喷发展期，研究的重心主要集中在决策系统、人工智能算法等方面。从1993年到现在，是人工智能的黄金发展时期，直到2006年深度学习兴起，里程碑事件是2016年3月，阿尔法围棋战胜人类棋手李世石，人工智能几乎家喻户晓。

技术发展分为计算智能、感知智能、认知智能三个阶段。第一阶段主要是计算智能的崛起，代表性事件是1996年IBM的计算机“深蓝”战胜了国际象棋冠军卡斯帕罗夫。第二阶段是感知智能的发展，这得益于基于多层人工神经网络的深度学习算法，语音识别、图像识别、视频识别、触点感知等得到了快速发展，使机器具有识别和感知的能力。第三阶段是认知智能的发展，主要是机器学习技术与知识图谱的有机融合，让人工智能机器人初步具备类人脑的能力，比如理解、解释、推理、假设的能力。知识图谱是实现认知智能的关键技术，知识可以显著增强机器学习的能力，让机器具有基于“小数据”，实现推理、解释的学习能力。

由于感知智能无法进行思维、归纳推理，无法吸收人类长期积累的经验知识，也无法给出人可以理解的解释，人机难以互动。从宏观上看，人工智能正在从感知走向认知。

1977 年，“中医关幼波肝炎诊断治疗程序”上线，这套系统是国产自主研发的，是我国首例，当然也是世界首个中医专家决策系统。20 世纪 90 年代之后，由于更多人工智能新技术的涌现，不再拘泥于专家决策系统，中医人工智能有了更多突破，主要是与神经网络、关系数据库、融媒体技术、模糊数学的融合。近年来，基于大数据和类脑计算技术的中医智能辅助诊疗系统的研发是未来中医学发展的重要方向。

众所周知，人工智能主要取决于：算法、数据、算力。医疗人工智能，最关键的应该是数据。由于医学影像数据标准化程度高，数据量大。所以人工智能技术在医学影像方向取得了成绩。比如：Haenssle 等选取超过 10 万张恶性 / 良性皮肤癌和葡萄胎皮肤镜影像，实现了机器能通过皮肤镜图像识别黑色素瘤。Ting 等基于超过 40 万张视网膜图像，实现了机器通过图像来初步筛查糖尿病视网膜病变。由此可见，大量标准化数据是医疗人工智能难以承受之重。然而认知智能，开辟了一条新的智能通道，让医学积累的经验知识，使得机器具备理解推理的能力，提高了机器深度学习的能力。

专病专治中西医结合的经验知识确定性和完整性强，有利于建立知识图谱，赋予机器理解推理的能力。专病专治中西医结合的诊断范围边界清楚，数据采集标准，能够为机器学习提供有力的数据支撑。所以专病专治中西医结合的认知智能，是医疗人工智能的可行之路，也是未来医疗智能机器人的发展趋势。

传统中医诊断主要是“四诊合参”：“望、闻、问、切”四种方法，主要依据是医生的视觉、触觉、语言交流来采集信息、辨证施治。其中，“望、闻、问”的大部分内容可以通过与患者交流以及简单任务的测试，采集到视频和图像数据以进行辅助的类型识别，例如：神、色、形、态，以及语言异常程度。问诊和病历记录可以通过语音识别以及自然语言处理提取出重要特征。

目前已研发出的四诊合参仪主要是从检测设备角度简单模仿中医四诊，并非是基于临床有效病例数据驱动的，具有一定的局限性。这种四诊仪的诊断结果完全基于最初编译的算法，没有机器学习不断更新迭代的智能化过程，会因为算法自身的问题使正确率最终固定化而无法持续提高，完全不同于人工智能模拟中医黑箱诊察过程。近年来，机器学习等人工智能技术已经在世界范围内得到广泛关注，其中图像识别是最闪耀的突破领域，目前已经广泛应用于各种场景：比如图片搜索、自动识别、自动驾驶、人脸识别，甚至是病理图像识别以及医学影像的辅助诊断。《麻省理工科技评论》将“优化决策密切相关的强化学习”评为2017年全球十大突破性技术之一。

深度学习等人工智能技术优越的性能，是一种数据驱动的研发模式，并不需要预先建立先验模型，属于黑/灰箱模式，很适用于中西医结合人工智能仪器的辅助诊断疾病功能，中医的诊断决策系统被公认为是“黑箱”，有望借助人工智能变成“灰箱”。在医生专家的协助下，计算机经过不断的实践能够逐渐从数据中“领会”医生专家的认知逻辑，使每个普通医生在针对某个特定问题时都能获得相应专家水平的答案，甚至还能主动发现问题。它能够提高医护诊疗效率，减少医疗差错甚至事故，改善医患关系，改写临床结局，减少医疗费用的支出，降低医疗成本。

因此，建立在西医学基础之上的中西医结合的诊疗实践数据库，人工智能时代的到来，多学科交叉转化医学的昌盛，有望为脑卒中提供新的诊疗决策系统。中西医并重，插上人工智能的翅膀，就能创造属于我国特有的医学。只有这样，作为新形势、新要求下的中国临床医生（不管是中医、西医，还是中西医结合医生）才能做出实质性成效，才能更好地服务于社会，才能在世界医学舞台永立不败之地，才能符合习近平总书记提出的中华民族伟大复兴中国梦。

五、脑卒中中西医结合的简化分型诊断

脑卒中又称作脑血管病，具有“四高”的特点——发病率、致残率、死亡率和复发率高，是目前世界第三大死因。

据调查脑卒中发病率每年增加 6.5%，发病率在神经内科疾病中居于首位，45 ～ 65 岁男性发病率每年增加 12%。同时，脑卒中死亡率也居高不下。据统计 1985 ～ 2009 年在城市，脑卒中的标化死亡率波动在 94/10 万～ 137/10 万，而在农村标化死亡率波动于 76/10 ～ 143/10 万，其特点是：脑卒中的死亡率有城市高于农村、男性高于女性的趋势，而且有年轻化趋势。据我国第三次居民死因流行病学调查结果显示，脑卒中已成为我国居民首位死因。脑卒中是严重威胁我国人民健康的重大疾病，会造成国家社会的严重经济负担，因此，提高脑卒中的检出准确率和治疗效果显得尤为紧迫与重要。

在宣武医院工作以来，接触最多的即是各类脑卒中的病人。由于脑卒中属于危急重症，在收件入院后需要立即采取抢救措施。治疗方式的选择无疑对于患者的预后具有决定性的作用。西医学诊断是在影像学、生化学等帮助下得以完成的人力所难以企及的精细诊断，然而落实到患者的整体评估上则需要一定的检查时间，尤其在如今医疗资源仍旧紧缺的大环境下，许多患者在接受针对性、强有力的治疗前，仍需苦等检查。

而通过中西医结合的方式，在视、触、叩、听与望、闻、

问、切的结合下，在常规理化检查及中医辨证理论的指导下，对于患者的整体证型，或者说疾病“趋势”能做出初步的准确把握，及时制订出合理的中西医结合诊疗方案，这对于脑卒中的治疗效果及预后都将有非常大的改善。为了将多年临床经验推广转化成社会医学成果，将脑卒中的中西医结合诊疗方案进行分型具有必要性。但同时考虑到如今大部分的西医院医生对于中医理论的了解仍不够深入，掌握临床精细辨证方法更是存在一定困难。因此对于诊疗方案的分型方式进行合理的简化尤为重要，要做到既容易理解，又不丧失中医辨证精神的内涵，才能起到正确的引导性作用，促进我国脑卒中救治整体水平的提高。

脑卒中主要依据病史、临床症状、神经科体征和神经影像综合判断做出临床诊断，特别是近年来影像技术的快速发展，为脑卒中的诊断提供了可靠的依据。西医学主要用 TOAST 分型来作为急性脑卒中的分型标准，偏重于病因上对 AIS 进行分型，该分型主要依赖于临床病史、神经影像和一系列实验室检查，将急性缺血性脑卒种分为大动脉粥样硬化型（LAA）、心源性栓塞型（CE）、小动脉闭塞型（SAA）、其他明确病因型（SOE）以及不明原因型（SUE）。该分型适用于缺血性卒中，一般不用于出血性卒中分型。另外，由于该分型需要影像学检查的支持，而影像学检查需要花费一定的时间和费用，对诊断的及时性和患者的诊治费用要求较高，特别是不明原因型，目前对是否需进一步花大代价做辅助检查来完善无明确结果的检查仍存在一定争议。中医关于脑卒中的诊断标准大多采用由国家中医药管理局脑病急症协作组参与的国家“八五”攻关项目协作组于 1996 年制定的《中风病诊断与疗效评定标准》，将脑卒中分为以下七型：①风痰火亢证；②风火上扰证；③痰热腑实证；④风痰瘀阻证；⑤痰湿蒙神证；⑥气虚血瘀证；⑦阴虚风动证。该分型主要依据中医传统理论与中医临床辨证划分，分型较为复杂，大部分西医医院神经内科的医生无法熟练掌握。

宣武医院神经内科中西医结合病区通过多年临床实践，发现有“痰”证者在七型中占四型，且临床实践也发现急性脑卒中以“痰”“火”“瘀”证为主。故此，将七型分类合并简化，总结出适宜于在广大西医医院、中西结合医院推行的简易四类分型：痰热型、痰湿型、气虚型、阴虚型。旨在提高脑卒中中西医结合的规范化诊疗，降低脑卒中的复发率、致死致残率，提高患者愈后生存质量，降低医疗费用。

为进一步制定脑卒中中西医结合四型简化分型的诊疗标准，并探索脑卒中中西医结合四型简化分型的实验室指标，丰富诊断依据。我们对此进行了相关的临床研究。

经首都医科大学宣武医院伦理委员会批准纳入 200 名急性缺血性卒中患者，所有患者在入组前签署知情同意书，且 TOAST 分型属于大动脉粥样硬化型。纳入标准：①诊断符合第四届全国脑血管病会议诊断要点；②年龄介于 35 ～ 75 岁；③神经功能量表（NIHSS）评分：1 ≤ NIHSS ≤ 20 分；④头部 CT 或入院 72 小时内 MRI 出现 T2 加权图像中的信号和 DWI 中的高信号。排除标准：①患有严重的全身疾病，可能影响试验结果者，比如肝肾功能不全、血液系统疾病、自身免疫性疾病、恶性肿瘤、慢性严重感染、精神疾病、吸毒、酗酒等；②严重营养不良和配合度差的患者。

急性缺血性脑卒中中医辨证分型为痰热证、痰湿证、气虚证、阴虚证，分型取决于中医证候特点（具体见表 1）。

表 1　急性缺血性脑卒中中医辨证分型特点

分型	特点	图片
痰热证	黄厚舌苔，唾液减少，口干，口苦，口黏，口臭，喜冷饮，怕热，大便干，臭味大	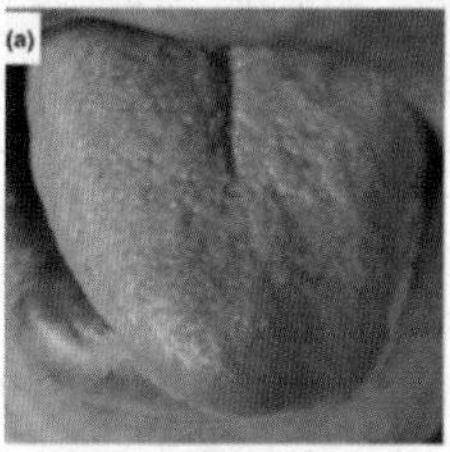
痰湿证	白色毛状苔藓，舌胖大且有齿痕，口唇色淡，口渴而不想喝水，手脚不温，大便黏滞	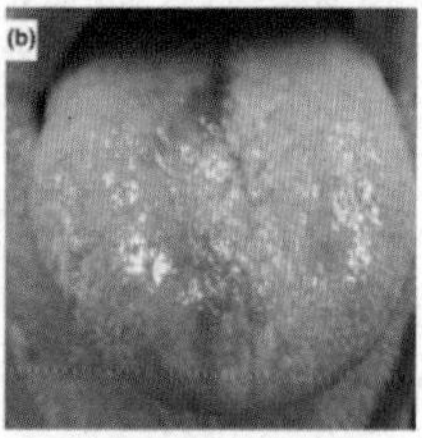
气虚证	白苔，舌边有齿痕，不欲饮，易出虚汗，怕冷，手脚发凉，大便不畅或腹泻	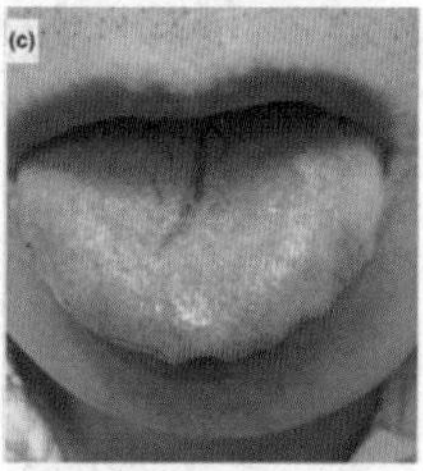
阴虚证	常见舌苔薄而少津，急性期可出现黄苔，舌体暗红，喜冷饮，潮热、盗汗	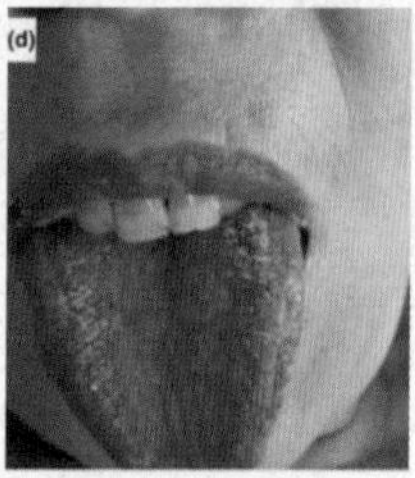

所有患者于入院第二天早上，空腹状态下采取血液标本以及尿液样本，送检化验室化验各项血尿实验室指标。生化系列：血糖（Glu）；血脂指标：总胆固醇（CHO）、甘油三酯（TG）、高密度脂蛋白（HDL–C）、低密度脂蛋白（LDL–C）、载脂蛋白 A

（Apo–A）、载脂蛋白 B（Apo–B）；肾功能指标：肌酐（Cr）、尿酸（UA）、尿素氮（UREA）。凝血系列：D2 聚合物（D–D）、纤维蛋白原（Fib）、活化部分凝血酶时间（APTT）、国际标准化比值（INR）、凝血时间（PT%）。甲状腺功能：促甲状腺激素（TSH）、三碘甲状腺原氨酸（T_3）、甲状腺素（T_4）、游离三碘甲状腺原氨酸（FT_3）、游离甲状腺素（FT_4）。其他特别关注指标：糖化血红蛋白（HbA1c）、C 反应蛋白（CRP）、同型半胱氨酸（HCY）、叶酸（FOL）、维生素 B_{12}（VB_{12}）、尿 pH。

数据库使用 Microsoft Excel 2010 整理制作，使用 SPSS 17.0 软件进行统计分析。组间比较先做正态分布检验，之后使用 t 检验。计数资料以百分率表示，组间比较使用卡方检验。认为 $P<0.05$ 具有统计学意义。

本研究共计纳入的病例 200 例，其中男性 138 例，女性 62 例，男女比例为 2.2∶1，平均年龄为 57±10.1 岁，根据简化分型判定，其中有痰热证 130 例（65%），痰湿证 35 例（17.5%），气虚证 30 例（15%），阴虚证 5 例（2.5%）。继续按病因分层分析，高血压患者 113 例，其中 84 例为痰热证（64.6%），痰湿证 17 例（48.6%），气虚证 8 例（26.7%）和阴虚证 4 例（80%）。2 型糖尿病 65 例，其中痰热证 49 例（37.7%），痰虚证 11 例（31.4%），气虚证 4 例（13.3%），阴虚证 1 例（20%）。高脂血症 75 例，其中痰热证 52 例（40%），痰湿证 15 例（42.9%），气虚证 6 例（20%），阴虚证 2 例（40%）。冠心病 15 例，其中痰热证 10 例（7.7%），痰湿证 1 例（2.9%），气虚证 4 例（13.3%），阴虚证 0 例。陈旧性缺血性脑卒中 33 例，其中痰热证 24 例（18.5%），痰湿证患者 2 例（5.7%），气虚证 6 例（20%），阴虚证 1 例（20%）（表 2）。

表 2　患者的一般信息

	痰热证	痰湿证	气虚证	阴虚证	P 值
例数（例）	130	35	30	5	
百分比（%）	65	17.5	15	2.5	<0.001
性别（例）					
男	88	22	21	3	0.104
女	42	15	9	2	
平均年龄（岁）	58.08 ± 10.22	54.93 ± 9.55	54.92 ± 7.94	63.2 ± 11.8	0.083
高血压（例）	84	17	8	4	0.031
糖尿病（例）	49	11	4	1	0.067
高血脂（例）	52	15	6	2	0.109
冠心病（例）	10	1	4	0	0.023
陈旧性脑卒中（例）	24	2	6	1	0.027
NIHSS	5.88 ± 3.16	3 ± 3	2.85 ± 3.66	5.2 ± 3.92	0.036
mRS	1.56 ± 1.01	1.91 ± 1.08	1.69 ± 1.26	2.2 ± 1.47	0.036

表 3 ～表 6 显示了本研究 200 例患者依据中医四型简化分型对应的实验室指标（包括生化系列、凝血功能、甲状腺功能等）。所有参数的正常水平如下：Glu：3.89 ～ 6.1mmol/L；HbA1c：4% ～ 6%；TCHO：3.5 ～ 6.1mmol/L；TG：0.22 ～ 1.21mmol/L；HDL - C：0.91 ～ 2.19mmol/L；LDL - C：<3.12mmol/L；Apo - A：1 ～ 2g/L；Apo - B：0 ～ 1g/L；CR：男：44 ～ 133μmmol/L；女：70 ～ 106μmmol/L；UREA：2.0 ～ 7.1mmol/L；UA：男：150 ～ 416μmol/L，女：89 ～ 357 μmol/L；D - D：0.2μg/mL；FIB：2 ～ 4g/L；APTT：23 ～ 38 秒；INR：0.8 ～ 1.5；PT%：70% ～ 130%；TSH：2 ～ 10mU/L；T_3：1.34 ～ 2.73 nmol/L；T_4：78.4 ～ 157.4

nmol/L；FT_3：2.0 ～ 6.6 pmol/L；FT_4：0.8 ～ 2.3 ng/dL；FOL：≥ 6.8 nmol/L；VB_{12}：630 ～ 5300 pg/mL；HCY：5 ～ 15 μmol/L；CRP：0 ～ 10 mg/L；尿 pH：5 ～ 8.5。

表 3　各组间实验室指标的比较（$\bar{x} \pm s$）

实验室指标	痰热证	痰湿证	气虚证	阴虚证
Glu（mmol/L）	7.17* ± 3.04	5.77 ± 1.63	5.68 ± 1.51	6.79* ± 1.82
HbA1c（%）	6.99 ± 1.90	5.99 ± 0.85	5.88 ± 0.86	6.04* ± 0.91
TCHO（mmol/L）	4.17 ± 1.02	3.82 ± 1.19	3.58 ± 1.02	3.13* ± 0.45
TG（mmol/L）	1.70 ± 0.90	1.70 ± 1.24	1.47 ± 0.57	1.48 ± 0.43
HDL–C（mmol/L）	1.03* ± 0.26	0.98* ± 0.24	1.06* ± 0.27	0.85* ± 0.11
LDL–C（mmol/L）	2.70 ± 0.87	2.27 ± 1.01	2.06* ± 0.78	1.81* ± 0.44
Apo–A（g/L）	1.17 ± 0.22	1.10 ± 0.19	1.10 ± 0.21	0.96* ± 0.14
Apo–B（g/L）	0.84 ± 0.24	0.73 ± 0.28	0.68 ± 0.22	0.65 ± 0.10
CR（μmol/L）	68.82 ± 25.25	74.15 ± 19.25	71.41 ± 21.37	67.4 ± 17.56
UREA（mmol/L）	4.99 ± 1.74	4.47 ± 1.09	4.23 ± 1.51	6.19 ± 2.02
UA（μmol/L）	301.61 ± 92.01	315.52 ± 80.35	302.48 ± 80.04	284.2 ± 116.25

* $P<0.05$

表 4　各组间凝血功能指标的比较（$\bar{x} \pm s$）

凝血功能指标	痰热证	痰湿证	气虚证	阴虚证
D–D（μg/mL）	0.86 ± 1.38	0.42 ± 0.48	0.40 ± 0.28	0.81* ± 0.67
FIB（g/L）	3.32 ± 0.91	3.25 ± 0.74	3.22 ± 0.80	4.70* ± 0.56
APTT（s）	36.85 ± 3.98	36.61 ± 3.34	37.18 ± 4.49	34.16 ± 2.83
INR（INR）	1.03 ± 0.12	1.01 ± 0.08	1.03 ± 0.05	1.03 ± 0.06
PT%（%）	97.55 ± 14.96	99.23 ± 14.19	96.33 ± 8.37	96.2 ± 9.58

* $P<0.05$

表 5 各组间甲状腺功能指标的比较（$\bar{x} \pm s$）

甲状腺功能指标	痰热证	痰湿证	气虚证	阴虚证
TSH	2.09 ± 1.92	2.34 ± 1.67	2.35 ± 1.41	2.64 ± 2.70
T_3	0.99 ± 0.19	1.03 ± 0.14	1.09 ± 0.15	0.90 ± 0.17
T_4	8.41 ± 1.80	8.67 ± 1.88	8.54 ± 2.71	8.7 ± 1.50
FT_3	2.80 ± 0.38	3.02 ± 0.40	3.10 ± 1.70	2.56 ± 0.20
FT_4	1.23 ± 0.19	1.29 ± 0.32	1.23 ± 0.42	1.28 ± 0.19

* *P*<0.05

表 6 各组间其他实验室指标的比较（$\bar{x} \pm s$）

其他功能指标	痰热证	痰湿证	气虚证	阴虚证
FOL（ng/mL）	8.01 ± 4.40	7.13 ± 4.35	6.89 ± 2.86	8.37 ± 5.65
VB12（pg/mL）	319.12 ± 250.80	340.28 ± 180.41	393.45 ± 194.09	280.8 ± 89.02
HCY（μmol/L）	14.42 ± 6.81	15.84 ± 6.92	14.33 ± 7.23	25.35* ± 18.76
CRP（mg/L）	5.05 ± 5.86	1.65 ± 1.37	2.12 ± 2.55	10.03* ± 5.34
Urine pH	6.13 ± 0.61	6.14 ± 0.57	5.98 ± 0.52	6.88 ± 0.22

* *P*<0.05

痰热证患者中、Glu、HbA1c 和 D–D 均高于正常值，而 HDL–C 低于正常值。相同的是痰湿证患者的 HDL–C 也低于正常值，其余实验室指标在正常范围。气虚证患者中，HDL–C 和 LDL–C 低于正常水平。阴虚证患者中，Glu、HbA1c、D–D、HCY、FIB 和 CRP 均高于正常值，TCHO、HDL–C 和 LDL–C 低于正常参考值。

表 7 显示了中医四型简化分型证型的实验室指标的比较。LDL–C 指标中，痰热证患者与其他三型相比在统计学上具有显著差异（*P*<0.05），HCY 和 FIB 指标中，阴虚证与其他三型相比在统计学上具有显著差异（*P*<0.05），Glu、HBA1c 和 CHO

指标中，痰热证与气虚证相比较具有显著差异（$P<0.05$），Glu、HBA1c 和 CRP 指标中，痰热证与痰湿证相比较具有显著差异（$P<0.05$），CRP 和 BUN 指标中，痰湿证与气虚证相比较具有显著差异（$P<0.05$）。

表 7 各组间实验室指标的两两比较

	PH-PD	PH-QD	PH-YD	PD-QD	PD-YD	QD-YD
HCY	0.355	0.996	0.004*	0.480	0.019*	0.007*
FOL	0.194	0.282	0.869	0.917	0.486	0.529
CRP	0.026*	0.117	0.065	0.829	0.005*	0.012*
D-D	0.043*	0.096	0.929	0.955	0.499	0.486
Fib	0.680	0.584	0.001*	0.917	0.001*	0.001*
APTT	0.777	0.700	0.141	0.602	0.209	0.122
INR	0.458	0.870	0.995	0.652	0.751	0.948
PT%	0.581	0.684	0.834	0.456	0.661	0.985
TT	0.108	0.297	0.257	0.659	0.718	0.543
HDL-C	0.354	0.603	0.122	0.263	0.295	0.095
LDL-C	0.022*	0.001*	0.025*	0.363	0.269	0.554
CHO	0.108	0.008*	0.030*	0.414	0.181	0.377
TG	0.997	0.238	0.607	0.358	0.629	0.975
APO-A	0.107	0.089	0.027*	0.928	0.168	0.185
APO-B	0.041*	0.004*	0.104	0.477	0.527	0.818
Cr	0.296	0.612	0.897	0.676	0.565	0.732
VB_{12}	0.634	0.114	0.677	0.366	0.546	0.259
Urine pH	0.954	0.255	0.015*	0.346	0.022*	0.006*
PT	0.471	0.915	0.931	0.632	0.693	0.899
Glu	0.015*	0.011*	0.757	0.903	0.440	0.402
HBA1c	0.006*	0.004*	0.215	0.812	0.954	0.845
BUN	0.141	0.059*	0.114	0.742	0.035*	0.022*
UA	0.467	0.724	0.286	0.776	0.185	0.250
TSH	0.547	0.540	0.512	0.975	0.729	0.745
T_3	0.418	0.081	0.422	0.435	0.268	0.122
T_4	0.543	0.759	0.744	0.829	0.971	0.873
FT_3	0.155	0.067	0.465	0.700	0.189	0.128
FT_4	0.352	0.968	0.695	0.462	0.964	0.702

* P<0.05；PD：痰热证；PH：痰湿证；QD：气虚证；YD：阴虚证

在我们的研究中，发现缺血性脑卒中的患者中痰热证占比最高（65%），这些患者中LDL–C水平高于其他3型，具有统计学意义（P<0.05）。缺血性脑卒中是一种复杂的疾病，其中大动脉粥样硬化型脑卒中（LAA）是脑卒中TOAST分型中最重要的分型之一。而动脉粥样硬化形成的主要因素是血脂异常，其中LDL–C升高被认为是最重要的因素，也是临床上常用的监测血脂水平的血清标志物之一。大多数缺血性卒中预防指南都明确提出降低LDL–C有利于降低心血管事件的发生。中医药在降低血脂方面也有其独特的疗效，如升清降浊汤中的红曲米、大黄、山楂、何首乌。

痰热证患者与痰湿证和气虚证患者之间的Glu和HBA1c指标具有显著性差异。痰热证患者D–D和CRP水平也显著高于痰湿证患者。有学者报道患者行全脑血管造影（DSA）后可出现不同程度的炎症反应，表现为C反应蛋白、Fib等指标的升高，并伴有痰热证的表现。给予痰火方治疗后，患者的CRP和Fib水平显著降低，而对照组（常规治疗）的指标却升高，说明痰火方有一定的抗炎、抗血小板和降低纤维蛋白的作用。在基础研究中，也观察到相同的现象。痰火方的主要成分是连翘、大黄、黄连、黄芩。这些中药都有清热祛痰的功效。进行病因分型分类后，应严密监测炎症反应指标、血糖、糖化血红蛋白、低密度脂蛋白水平等，降糖降脂等药物应严格遵医嘱执行。

依据中医理论，气虚证与痰湿证密切相关，且气虚证多以痰湿证为终。既往发现痰湿证患者有4个上调基因和6个下调基因，这些基因更易患高血压和糖尿病，增加了罹患卒中的风险。研究表明，胃肠道功能紊乱导致叶酸和维生素吸收障碍。引起

HCY 升高，进而导致动脉粥样硬化疾病，包括脑血管疾病。其他研究表明叶酸和 B 族维生素虽不能直接改善老年人的认知障碍，但可通过 HCY 降低心脑血管疾病的发病率。在我们的研究中，叶酸、维生素 B_{12} 和 HCY 之间没有显著相关性。尽管没有统计学上的差异，气虚证患者叶酸水平低于其他三种分型，在临床治疗上有一定的参考价值。西医学研究认为高同型半胱氨酸血症是脑卒中的危险因素，联合应用叶酸、维生素 B_6、维生素 B_{12} 等药物可以降低高同型半胱氨酸水平，降低脑卒中的发病率，在预防上具有重要意义。在一项前瞻性研究中，将 206 名患者随机分为 2 组，观察组患者口服叶酸片（5mg/d），对照组为安慰剂对照，结果显示观察组 HCY 水平出现明显的降低，随访 12 个月后，对照组脑卒中和心肌梗死的发生率分别为 12.62% 和 2.91%，高于观察组的 1.94% 和 0.97%（$P<0.05$）。因此，对于气虚证患者，临床上应注意其胃肠吸收功能及叶酸水平。痰湿证患者的相关指标尚需进一步研究。

在 200 名患者中，只有 5 名患有阴虚证，其占比最低（2.5%）。为了推广简化分型的概念和方法，高利教授根据中医以阴阳辨别疾病性质的八纲辨证为总纲，结合多年的临床经验，将缺血性脑卒中分为热证和寒证。在基础研究中，也确实发现两者的 microRNAs 表达并不相同，痰热证和阴虚证可归类为热证。在我们的研究中，与其他分型相比，阴虚证患者 HCY 和 Fib 水平显著高于其他 3 型。阴虚证患者 CRP 和 BUN 水平也显著高于其他类型。尽管研究的病例数量少，但其 CRP、D–D 和 Fib 水平均高于正常水平。相比之下，我们发现痰热证与阴虚证的 CRP 和 D–D 水平高于痰湿证和气虚证。故临床上应注意阴虚证患者的炎症反应指标。之前也有研究报道，使用化痰类中药可改善卒中患者临床症状和通过降低 CRP 水平减少神经损伤。

急性缺血性脑卒中四型简化分类创新性地依据舌诊、饮食和二便对患者病因进行综合判断，简单方便，易于掌握，可以有效地对患者做出全面的诊断。

脑动脉硬化是脑血管疾病的病理基础，脂质代谢紊乱、高凝状态和血管炎症损伤是脑动脉硬化发生的关键因素，在四型病因辨证中探索相应的实验室指标有利于客观判断证型，并可作为中西医结合诊断与治疗的理论基础。

六、缺血性脑卒中病人血管内介入检查后的中西医结合管理

急性缺血性脑卒中（AIS）的治疗是一个非常复杂的过程，西医治疗手段有限而且效果也不甚理想。在亚太地区，中医药用于血管疾病的治疗已有数千年的历史了，也有研究表明中医药可以通过减少炎症反应在 AIS 患者中发挥独特的优势。根据中医理论，患有火热证候的 AIS 患者，例如有口干，便秘，尿黄，舌红等证候者应接受清热祛痰治疗。所以我们选择了痰火方，方中包括黄连、大黄、黄芩、淡竹叶、胆南星和连翘等。痰火方已被证明具有多种生物活性，包括抗炎、抗氧化和抗动脉粥样硬化。在这项前瞻性、随机和对照研究中，我们尝试探索 AIS 患者血管内介入检查后使用痰火方的有效性和安全性。

2012 年 1 月至 2015 年 12 月，121 名在首都医科大学宣武医院神经内科住院的 AIS 患者参加了这项研究。该研究得到了医院伦理委员会的批准，所有患者在治疗前均签署知情同意书。所有患者在入组前 AIS 诊断均符合第四届全国脑血管病会议诊断要求（1996 年）。纳排标准：①所有入选患者行血管内介入检查（计算机断层扫描，MSCTA；参数：120kV，150mas，厚度

5mm，间隔 5mm）；②所有患者均进行火热证诊断量化评分（表 8）；③无肝肾功能不全或严重精神病；④无药物过敏；所有患者和家属成员均由介入科和神经内科专家进行病情告知，并签署同意进行血管介入检查和服用痰火方。

表 8　火热证诊断量化评分标准

项目	证候	分数
舌质	舌红	5
	舌红绛	6
舌苔	薄黄	2
	黄厚	3
	干燥	4
	灰黑干燥	5
大便	便干五日以上未解	4
	便干三日未解	3
	便干便难	2
神情	心烦易怒	2
	躁扰不宁	3
	神昏谵语	4
面目、呼吸气味	声高气粗或口唇干红	2
	面红目赤或气促口臭	3
发热	有	3
脉象	数大有力或弦数或滑数	2
口中感觉	口苦咽干	1
	渴喜冷饮	2
尿	短赤	1

所有参与本研究的患者被随机分为痰火方组（SX组，n=61）和对照组（n=60）。对照组采用基础治疗，包括标准化的抗血小板治疗、他汀类降血脂稳定斑块治疗以及改善循环治疗（其中阿司匹林 300 mg 和氯吡格雷 75mg，1日1次，持续3～5天用于血管介入检查前；血管内介入检查后使用相同剂量；血管内介入检查6周后阿司匹林 300mg 减至 100mg，1日1次）。在SX组，痰火方（黄连、大黄、淡竹叶、胆南星和连翘按2∶1∶2∶2∶2）在水中彻底煎2小时（1∶15，w/v），然后用沸水（1∶10，w/v）提取3次，提取2小时，用纱布过滤。最后，汤药的浓度被合并和浓缩至1.0g/mL。SX组患者在基础治疗的基础上服用的痰火方1剂（100mL），1日2次，连续7天。

根据卒中诊断和疗效评价标准（试验）（国家中医药管理局，1996年），所有患者由同一组受过训练的神经内科医师进行筛选和火热证候评分。血样是在血管介入检查后第1天早上和第6天早上禁食状态下采集的，检测指标包括纤维蛋白原、血小板聚集试验、C反应性蛋白质和氧化三甲胺。观察血浆 Fib、PAgT、CRP、TMAO 水平与火热证候评分分数随访至血管介入检查后6个月，并记录3个月和6个月内脑血管事件的发生率，包括短暂性脑缺血发作，急性缺血性脑卒中和脑血管再狭窄。

连续变量用平均值 ± 标准差表示。分类变量采用百分比表示。连续变量组间比较采用t检验，分类变量组间比较采用卡方检验。采用 SPSS17.0 软件进行统计分析（IBM SPSS，Armonk，NY，USA）。*P*<0.05 认为具有统计学意义。

1. 血管介入检查后第一天早晨和第六天早晨 Fib、PAgT、CAP、TMAO 和火热证候评分的比较

两组在性别、年龄和并发症上进行比较无显著性差异。血管介入检查后第1天，SX组与对照组血浆中的 Fib、PAgT、CRP、

TMAO 和火热证候评分进行比较无统计学意义（*P* >0.05）（表9）。血管介入检查后第 6 天早晨，SX 组血浆 Fib（*P*<0.01）、PAgT（*P*<0.01）、CRP（P=0.03）和 TMAO（*P*<0.01）水平明显低于对照组。SX 组的火热证候评分也显著低于对照组（*P*<0.01）（表 9）

表 9　血管介入检查后第 1 天和第 6 天血浆 Fib、PAgT、CRP、TMAO 和火热证候评分的比较（$\bar{x}\pm s$）

	SX 组（n=61）	对照组（n=60）	P 值
年龄	59.15 ± 13.76	60.78 ± 12.13	0.78
男性	33（55.00）	32（53.33）	0.86
高血压病	28（45.90）	29（48.33）	0.79
糖尿病	14（23.33）	13（21.31）	0.87
心脏病	9（14.75）	9（15.00）	0.97
吸烟	32（52.46）	30（50.00）	0.79
酗酒	18（29.51）	15（25.00）	0.58
Fib	4.20 ± 0.90	4.15 ± 0.61	0.74
PAgT	47.60 ± 7.28	45.73 ± 6.22	0.67
CRP	5.60 ± 2.47	5.53 ± 2.84	0.62
TMAO	276.58 ± 48.59	287.82 ± 52.18	0.53
火热证候评分	13.20 ± 6.50	12.04 ± 6.973	0.69

表 10　血管介入检查后 6 月血浆 Fib、PAgT、CRP、TMAO 和火热证候评分的比较（$\bar{x}\pm s$）

	SX 组（n=61）	对照组（n=60）	P 值
Fib	2.62 ± 0.97	3.72 ± 0.91	<0.01
PAgT	33.49 ± 14.70	44.53 ± 14.71	<0.01
CRP	3.22 ± 2.10	4.38 ± 2.14	0.03

（续表）

	SX 组（n=61）	对照组（n=60）	P 值
TMAO	145.04 ± 32.12	231.58 ± 47.43	<0.01
火热证候评分	6.84 ± 3.60	11.16 ± 2.85	<0.01

2. 血管介入检查后 3 个月和 6 个月脑血管事件发生率的比较

血管介入检查后 3 个月和 6 个月，痰火方组的脑血管事件（短暂性脑缺血、急性缺血性脑卒中和脑血管再狭窄）的总发生率均显著低于对照组（表 11）。

表 11　血管介入检查后 3 个月和 6 个月脑血管事件发生率的比较 n（%）

	SX 组（n=61）	对照组（n=60）	P 值
3 个月	2（3.28）	10（16.67）	0.01
6 个月	6（9.84）	16（26.67）	0.03

在本研究中，我们发现痰火方能显著降低 AIS 患者的炎症反应指标，包括 Fib、PAgT、CRP 和 TMAO。此外，痰火方还可降低火热证候评分。并且降低 AIS 患者血管介入检查后 3 和 6 个月内脑血管事件的发生率。

缺血性脑卒中的主要病因是脑动脉的病变，既往研究发现炎性因子大量参与了脑血管的病变。缺血性脑卒中发生血管内血栓形成以后，血液流变学发生改变，血管内形成涡流导致血液剪应力增加，损伤血管内皮细胞，进一步损伤血管内皮组织，加重其炎性反应，造成血管病变加剧，恶性循环的血管炎又会加重脑卒中的再发以及影响梗死后再通康复等。当炎性因子 C 反应蛋白升高时，提示脑卒中患者有较差的预后，并且病情及临床表现相对比较重。Fib 水平升高也是缺血性脑卒中的危险因素。纤维蛋白原既可作为急性脑卒中的反应蛋白参与炎症反应，又作为纤溶系统标志物，参与体内的凝血过程。纤维蛋白原可在体内转变为纤维蛋白及不溶性降解物，这些物质在体内过度蓄积，沉积在血管内膜、血管壁，参与动脉粥样硬化斑块的形成，最后导致严重的血管病变。有报道称缺血性脑卒中时，机体炎症反应越强烈，机体凝血功能增强及纤溶能力降低的程度越大。动物研究也表明纤维蛋白原基因敲除小鼠脑缺血再灌注明显改善且脑梗死区域缩小。因此，CRP 和 Fib 在缺血性脑卒中的辅助诊断中具有一定的价值。血小板活化也是缺血性脑卒中重要的病理机制之一。动物研究显示活化的血小板除参与血栓形成以外，还积极地参与缺血再灌注后的炎性反应。一些研究报道 AIS 的发生与肠道内菌群相关。肠道菌群及其代谢产物 TMAO/LPS 能增强血小板活化，增加炎症反应，影响 AIS 的发生和预后。痰火方具有清热解毒、化痰通络、泻火通便、调节肠道菌群的作用，能减少 TMAO 的产生，减少血小板聚集和炎症反应，改善卒中的预后。我们的研究表明痰火方能有效地降低 Fib、CRP、PAgT、TMAO 的水平及降低火热证候评分，证实了本中药方剂在有火热证候的 AIS 患者中的临床有效性。

痰火方取法于古方三黄泻心汤，现在多认为出自医圣张仲景的《金匮要略》，其由大黄、黄连、黄芩组成。巴马汀、黄连素、药根碱和黄连碱是痰火方主要的有效功能成分，这些成分能起到抗炎、抗氧化、降糖和降胆固醇的作用。蒽醌类化合物包括大黄素、大黄酸和芦荟大黄素等，都是大黄的主要活性成分。它们不仅具有抗菌和抗病毒的能力，还可以增强大肠蠕动的能力。黄芩的质量控制指标通常有黄芩苷、汉黄芩苷和汉黄芩素，其具有抗炎、抗菌、抗关节炎、抗肿瘤、抗氧化和清除氧自由基的药理作用。淡竹叶含有三萜类和类固醇，包括芦竹素、白茅、蒲公英酚、β- 谷甾醇和菜油甾醇，具有清热利湿、利尿抗菌作用。淡竹叶还富含黄酮类化合物，包括荭草苷、异荭草苷和牡荆素。它能抑制巨噬细胞内脂多糖介导的iNOS和NO的表达，显著降低TNF、IL-1和IL-6水平。胆南星在痰热证卒中患者中具有较好的清热化痰的功效。它能抑制炎症因子的产生，如TNF和IL-6。同时，也能抑制炎症因子mRNA和蛋白质的表达。连翘有肝脏保护、解热、抗炎和利尿等作用。综上所述，说明痰火方确实具有较好的抗炎疗效。在动物研究中，痰火方能显著提高IL-10水平和降低TNF-α水平。同时也有研究显示痰火方能降低由脂多糖LPS诱导的IL-1β、TNF-α和MCP-1含量的升高。同时，痰火方也能提高血清及脑组织中超氧化物歧化酶（SOD）的含量，与此同时降低脑组织中血清丙二醛的含量，使机体清除氧自由基能力提高，在脑缺血再灌注损伤中起到保护作用。

但是，我们进行的该项实验也具有一定的局限性。它是一个较小规模样本量的研究，对结果的解释应该较为谨慎。其次，虽然我们做了血管内介入检查，但是并未对相关数据及资料进行分析，无法比较痰火方对不同类型AIS的作用。最后，由于炎症因子虽可辅助诊断，但并非具有特异性，其他如应激状态、发热等都可以对结果产生影响。因此，我们需要在未来通过大样本、双盲和随机的临床研究来进一步验证这项研究结果。

因此，总体而言，AIS患者血管内介入检查后使用痰火方是有效和安全的，痰火方具有清热解毒、化痰通络、泻火通便等功效，可以有效地降低AIS引起的炎症反应，提高AIS患者的预后，在火热型患者中尤为适用。

七、缺血性脑卒中的中西医结合治疗

脑梗死（即缺血性脑卒中）因具有较高的死亡率和致残率，

因此成为临床常见的疾病，其中急性缺血性脑卒中（AIS）占70% ～ 80%。有 60% ～ 80% 的 AIS 患者发病后会遗留有不同程度的后遗症。近年来，该病的发病率有逐年上升的趋势，而且呈现年轻化趋势。其导致的严重并发症和后遗症已经极大地影响到人民的健康水平，给个人、家庭、社会均造成了沉重的负担。尽管缺血性脑卒中的治疗药物层出不穷，但是除了抗血小板治疗，以及极少数 AIS 患者进行动静脉溶栓治疗外，目前仍无明确的循证医学证据证实其他药物治疗 AIS 有效。

缺血性脑卒中溶栓治疗有严格的时间窗，尽管其治疗有效，但需严格控制在一定时间窗以内，一般静脉溶栓在 3 小时以内，动脉溶栓在 6 小时以内，目前数据表明 AIS 能进行溶栓治疗的比例极少，仅在 2% ～ 3%。导致溶栓治疗被耽搁的主要原因是患者到医院时已超过溶栓治疗的最佳治疗时间，有对照研究发现普通民众对脑卒中症状缺乏基本的了解与认识，没有及时拨打 120 等急救电话的习惯和意识。另外，发生脑卒中的患者，常常会出现偏瘫、失语等表现，打电话进行求助已经较为困难，有研究显示，仅 4.5% 的脑卒中患者可以自己联系到医院，95.5% 的电话联系都是靠家人、同事或者其他旁观者进行协助拨打的。我国急性缺血性脑卒中流行病学调查显示，AIS 溶栓率仅有 1.9%，发病 3 小时内到达医院的只有 21.3%，如何提高大众对脑卒中的认知和缩短脑卒中到医院的时间，提高溶栓治疗率仍是急迫且艰巨的难题。

国内在对 AIS 患者治疗中大量使用脱水剂（甘露醇），据报道使用比例高达 36.4%，而国际通行的脑卒中治疗指南中，仅推荐对具有占位效应的颈内动脉或大脑中动脉闭塞时才考虑使用甘露醇进行脱水治疗，而且认为甘露醇的抗水肿治疗不会给脑卒中的患者带来获益。激素在指南中也是不被推荐使用的，因为也没有相关的循证医学证据能够证明它是有益的。有些医生会使用神经保护剂，主要是为了逆转缺血半暗带，防止进一步的神经元损伤。神经保护剂目前的获益仍褒贬不一，有的试验显示其有保护作用，有的试验甚至发现其具有副作用。但就此放弃该治疗手段可能也是一种错误。考虑到缺血性脑卒中神经损害是一种复杂多因素参与的病理生理过程，所以一般临床上会针对不同机制和靶点联合使用神经保护剂，类似于混合疗法，所以也叫作鸡尾酒疗法。因此，神经保护治疗也还有很长的路要走，有待我们不断地研究才能有所突破。

中医药治疗是我国在治疗脑卒中方面与国外最大的不同点，有研究显示，在脑卒中的治疗中，中药注射剂占静脉滴注治疗用药的 79.3%，中成药在口服药中达到 37.3%，总的比例可达 83.1%。国内使用的中成药，如川芎、安宫牛黄丸、丹参、葛根素等达 100 多种。药理学研究表明这些中成药有扩张心脑血管、降低血液黏稠度、改善微循环、防止缺血再灌注损伤、增加缺血区血流量及氧供、改善神经元功能的作用。尽管有荟萃分析显示中医药在每个试验中对神经功能损害有明显改善作用，但文献质量较低，证据较不可靠。另外，中成药的安全性和有效性也鲜有英文报道，且多为复方制剂，造成其缺乏强而有力的试验数据。但笔者认为中西医各有长处和优势，应该取长补短，从各个环节去做到相互为用才能发挥较好的治疗效果。因此，鉴于目前缺血性脑卒中治疗喜忧参半的现状，我们尝试使用中西医结合的方法，设计了两个前瞻性随机分组研究，第一个研究为探索人尿激肽原酶（HUK）联合水蛭胶囊治疗 AIS 的有效性及安全性，第二个研究是探索在 AIS 患者血管内介入检查后使用痰火方的有效性和安全性。旨在对 AIS 的中西医治疗方案进行探索，希望能为临床医师用药提供科学依据及提供多一个选择方案。

人尿激肽原酶，是一种从男性尿液中提取的糖蛋白制剂，能调节激肽释放酶 – 激肽系统（KKS），通过产生激肽释放酶促进血管生成，增强脑灌注，抑制炎症反应。脉血康胶囊的主要成分有水蛭素，其具有保护血管内皮功能、抗凝、抗血小板聚集、调节血脂、缓解血管痉挛，和减轻炎症等功能。两者在脑梗死病人中都有单方剂使用获得较好效果的报道，但联合使用尚未有报道。因此，我们进行了相关研究，目的在于观察 HUK 联合水蛭胶囊对 AIS 患者疗效的影响。

该项研究是经首都医科大学宣武医院伦理委员会批准的一项随机、单盲、多中心、前瞻性临床研究。2016 年 1 月至 2016 年 7 月，在我院神经内科住院的 60 名 AIS 患者参加了这项研究。所有患者在治疗前签署知情同意书。所有患者入组前 AIS 诊断均符合第四届全国脑血管病会议诊断要求。纳入标准为：①年龄 18 ～ 90 岁；②首次发生脑卒中；③发病时间小于 72 小时；④经计算机断层扫描（西门子 64 层 CT 机，截面厚度 5mm；间隙 5 mm；节距 1；管电流 304mA；电压 120kV）或或磁共振成像（西门子 MRI, Avanto 1.5T MR，参数：DWI：TE 或 TR：102 或 10000ms）诊断为脑卒中；⑤肝、肾功能不全者；⑥无严重传染病；⑦无严重精神病，包括痴呆；⑧对药物无过敏；⑨无出血性中风、脑肿瘤和脑外伤史。

符合纳入方案的患者 22 例随机分配至 HUK 组，该组使用 HUK（商品名：凯力康，广东天普生物制药有限公司，H20052065）0.15 PNA 单位。溶于 100mL 生理盐水静脉滴注，1 日 1 次，连续 14 天。符合纳入方案的患者 20 例随机分配到 HUK+ 水蛭胶囊组，HUK 用法用量同前，另加上 0.75g 水蛭胶囊，1 日 3 次，连续 14 天。对照组仅给予基础治疗（包括抗氧化治疗和其他对症治疗）。其他治疗脑梗死的药物在研究中禁止使用，所有患者均接受基础治疗。

所有患者均由同一组接受过训练的神经科医生进行评估。基线特征数据包括性别、年龄、合并症（高血压和糖尿病）和个人吸烟史和饮酒史，CHA2DS2-VASc 评分［充血性心力衰竭、高血压、75 岁（双倍）、糖尿病、中风（双倍）- 血管疾病，年龄 65 ～ 74 岁，性别（女性），C 反应蛋白 CRP 水平］，以及超声心动图参数（左心房内径 LA，右心房内径 RA，左心室内径 LV，右心室内径 RV，左室射血分数 LVEF，E 峰间隔距离 /A 峰间隔距离 E/A）。治疗前与治疗后进行美国国立卫生研究院卒中量表（NIHSS）评估。mRS 评分在第 12 个月通过电话随访进行评估。对患者的基线特征，治疗前后 NIHSS 评分和 12 个月功能评估转归率（12 个月 mRS 评分≤ 2）进行比较。

12 个月功能评估转归率（12 个月 mRS 评分≤ 2）是本研究的主要研究终点。研究的时间和事项进展请见甘特图。（图 1）

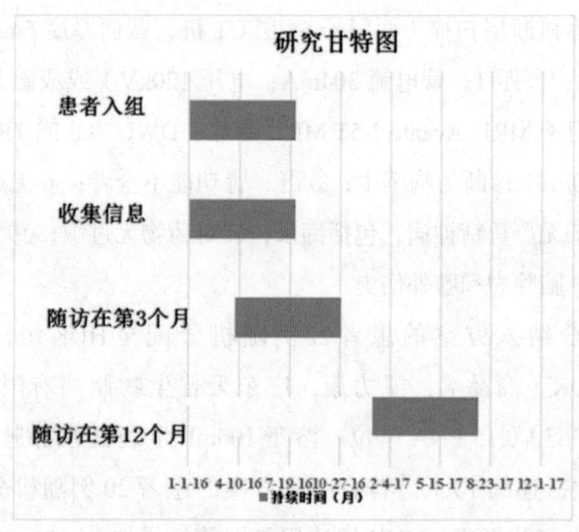

图 1　研究进展甘特图

连续变量用平均值 ± 标准差表示。分类变量采用百分比

（率）表示。连续变量之间组间比较采用 t 检验或 Fisher 检验比较。分类变量组间比较采用卡方检验。采用 SPSS20.0 软件进行统计分析（IBM SPSS，Armonk，NY，USA）。*P*<0.05 认为具有统计学意义。

本研究纳入 60 例患者进行统计分析，4 例患者由于失联等原因进行排除。对 3 组患者的基本临床资料和随访资料进行比较，均未见显著差异。在急性脑血管事件发生率上 3 组也无显著性差异。

HUK 组有 14 名男性和 7 名女性，平均年龄为 58.10±13.66 岁，基线 NIHSS 评分为 5.19±1.60，HUK+ 水蛭组有男性 11 例，女性 5 例，平均年龄为 60.88±11.85 岁，基线 NIHSS 评分为 5.12±1.75，对照组有男性 13 例，女性 6 例，平均年龄 61.1±14.46 岁，基线 NIHSS 评分为 5.21±1.69。三组间年龄、性别、NIHSS 评分、CHA2DS2-VASc 评分、基线 CRP 水平及超声心动图参数无显著性差异（*P*>0.05）。并发症和吸烟及酗酒史均无统计学意义（*P*>0.05）（表 12）。

表 12　患者一般信息及基线数值的比较

	HUK 组（n=21）	HUK+ 水蛭组（n=16）	对照组（n=19）	*P* 值
性别				
男，No.（%）	14（66.67%）	11（68.75）	13（68.42%）	0.781
女，No.（%）	7（33.3%）	5（31.25）	6（31.58%）	0.692
年龄，±s	58.10±13.66	60.88±11.85	61.1±14.46	0.655
吸烟，No.（%）	12（57.14%）	9（56.25%）	11（57.89%）	0.824
酗酒，No.（%）	9（42.86%）	7（43.75%）	8（42.1%）	0.763
高血压病，No.（%）	15（71.42%）	11（68.75%）	13（68.4%）	0.543

（续表）

	HUK 组（n=21）	HUK+ 水蛭组（n=16）	对照组（n=19）	*P* 值
糖尿病，No.（%）	6（28.57%）	5（31.25%）	6（31.57%）	0.581
房颤	0	0	0	–
NIHSS 评分	5.19 ± 1.60	5.12 ± 1.75	5.21 ± 1.69	0.862
CHA2DS2 –VASc 评分	2.00 ± 1.19	2.13 ± 1.20	2.00+1.08	0.938
CRP	3.66 ± 1.05	3.17 ± 1.23	3.43 ± 1.07	0.845
超声心动图参数				
LA（mm）	33.69 ± 2.33	35.62 ± 3.59	34.55 ± 6.50	0.584
RA（mm）	35.89 ± 3.53	37.64 ± 5.33	36.69 ± 5.84	0.607
LV（mm）	49.31 ± 3.75	51.23 ± 4.82	50.64 ± 4.55	0.641
RV（mm）	16.75 ± 1.29	17.46 ± 2.44	17.36 ± 2.92	0.589
LVEF（%）	64.38 ± 7.93	64.85 ± 6.77	65.18 ± 6.70	0.665
E/A	0.95 ± 0.34	0.90 ± 0.53	0.83 ± 0.28	0.735

AIS 患者治疗前后神经功能缺损程度的比较发现，对照组 NIHSS 评分治疗前与治疗后无显著性差异（P>0.05）。HUK 组和 HUK+ 水蛭组 NIHSS 评分在治疗后出现明显的降低（P=0.001，P<0.001）。HUK 组治疗后 NIHSS 评分显著低于对照组（P=0.032）。HUK+ 水蛭组治疗后 NIHSS 评分也显著低于对照组（P<0.01）。HUK 组与 HUK+ 水蛭组比较，治疗后 NIHSS 评分有少许差异（P=0.068）（表 13）

表 13　治疗前后 NIHSS 评分的比较

组别	治疗前 NIHSS 评分	治疗后 7 天 NIHSS 评分	*P* 值
HUK 组（n=21）	5.19 ± 1.60	3.33 ± 1.74[a]	0.001

（续表）

组别	治疗前 NIHSS 评分	治疗后 7 天 NIHSS 评分	P 值
HUK+ 水蛭组（n=16）	5.12±1.75	2.38±1.20[b]	<0.001
对照组（n=19）	5.21±1.69	4.47±1.47	0.159

a.HUK 组与对照组比较 P=0.032；b.HUK + 水蛭组与对照组比较 P<0.001

AIS 患者治疗后 12 个月神经功能转归率的比较发现，3 组患者治疗后 12 个月神经功能转归率比较差异具有显著性（P=0.031）。HUK 组神经功能转归率（42.8%）显著优于对照组（73.7%）（P=0.049）。HUK+ 水蛭组神经功能转归率（31.2%）也显著优于对照组（73.7%）（P<0.001）。HUK 组和 HUK+ 水蛭组两组进行比较无统计学意义（P=0.742）。3 组急性脑血管事件发生率无显著性差异（P=0.091）（表 14）

表 14　3 组治疗 12 个月后良好转归（mRS 评分≤ 2）与急性脑血管事件发生率之间的比较

12 个月 mRS 评分	HUK 组[a]（n=21）	HUK+ 水蛭[b]（n=16）	对照组（n=19）	P 值
良好转归（mRS score ≤ 2）	9（42.8%）	5（31.2%）	14（73.7%）	0.031
急性脑血管事件发生率	2（9.5%）	1（6.2%）	2（10.5%）	0.091

a.HUK 组与对照组比较 P=0.049；b.HUK + 水蛭组与对照组比较 P<0.001

AIS 是由于脑动脉或静脉的狭窄或闭塞导致的，急性的血管供血区组织缺血缺氧，最终导致神经组织坏死而出现神经功能缺损。溶栓治疗对挽救缺血组织和缓解 AIS 患者的神经功能损害尤为重要。在本研究中，HUK+ 水蛭胶囊组患者恢复良好，提示 HUK 和水蛭胶囊对 AIS 具有潜在的治疗价值。

HUK 是从健康男性尿液中提取的一种糖蛋白制剂，可以产生激肽释放酶。激肽释放酶、激肽原、激肽及其受体是 KKS 最重要的组成部分。自从 Abelous 和 Bardier 于 1909 年在狗的模型上第一次提出 KKS 并证明其有降低血压的作用后，KKS 系统逐渐成为研究的焦点。激肽释放酶是一种丝氨酸蛋白酶，该酶能促进激肽原向激肽转化。激肽通过激肽受体 B1R 和 B2R（G 蛋白耦合受体）介导多种病理生理功能，包括影响血管通透性、促进水肿、介导跨内皮细胞迁移和诱导损伤后炎症反应。大量的动物研究显示脑卒中会影响 KKS 的表达，尤其是激肽及其受体。缺血性卒中可引起 B1R、B2R–RNA 和蛋白表达增加，激肽和激肽受体也相应增加。

在大脑中动脉闭塞（MCAO）的大鼠模型中注射 HUK 可抑制细胞凋亡和炎症反应，诱导血管重建。大量研究显示激肽受体在 AIS 的病理生理过程中起着重要的作用。应用特异性 B2R 肽拮抗剂 CP–0597 可以减少持久性脑缺血大鼠的脑组织肿胀、梗死面积和神经元损伤。特异性非 B2R 肽拮抗剂 LF16–0687 在脑梗死后也能有效降低炎症反应，减少对血脑屏障的破坏，降低梗死程度的进展并有神经保护作用。此外，一些研究认为在 AIS 的病理生理过程中，B1R 的作用比 B2R 更重要。B1r 基因缺失的小鼠与野生型的小鼠相比，中风后脑梗死面积降低了 50%。缺血性脑卒中后 B1r 基因缺失的小鼠炎症反应较轻，并且几乎看不到水肿。因此，KKS 与 AIS 病理状态有关，在 AIS 中是一个很有吸引力的治疗靶点。

脉血康胶囊是一种中药制剂，是从新鲜水蛭的冻干粉末中提取所得。主要成分是水蛭素，是由水蛭的唾液腺产生的一种活性抗凝剂，被认为是最有效和安全的凝血酶抑制剂。已有研究证明纤维蛋白原升高是动脉粥样硬化的独立危险因素，而且血浆纤维蛋白原的增加与 AIS 的不良预后有关。减少纤维蛋白原能有效改善 AIS 患者的不良预后。水蛭素可以直接作为凝血酶的靶向药，能有效地防止纤维蛋白和血细胞结合形成血凝块，抑制游离的和凝血块上的凝血酶活性，降低血液黏度及预防血栓形成。氧化应激与炎症反应在 AIS 的病理生理过程中扮演着重要的角色。炎症生物标志物可能预示着病情转归结果。但在本研究中 CRP 在各组间却无显著差异。这可能是由于抗氧化治疗或者基础治疗在所有病人中实施所致。

从我们的研究结果来看，我们不仅证明了 HUK 对 AIS 患者的治疗起到有效的作用，也首次阐述 HUK 联合水蛭胶囊治疗 12 个月后能显著降低 AIS 患者的神经功能损害及改善临床预后。但是，在治疗 7 天后，我们没有发现 HUK 组和 HUK+ 水蛭组在 NIHSS 和 12 个月神经功能转归率上有显著差异。但我们可以看到联合治疗组 NIHSS 评分较 HUK 组下降更为显著（$P = 0.068$）。这可能是由于样本量小，不能反映不同组群体之间的差异。

本实验同样存在一定的局限性。首先，它是一个较小规模样本量的研究，我们不能得到足够的数据进行亚组分析，无法分析糖尿病或者其他影响因素对脑血管疾病预后的影响。其次，虽然我们排除了严重的传染性疾病，但炎症反应指标只记录了 CRP，其他临床常用的用于预测临床预后的炎症和氧化应激生物标志物（如 BNP）由于条件受限并未收集及监测。另外，我们没有选入单独使用水蛭胶囊治疗的 AIS 患者，因此无法比较 HUK 和水蛭胶囊单剂治疗的疗效。最后，纳入的人群并没有房颤或者其他严重的心律失常，而且也不是每个患者都有机会进行持续的心率监测，因此我们没有收集相关的数据，尽管可能这些数据有助于判断临床预后。如心率变异性可能导致目标人群出现自主神经功能障碍，可以用来预测心律失常导致的心脑血管事件。所以，我们无法得知 AIS 伴房颤或者其他心律失常患者的治疗是否也一样有效。因此，我们需要在未来通过大样本、双盲和随机的临床研究来进一步验证这项研究结果。

因此，总体而言，HUK 能够有效改善 AIS 患者神经功能，提高患者日常生活能力，促进患者的良好转归。HUK 联合水蛭胶囊可以通过多重机制降低 AIS 患者的神经功能损害及改善其临床预后，但是否优于 HUK 单剂治疗，仍有待进一步研究。

八、出血性脑卒中的中西医结合治疗

脑出血（intracerebral hemorrhage，ICH）又称为出血性脑卒中，约占所有中风类型的 10% ～ 15%。其在不同人群和种族中具有显著差异。在亚洲，出血性脑卒中占所有中风患者的 20% ～ 30%，其中有 18.8% ～ 47.6% 的患者需要住院治疗。脑出血死亡率较高且预后较差。脑出血 3 个月内的死亡率高达 20% ～ 30%，一年期生存率仅为 38%，脑出血严重危害患者健康，致死致残率高，给患者家庭和社会带来巨大的负担，是西医学中的一大难题。ICH 的病理生理机制尚未完全阐明，原发性高血压性脑出血主要由于长期高血压导致的脑动脉硬化，引起脑内微小动脉出现玻璃样病理改变，形成微小动脉瘤，外因引起的突发血压升高，导致小动脉瘤破裂出血。西医对 ICH 的治疗分为外科手术治疗和内科保守治疗，由于外科手术治疗效果欠佳且适应证及条件受限，目前，ICH 治疗仍以一般内科问题的处理为主要处理原则，治疗上主要依赖甘露醇进行脱水降低颅内压及控制血压等处理，但仍缺乏有效的神经保护药物。对 ICH 的有效治疗仍是一项紧急且富有挑战的任务。

中医认为出血性脑卒中的病理机制是脏腑功能失调，气血逆乱，导致脑脉受损，血溢脉外。唐容川《血证论》指出“离经之血便是瘀血”，“旧血不去，新血不生”。近年来，有一些学者有报道中医药治疗 ICH 的研究，但仍存在不少问题：①缺少明确的分期分型标准，缺少规范化的诊疗路径；对造成 ICH 的血瘀、脑水肿、血肿清除的病理机制研究较多，但对痰热、痰湿、气虚和阴虚等的研究较少。②有些研究设计不够严谨，缺乏实验室指标作为客观支撑依据。③尽管中医药治疗 ICH 有一定的优势，但在评价体系上仍还有待完善。

脑血疏口服液是中国中医科学院西苑医院谢道珍教授根据“气为血之帅，血为气之母”的中医气血理论及长期临床经验研制出的中医新药（III 类），主要由黄芪、水蛭、菖蒲、大黄等组成，其中有 7 味药物属于活血化瘀类中药，整体组方具有益气活血化瘀等功能，主要用于气虚血瘀型脑出血患者，尤其适用于基底核区、丘脑、脑叶、小脑的中小量出血者。动物基础研究显示，在胶原酶诱导的大鼠脑出血模型中，脑血疏口服液可以促进大鼠脑内血肿吸收，加速红细胞溶解、促进吞噬细胞的吞噬功能，同时增强出血灶机化修复，减轻脑水肿，提高脑组织超氧化物歧化酶（SOD）活性，降低脑组织丙二醛（MDA）含量，起到抗自由基损伤的作用。而在临床研究上，也有学者报道脑血疏口服液可促进患者脑内血肿的吸收，并且通过 CT 证实其有效率达 87.74%，有利于脑组织的修复，提高治疗有效率。尽管这些研究在中医角度显示脑血疏口服液在 ICH 的治疗中发挥了重要的作用，但缺乏西医的神经系统评分及实验室指标等客观指标，也缺少对治疗组和组内的对比分析。

因此，我们设计了相关的临床研究从中西医结合的角度进一步探讨脑血疏口服液对治疗高血压脑出血患者的疗效。其中包括探索脑血疏口服液治疗高血压脑出血患者的有效性和安全性。以及观察脑血疏口服液治疗高血压脑出血患者的实验室指标和神经系统评分的变化。

经宣武医院伦理委员会批准我们做了一项随机、单盲、多中心、前瞻性临床研究。从2008年12月到2010年8月，在北京6家医院中挑选出88名高血压脑出血且符合气虚证患者。所有患者在入组前签署知情同意书，且均是第一次据CT或者MRI诊断为脑出血。纳入标准：①诊断符合第四届全国脑血管病会议诊断要点；②年龄介于18～75岁；③脑出血在7天以内（含7天）；④健康卒中量表（NIHSS）评分：2 ≤ NIHSS ≤ 24分；⑤无意识丧失；无肝、肾功能不全或严重精神疾病。⑥获得患者或其家属或法定代理人的知情同意。

所有患者随机分为两组：脑血疏组（脑血疏口服液10mL，每日3次加常规治疗）和对照组（常规治疗）。脑血疏口服液10mL，每日3次，至少3周。常规治疗为：① 20%甘露醇脱水治疗；②并发症处理；③支持疗法。

研究观察指标包括：基本信息：年龄、性别、体重指数（BMI）、既往史（高血压、糖尿病、心脏病和高脂血症）和个人史（吸烟和酗酒史）。一般临床指标：温度、心率、收缩压和舒张压。神经系统评分：美国国立卫生研究院卒中量表（NIHSS）、Barthel指数（BI）、改良Rankin量表（mRS）和中医证候评分。实验室指标：红细胞计数、白细胞计数、凝血酶原时间（PT）、活化部分凝血活酶时间（APTT）、纤维蛋白原（FIB）、谷丙转氨酶（ALT）、谷草转氨酶（AST）、血尿素氮（BUN）、肌酐（Cr）、血小板最大聚集率（PAgT）、C反应蛋白（CRP）。血肿评估信息：CT扫描血肿体积（mL）=π/6×长（cm）×宽（cm）×高（cm），（西门子64层CT机，截面厚度5 mm；间隙5mm；管电流304mA；电压120kV）。

采用SPSS17.0软件进行统计分析（IBM SPSS，Armonk，NY，USA）。连续变量用平均值 ± 标准差表示。分类变量采用Pearson卡方检验。治疗前后影响因素之间的比较采用配对样本t检验或独立样本t检验比较。$P<0.05$认为具有统计学意义。

研究结果显示，符合研究纳入标准的患者88例，随机分为两组，脑血疏组（n=44）或对照组（n=44），对照组有1例患者失去随访予以排除。脑血疏组男性31例，女性13例，平均年龄为58.22±12.33岁，对照组男性23例，女性20例，平均年龄62.93±10.05岁。年龄和性别两组进行比较无统计学意义（$P>0.05$）。吸烟史、酗酒史、高血压病、心脏病、高脂血症和糖尿病被认为是卒中的主要危险因素，这些因素在两组之间无显著差异（$P>0.05$）（表15）。两组基线BMI、体温、心率和血压比较无显著差异（$P>0.05$）。NIHSS评分、mRS、BI评分、中医证候评分及颅内血肿体积在基线时进行比较也无统计学意义（$P>0.05$）（表16）。

表15 两组间一般信息和卒中危险因素的比较

因素	脑血疏组（n=44）	对照组（n=43）	*P*值
年龄	58.22±12.33	62.93±10.05	0.06
性别	31（70.45%）	23（53.49）	0.18
BMI	24.86±5.78	25.04±5.92	0.54
高血压病	27（61.36%）	26（60.47%）	0.68
心脏病	9（20.45%）	10（23.26%）	0.75
高脂血症	6（13.64%）	7（16.28%）	0.73
糖尿病	31（70.45%）	11（25.58%）	0.68
吸烟史	19（43.18%）	20（46.51%）	0.76
酗酒史	12（73.78%）	10（23.26%）	0.67

表 16 治疗前基线数据的比较

因素	脑血疏组（n=44）	对照组（n=43）	p 值
体温（℃）	36.55±0.34	36.57±0.47	0.79
心率（n/min）	76.16±6.71	75.65±6.95	0.73
收缩压（mmHg）	159.18±28.36	152.21±22.58	0.21
舒张压（mmHg）	94.04±18.86	87.57±11.38	0.06
血肿体积（mL）	16.26±10.05	17.12±9.49	0.72
NIHSS 评分	6.89±4.01	7.44±5.47	0.59
mRS 评分	3.93±1.42	4.00±1.43	0.83
BI 指数	49.84±26.08	45.58±28.01	0.46
中医证候评分	10.11±5.04	9.05±4.29	0.29
RBC（$\times 10^{12}$）	4.75±0.47	4.66±0.46	0.37
WBC（$\times 10^{9}$）	7.87±2.19	8.15±2.19	0.56
PT（s）	20.96±7.45	18.21±9.06	0.21
TT（s）	27.63±14.23	29.83±14.88	0.11
APTT（s）	33.12±6.98	30.45±7.54	0.09
FIB（g/L）	3.38±1.01	3.14±0.99	0.27
ALT（U/L）	22.89±8.74	19.35±6.92	0.25
AST（U/L）	26.27±6.41	23.98±7.35	0.40
BUN（mmol/L）	4.97±4.74	5.91±6.14	0.42
Cr（μmol/L）	68.13±19.94	81.40±13.39	0.07
PAgT（s）	56.03±15.16	55.30±11.94	0.8
CRP（mg/L）	2.68±1.33	3.56±1.25	0.07

治疗前后 21 天组内比较发现，经治疗后 21 天，组内分析显示，脑血疏组和对照组白细胞计数、血肿体积、NIHSS 评分，mRS 评分、Barthel 指数和中医证候评分均较基线显著降低（脑

血疏组 $P<0.01$，对照组 $P<0.05$）（表 17）。

表 17　两组基线与治疗后 21 天的数据比较

	脑血疏组（n=44）			对照组（n=43）		
因素	基线值	21 天后	P 值	基线值	21 天后	*P* 值
血肿体积（mL）	16.26±10.05	2.66±3.40	<0.01	17.12±9.49	5.16±6.17	<0.01
NIHSS 评分	6.89±4.01	3.64±3.10	<0.01	7.44±5.47	4.55±4	<0.01
mRS 评分	3.93±1.42	3.03±1.61	<0.01	4.00±1.43	3.48±1.43	0.04
BI 指数	49.84±26.08	66.20±25.60	<0.01	45.58±28.01	63.10±29.61	<0.01
中医证候评分	10.11±5.04	3.42±2.59	<0.01	9.05±4.29	4.40±2.31	<0.01
RBC（$\times 10^{12}$）	4.75±0.47	4.89±1.09	0.41	4.66±0.46	4.57±0.45	0.09
WBC（$\times 10^{9}$）	7.87±2.19	6.91±1.41	<0.01	8.15±2.19	6.99±1.79	<0.01
PT（s）	20.96±7.45	18.73±9.45	0.80	18.21±9.06	15.34±8.06	0.63
TT（s）	27.63±14.23	18.15±10.59	0.13	29.83±14.88	19.11±14.91	0.16
APTT（s）	33.12±6.98	33.28±7.25	0.16	30.45±7.54	31.11±5.85	0.28
FIB（g/L）	3.38±1.01	4.09±1.19	<0.01	3.14±0.99	4.00±1.32	<0.01
ALT（U/L）	22.89±8.74	40.23±7.85	<0.01	19.35±6.92	27.43±10.9	<0.01
AST（U/L）	26.27±6.41	31.62±11.87	0.01	23.98±7.35	27.43±10.79	0.04
BUN（mmol/L）	4.97±4.74	6.59±8.17	0.25	5.91±6.14	5.46±2.39	0.65
Cr（μmol/L）	68.13±19.94	64.81±13.90	0.12	81.40±13.39	74.65±18.81	0.15
PAgT（s）	56.03±15.16	53.74±15.43	0.46	55.30±11.94	56.69±14.45	0.56
CRP（mg/L）	2.68±1.33	2.50±1.20	0.56	3.56±1.25	2.41±1.44	0.61

治疗前后 21 天组间比较发现，经治疗 21 天后，组间分析显示，脑血疏组白细胞计数、血肿体积、NIHSS 评分，mRS 评分和中医证候评分降低幅度显著高于对照组（$P<0.05$）（表 18）。脑血疏组第 60 天 NIHSS 评分为 2.40±2.27 显著低于对照组 3.69±3.52。脑血疏组第 90 天 NIHSS 评分为 1.78±2.17，也显著低于对照组 3.14±3.3（未在表中显示）。

表 18　两组治疗 21 天后的疗效比较

因素	脑血疏组（n=44）	对照组（n=43）	*P* 值
血肿体积（mL）	2.66±3.40	5.16±6.17	0.04
NIHSS 评分	3.64±3.10	4.55±4	0.01
mRS 评分	3.03±1.61	3.38±1.43	0.04
BI 指数	66.20±25.60	63.10±29.61	0.60
中医证候评分	3.42±2.59	4.40±2.31	0.02
RBC（$\times 10^{12}$）	4.89±1.09	4.57±0.45	0.08
WBC（$\times 10^{9}$）	6.91±1.41	6.99±1.79	0.82
PT（s）	18.73±9.45	15.34±8.06	0.35
TT（s）	18.15±10.59	19.11±14.91	0.06
APTT（s）	33.28±7.25	31.11±5.85	0.18
FIB（g/L）	4.09±1.19	4.00±1.32	0.72
ALT（U/L）	40.23±7.85	27.43±10.9	0.06
AST（U/L）	31.62±11.87	27.43±10.79	0.09
BUN（mmol/L）	6.59±8.17	5.46±2.39	0.39
Cr（μmol/L）	64.81±13.90	74.65±18.81	0.08
PAgT（s）	53.74±15.43	56.69±14.45	0.36
CRP（mg/L）	2.50±1.20	2.41±1.44	0.56

出血性脑卒中是一种常见的神经系统疾病，估计发病率超过每年 37000 例。目前有效的治疗手段仍然比较有限，特别是伴有高血压病者。在高血压脑出血中，治疗的主要手段是控制血压，控制血压的药物目前有较多的选择，但是如何减少出血、促进血肿吸收及改善神经功能等治疗方案仍有待进一步探索。

脑血疏口服液已在大鼠模型中观察到其可促进颅内血肿的吸收，从而改善大鼠神经功能。脑血疏口服液是从中药中提取的粗提物，具有活血化瘀的功效。主要成分为水蛭、川芎、菖蒲、牛膝、牡丹皮、大黄。水蛭素是水蛭中的活性成分，能延长或抑制凝血过程，具有促进纤溶作用，改善血管内血栓形成的主要环节——纤溶系统激活造成的凝血亢进。另一主要成分川芎嗪，研究显示其可以通过血脑屏障，通过抑制肾上腺素从而扩张血管，增加血流速度，降低血液黏度，改善血液微循环。脑血疏口服液治疗脑出血的疗效可以通过以下机制来解释。药理学的研究表明脑血疏口服液具有抗凝、抑制血栓形成、抗血小板聚集、促进纤溶、增加脑血流量、减少脑血管阻力、缓解平滑肌痉挛，以及改善脑梗死的神经症状的作用。

既往的研究表明，脑出血后可引起一系列的炎症反应，如白细胞浸润、补体系统激活、小胶质细胞活化和促细胞因子表达等。我们也在本研究中观察炎症因子的变化。结果显示，CRP在两组治疗前后中变化并不显著，但白细胞计数在两组治疗后均出现了显著降低，尤其是在脑血疏组。这些结果表明脑血疏口服液可能通过抗炎机制在 ICH 患者中起到神经保护的作用。此外，我们还发现 Fib、ALT 和 AST 水平在治疗 21 天后在两组中均出现升高，但两者之间比较无显著差异。这可能是因为脑出血后继发引起凝血酶与纤维蛋白相结合，这在加速血管破裂的堵塞和防止再出血中发挥了重要作用，而凝血酶和纤维蛋白的升高导致了 ALT 和 AST 水平升高。

颅内血肿体积是预测脑出血的关键指标之一。既往的研究表明，抑制血肿扩大与减小血肿体积，可以改善脑出血患者的预后。我们的研究结果显示，脑血疏组治疗后血肿体积出现明显降低，且降低的幅度显著高于对照组。此外，NIHSS 评分、mRS 评分和中医证候评分，可以反映脑卒中的严重程度和功能情况。脑血疏组评分下降幅度均高于对照组，表明脑血疏口服液有助于血肿的吸收和改善脑出血患者的预后。

本实验也存在一定的局限性。首先，它是一个较小规模样本量的研究，我们不能得到足够的数据进行分析，因此对研究结论的解释需要谨慎。其次，由于对血肿位置进行ICH类型的分类，可能也会对结果产生影响。另外，我们没有记录血压的变化，而血压的大小与血肿大小相关，尽管两组的舒张压差较为接近（P=0.06），我们不能完全排除舒张压是否会影响结果。最后，脑血疏组患者在服用脑血疏口服液的同时也接受基础治疗，我们也不能排除基础治疗的影响。因此，我们需要在未来通过进一步的研究来澄清这些问题。

总体而言，脑血疏口服液应用于高血压脑出血患者可促进颅内血肿的吸收，减少出血量，降低炎症反应，有利于脑组织及其功能的恢复，有利于提高患者预后，且在肝肾功能上未见明显不反应。脑血疏口服液具有益气活血化瘀之功效，尤其适用于气虚血瘀证出血性脑卒中患者。

附表

中风火热证量化诊断标准（附件1）

<table>
<tr><td>a. 舌红（5分）</td><td rowspan="2">面目呼吸气味</td><td>a. 声高气粗或口唇干红（2分）</td></tr>
<tr><td>b. 舌红绛（6分）</td><td>b. 面红目赤或气促口臭（3分）</td></tr>
<tr><td>a. 薄黄（2分）</td><td rowspan="2">发热</td><td>a. 有（3分）</td></tr>
<tr><td>b. 黄厚（3分）</td><td>b. 无（0分）</td></tr>
<tr><td>c. 干燥（4分）</td><td>脉象</td><td>a. 数大有力或弦数或滑数(2分)</td></tr>
<tr><td>d. 灰黑干燥（5分）</td><td rowspan="2">口中感觉</td><td>a. 口苦咽干（1分）</td></tr>
<tr><td>a. 便干便难（2分）</td><td>b. 渴喜冷饮（2分）</td></tr>
</table>

（续表）

B. 便干三日未解（3 分）	尿短赤	a. 有（1 分）
c. 便干五日以上未解（4 分）		b. 无（0 分）
a. 心烦易怒（2 分）	总分	
b. 躁扰不宁（3 分）		
c. 神昏谵语（4 分）		

诊断标准使用说明：

评分说明：每一证候的得分是将诊断这一证候的各项所得最高分相加而成。

证候诊断说明：

≥ 7 分为证候诊断成立；

7 ～ 14 分　轻度；

15 ～ 22 分　中度；

≥ 23 分　重度。

美国国立卫生研究院卒中量表（NIHSS）（附件 2）

项目	评分标准	得分
1a. 意识水平： 即使不能全面评价（如气管插管、语言障碍、气管创伤及绷带包扎等），检查者也必须选择 1 个反应，只在患者对有害刺激无反应时（不是反射）才能记录 3 分	清醒，反应灵敏（0 分） 嗜睡，轻微刺激能唤醒，可回答问题，执行指令（1 分） 昏睡或反应迟钝，需反复刺激、强烈或疼痛刺激才有非刻板的反应（2 分） 昏迷，仅有反射性活动或自发性反应或完全无反应、软瘫、无反射（3 分）	
1b. 意识水平提问： 月份、年龄。仅对初次回答评分。失语和昏迷者不能理解问题记 2 分，因气管插管、气管切伤、严重构音障碍、语言障碍或其他任何原因不能完成者（非失语所致）记 1 分。可书面回答	两项均正确（0 分） 一项正确（1 分） 两项均不正确（2 分）	

（续表）

项目	评分标准	得分
1c. 意识水平指令： 睁闭眼；非瘫痪侧握拳松开。仅对最初反应评分，有明确努力但未完成的也给分。若对指令无反应，用动作示意，然后记录评分。对创伤、截肢或其他生理缺陷者，应予适当的指令	两项均正确（0分） 一项正确（1分） 两项均不正确（2分）	
2. 凝视： 只测试水平眼球运动。对随意或反射性眼球运动记分。若眼球偏斜能被随意或反射性活动纠正，记1分。若为孤立的周围性眼肌麻痹记1分。对失语者，凝视是可以测试的。对眼球创伤、绷带包扎、盲人或有其他视力、视野障碍者，由检查者选择一种反射性运动来测试，确定眼球的联系，然后从一侧向另一侧运动，偶尔能发现部分性凝视麻痹	正常（0分） 部分凝视麻痹（单眼或双眼凝视异常，但无强迫凝视或完全凝视麻痹）（1分） 强迫凝视或完全凝视麻痹（不能被头眼反射克服）（2分）	
3. 视野： 若能看到侧面的手指，记录正常，若单眼盲或眼球摘除，检查另一只眼。明确的非对称盲（包括象限盲），记1分。若全盲（任何原因）记3分。若频临死亡记1分，结果用于回答问题11	无视野缺损（0分） 部分偏盲（1分） 完全偏盲（2分） 双侧偏盲（包括皮质盲）（3分）	
4. 面瘫：	正常（0分） 轻微（微笑时鼻唇沟变平、不对称）（1分） 部分（下面部完全或几乎完全瘫痪）（2分） 完全（单或双侧瘫痪，上下面部缺乏运动）（3分）	
5.6. 上下肢运动： 置肢体于合适的位置：坐位时上肢平举90°，仰卧时上抬45°，掌心向下，下肢卧位抬高30°，若上肢在10秒内，下肢在5秒内下落，记1～4分。对失语者用语言或动作鼓励，不用有害刺激。依次检查每个肢体，从非瘫痪侧上肢开始	上肢： 无下落，置肢体于90°（或45°）坚持10秒（0分）； 能抬起但不能坚持10秒，下落时不撞击床或其他支持物（1分）； 试图抵抗重力，但不能维持坐位90°或仰位45°（2分）； 不能抵抗重力，肢体快速下落（3分）； 无运动（4分）； 截肢或关节融合（9分）； 解释：5a左上肢；5b右上肢	

（续表）

项目	评分标准	得分
	下肢： 无下落，于要求位置坚持5秒（0分）； 5秒未下落，不撞击床（1分）； 5秒内下落到床上，可部分抵抗重力（2分）； 立即下落到床上，不能抵抗重力（3分）； 无运动（4分）； 截肢或关节融合（9分）； 解释6a左下肢；6b右下肢	
7.肢体共济失调： 目的是发现一侧小脑病变。检查时睁眼，若有视力障碍，应确保检查在无视野缺损中进行。进行双侧指鼻试验、跟膝胫试验，共济失调与无力明显不呈比例时记分。若患者不能理解或肢体瘫痪不记分。盲人用伸展的上肢摸鼻。若为截肢或关节融合记9分，并解释	无共济失调（0分） 一个肢体有（1分） 两侧肢体均有（2分） 截肢或关节融合，解释：左上肢1=有，2=无（9分） 截肢或关节融合，解释：右上肢1=有，2=无（9分） 截肢或关节融合，解释：左下肢1=有，2=无（9分） 截肢或关节融合，解释：右下肢1=有，2=无（9分）	
8.感觉： 检查对针刺的感觉和表情，或意识障碍及失语者对有害刺激的躲避。只对与脑卒中有关的感觉缺失评分。偏身感觉丧失者需要精确检查，应测试身体多处[上肢（不包括手）、下肢、躯干、面部]确定有无偏身感觉缺失。严重或完全的感觉缺失记2分。无反应或四肢瘫痪者记2分。昏迷患者（la=3）记2分	正常（0分） 轻－中度感觉障碍，（患者感觉针刺不尖锐或迟钝，或针刺感缺失但有触觉）（1分） 重度－完全感觉缺失（面、上肢、下肢无触觉）（2分）	
9.语言： 命名、阅读测试。若视觉缺损干扰测试，可让患者识别放在手上的物品，重复和发音。气管插管者手写答案。昏迷者记3分。给恍惚或不合作者选择一个记分，但3分仅给不能说话且不能执行任何指令者	正常（0分） 严重失语，交流是通过患者破碎的语言（2分） 表达，听者须推理、询问、猜测，交流困难不能说话或者完全失语，无言语或听力理解能力（3分）	

（续表）

项目	评分标准	得分
10. 构音障碍： 读或重复表上的单词。若有严重的失语，评估自发语言时发音的清晰度。若因气管插管或其他物理障碍不能讲话，记9分。同时表明原因。不要告诉患者为什么做测试	正常（0分） 轻－中度，至少有些发音不清，虽有困难但能被理解（1分） 言语不清，不能被理解，但无失语或与失语不成比例，或失音（2分） 气管插管或其他物理障碍，解释：（9分）	
11. 忽视： 若患者严重视觉缺失影响双侧视觉的同时检查，皮肤刺激正常，记为正常。若失语，但确实表现为对双侧的注意，记分正常。视空间忽视或疾病失认也可认为是异常的证据	正常（0分） 视、触、听、空间觉或个人的忽视；或对一种感觉双侧同时刺激忽视（1分） 严重的偏侧忽视或一种以上的偏侧忽视；不认识自己的手；只能对一侧空间定位（2分）	
总得分		

中风病临床证候评价量表（参照中药新药临床疗效评价标准）（附件3）

		无0分	轻度2分	中度4分	重度6分	入院评分	出院评分
主症	神志	有神	神昏，但偶有简单应答	意识丧失，偶有自发肢体活动	神志不清，肢体活动完全消失		
	上肢活动不遂	无	轻微力弱，可自行吃饭写字	明显不遂，但抬臂可高于肩	不遂严重，甚至完全瘫痪		
	下肢活动不遂	无	能站立并独立行走	能站立，但不能独立行走	站立困难，至完全瘫痪		
	口舌歪斜	无	鼻唇沟变浅，伸舌稍斜	患侧口角低垂，伸舌偏斜	口舌歪斜明显		
	言语謇涩或不语	无	言语不清，能分辨词句或言语欠连贯	不能分辨词句或仅能说出词语，不成句	有发音，但不能说出语句，甚至不能发音		
	肢体麻木或感觉异常	无	自觉轻度麻木，但触之有感觉，不影响生活工作	自觉麻木，触之感觉减退，生活工作受到一定的影响	麻木严重，触之感觉消失，严重影响正常生活工作		

（续表）

		无0分	轻度2分	中度4分	重度6分	入院评分	出院评分
次症	流涎	无	进食说话时偶有少量流涎	安静休息时亦有自发流涎	流涎严重，持续而不能停止		
	吞咽困难	无	进食时稍有食物停滞感觉，进食速度不受影响	进食时食物停滞感觉明显，进食速度较正常慢	不能自主吞咽，进食必须依靠鼻饲管		
	饮水呛咳	无	饮水有停滞，但无呛咳	饮水时呛咳明显，但仍能饮水	饮水时频繁呛咳，不能下咽		
	二便自遗	无	偶有二便自遗	经常出现二便自遗	二便失禁，随时出现二便自遗		
	肢体强急	无	肌张力略高	肌张力高，但能伸展	肢体强痉拘急		
	肢体痿软	无	偶感肢体痿软	常感肢体痿软	肢体痿软无力持续不能缓解		
	头痛	无	偶尔出现，但程度较轻	经常出现，尚可忍受	频繁出现难以忍受		
	头晕目眩	无	偶尔出现，但程度较轻	经常出现，尚可忍受	频繁出现难以忍受		
兼症	肢体肿胀	无	肢体偶有肿胀	肢体常有肿胀	肢体肿胀持续不能缓解		
	口唇紫暗	无	口唇暗红	口唇紫暗	口唇青紫		
	神疲乏力	无	偶有疲乏	常有神疲乏力	神疲乏力持续存在不能缓解		
	气短懒言	无	偶感气短，不主动言语	常有气短懒言	气短频繁发生，不与人言语		
	肌肤甲错	无	手足皮肤粗糙	手足皮肤粗糙且起屑	全身多处皮肤粗糙，鳞屑脱落		

（续表）

		无0分	轻度2分	中度4分	重度6分	入院评分	出院评分
兼症	失眠	无	偶尔出现，多梦	每天失眠多梦	失眠多梦，需服药才能入睡		
	心烦易怒	无	心烦偶躁	心烦急躁，遇事易怒	烦躁易怒，不能自止		
	心悸健忘	无	偶有心悸健忘	常有心悸健忘	频繁发生心悸健忘		
	咽干口苦	无	口微干，晨起口苦	口干少津，口苦，食不知味	口干时饮水，口苦如涩		
	胸闷气短	无	偶有发生	经常出现	持续存在		
	痰	无	偶有咳痰	痰液较多，且难咳出	痰涎壅盛，喉中有痰鸣		
	面色㿠白	无	口唇无华	面唇色淡	面唇苍白		
	气短自汗	无	偶有少量汗出	汗液较多	安静休息时仍有自发出汗		
入院合计总分（201__年___月___日）：							
出院合计总分（201__年___月___日）：							

中医症状分级量化表

主要症状	无（0分）	轻（2分）	中（4分）	重（6分）
半身不遂	无	“神经功能缺损程度”中，上肢、手、下肢肌力积分≤6分	“神经功能缺损程度”中，上肢、手、下肢肌力积分>6分，≤12分	“神经功能缺损程度”中，上肢、手、下肢肌力积分>12分
口舌歪斜	无	鼻唇沟浅伸舌稍偏	患侧口角低垂伸舌略偏	口舌歪斜明显
舌强言謇或不语	无	表达困难只可简单交谈	几个单字式的联系需借助表情动作	不能言语表达意思
偏身麻木	无	自觉麻木，触之有感觉	自觉麻木，触之感觉减退	自觉麻木，触之无感觉

（续表）

次要症状	无（0分）	轻（1分）	中（2分）	重（3分）
自汗出	无	安静时汗出	偶有汗出	动则汗出
气短乏力	无	偶有气短乏力	活动后出现气短乏力	需卧床

舌质暗淡，舌苔白腻或有齿痕，脉沉细（舌脉不计分）。

注：本标准是采用1988年国家中医药管理局脑病急症科研协作组制定的《中风病诊断疗效评定标准》。

第三章 高利教授团队的中西医结合思路与方法

第一节 中西医两种医学认识相结合

要从事中西医结合临床工作，首先是诊断问题，只有掌握了西医的诊断思路又同时能对此进行中医辨证才能获得确切的综合诊断，二者缺一不可。

西医诊断疾病是根据患者的主诉并通过望、触、叩、听获得相关信息，基本的诊断形成后还要考虑应做什么理化检查，根据症状体征并参考各项现代检测结果做出疾病诊断并将疾病归纳为炎性病变、代谢性病变、神经退行性变、各器官的出血性病变或缺血性病变及功能性障碍等。患者所处地域、社会状况、发病前后对环境温度、饮食结构及冷热的好恶及二便性状常不被问及，这种思维忽视了对患者的整体观和个体化差异，对疾病的影响因素判断无疑有一定的局限性和机械性，造成了对患者病情的综合判断和机体自我调节能力的评估困难。

中医认为同一疾病的不同时期可显现出不同证候，不同疾病不同时期亦可显现出同一证候，通过望、闻、问、切手段了解患者的相关信息并审查其全身状况，从中分析出证候的病因病机而做出疾病诊断或证候诊断，无论何种疾病，均将证候概括为寒热虚实。这种认识观可获得患者的证候属性并明确病位，从而判断出各脏腑功能的盛衰，但因不具备统一的诊断或辨证标准和客观的现代理化检查结果，常会造成临床医生认识的差异，亦可使西医医生觉得太宏观空洞而质疑诊断或辨证的准确性及客观性。

仔细分析便不难看出，二者皆有优势但都存在不足，西医的定性定位虽然清晰，但欠缺个体化认识，中医界定疾病的性质虽有寒热虚实之分，但欠缺客观的理化检查结果等参考依据。若从理论上把中医对疾病的宏观（整体观）认识与西医对疾病的微观认识相结合而形成综合的诊断，那么，对人体机能和疾病的宏观认识和对病变脏腑的微观认识便会更加清晰，这无疑会使临床医生策划整体调理和对微观认识的靶向治疗更加合理到位。

曾有人认为中西医是两种不同的医学体系不能结合，但第二届世界中西医结合学术大会文献明确写道：中医学与西医学在不同文化、不同哲学背景下产生，他们对健康、疾病及病因的看法也不尽相同；然而，两种体系服务的对象是相同的（都是自然人），这是二者可能结合的基本条件。基于多年的临床实践，我认为，践行中西医结合首先要面向西医医生广大群体。诊疗思路应能使广大的西医群体能理解、接受并重复，因目前我国西医医生的规模远比中医规模大得多，西医不能理解并验证，中西医结合则不易成功。

不少人常讲从事中西医结合要找好结合点，个人认为，真正做到中西医的有机结合应该是面上的结合，但从点到面的结合需要一定的实践过程。

第二节　西医辨病与中医辨证相结合

在中西医两种理论层面对疾病有了综合认识之后，下一步就是方法学的结合，即辨病与辨证相结合。多年的临床积累使我体会到，对于任何疾病的有效治疗，首先应在明确西医诊断前提下进一步用中医的辨证思维辨别疾病的证候，从而审证求因以拓宽认识广度。虽然中医也有疾病命名，但与西医的疾病命名大不相同，前者所说的病多是一种综合征，如其论述的“中风病”临床皆可出现神昏、偏瘫等神经功能障碍，而没有出血或缺血的概念，甚至现代的急性面神经炎也可归属中风范畴。如果认为此处所言的病是中医的病名，再用中医辨证就不应该属中西医结合了，故辨病与辨证相结合所指的病一定要明确为现代疾病。

在明确现代疾病后，寻求辨病与辨证的结合，首先还当清醒地以中医的整体观和恒动观来考察疾病。人是一个整体，无论是从中医的脏腑经络、气血津液而言，还是从西医学的生理、生化学而论，各个器官、组织甚至细胞间都是相互影响的。因此即使明确了现代疾病的范畴，确定了病灶所在，但疾病并非静止的，由于整体性机体无时无刻不处于一种交流的状态，整体性导致了疾病的恒动性。由于无论现代疾病体系下的西医病名也好，或是中医学中的中医病名也好，它们本身都存在一个变动的过程，因此“证”是用来概括疾病某一阶段的表现，由于它包括了病变的部位、原因、性质以及邪正关系，反映出疾病发展过程中某阶段病理的变化本质，因而它比症状更全面、更深刻、更正确地揭示疾病的全貌，但是我们又不能满足于“证”，因为，现代科学的物理的、生物的、实验室的各方面检查所得出“病”的证据，超出了中医的望闻问切。如急性肾炎浮肿等症状已消除，在过去病人和医生都认为病已痊愈，现在检验小便尚有蛋白和红、白细胞，医生与病人都认为病未痊愈；又如无黄疸型肝炎或乙型肝炎没有或少有什么症状，可是实验室检查血清谷丙转氨酶增多，或乙肝两对半阳性，就不能认为病人无病或已治愈。这也是辨病与辨证能相结合的基础。同一种疾病，同一个人在患病的不同时候，都会表现出不同的“证型”，证型能记录患者在不同阶段所存在的发展趋势。

西医学喜欢为疾病寻找针对性的专药，这样在诊断某种疾病之时心中已能浮现该选用何药；中医更强调辨证论治，灵活组方，而不会仅专注于单味药的使用。对于已经确诊的病，找一种针对性的方法去治疗，这是理所当然的。那么为什么还要重视辨证论治呢？因为疾病的发生与发展，是多因素、多项性、多向性、综合作用的结果，且与内外环境有着密切的关系。临床表现有的呈单一性，但更多的是交织性与弥散性，有的呈连续性，如果只从单一性来考虑，就会效果不好，有时会陷入机械唯物论的泥坑。往往在病因尚未查明之前，就感到束手无策，此时非辨证论治不可。因此辨病与辨证的结合除了包含整体观与恒动观之外，我们还要注重个体观的培养。由于体质的不同，以及地域环境、生活方式、饮食结构等种种不同，适合不同人的治疗方案肯定是截然不同的。

西医学虽然也意识到患病人群存在异质性的问题，比如在降压药和降糖药的选择上有多种机制的药物可供选择，不同药之间除了疗效上的差异，不良反应的不同也是甄选的决策基础。但是由于西医学发展起步较晚，对于各类疾病也未能全面认识，这体现在治疗手段上便是药物的研发机制较为局限，一是同一个疾病往往存在多种代谢通路和信息传导通路，而西药由于多为有效成分的提纯，多作用于某种或某类受体，追求单一作用形式；二是不同组织往往具有相同的受体；三是化学药物的作用机制未能全部掌握。这便导致临床存在药物疗效未明，只能尝试性地调整不同类别的药物的情况，以及不良反应较多，且难以预料不良反应的趋势，单方纯度高而存在耐药的现象。这些问题说明现代药学仍有很长的一段道路要走。中医药由于属于纯天然的复方成分，在耐药性、不良反应上都具有很大的优势，且由于发展时间长，药物的性味归经已属成熟体系，医生能较充分地判断药物的属性、使用药物后疾病的趋势以及人体的反应情况。

在明确了整体观、恒动观、个体观后，落实到临床实行辨病与辨证相结合，应首先从西医学角度明确疾病的病因、病理、生理、各项相关的现代辅助检查结果，从而根据疾病的诊断标准做出客观诊断。若把西医对疾病的诊断标准与中医的辨证结合起来，做到既明确了西医诊断又明确了患者的证候特点，这种对疾病的综合认识会使临床医生对患者进行恰当的个体化治疗，最终的结果应该是不但治好了病，患病个人的整体机能也会同时得到明显提升，这种治疗结果应是临床医生追求的方向。

结合的具体方法是根据西医对疾病的诊断依据，结合患者个体状况用中医辨证思维与西医的病因和病理生理进行对应性思考审证求因，以明确病位（即病变脏腑）和病性（即寒热虚实），这种方法无疑会比单纯的中西医认识更全面。

走辨病与辨证的中西医结合道路，既能充分发挥西医学对疾病的认识手段的优势，有助于发挥中医临床疗效，促进中医学术发展；又能发扬中医学的辨证精神，启发西医学认识疾病的思维方式，促进现代科学研究的创新发展。

第三节　中医证候分析与时代背景相结合

应当承认，不同时代，疾病的证候特点有异。因时代的不同，疾病谱发生了明显变化，各种疾病的影响因素发生了变化。

冷兵器时代：因群雄争霸而战乱多，造成的外伤病多，因缺乏疾病防御部门，传染病多，因食不饱肚，营养不良症多，各种虚证多，人们的平均寿命低。

近代：因地方割据，民不聊生，营养不良症和传染病未能明显减少，但冷兵器伤明显减少，但人们的平均寿命未能提升，各种虚证仍较多。

现代：随着社会的进步，人们的生活有了保障，体质有了明显提升，传染性疾病明显减少，因各类污染、饮食结构改变和各种压力增多而造成的胃肠道疾病、幽门螺杆菌感染、高同型半胱氨酸血证、代谢障碍病、心理障碍病、“三高”和癌症多，心脑血管病多且年轻化趋势明显。值得注意的是，时代不同了，虽然气虚证并未少，但纯阴虚证明显减少，阴虚阳亢证减少而“痰证”多了。这提示我们：同是一种疾病，因时代不同，证候特点也发生了变化。疾病的影响因素变了，使得证候更加复杂，故临床辨证不能见到某种症状就盲目地套用古时的证候名称，只有根据时代背景认真揣摩分析证候特点和影响因素，辨证才能更加确切，临证不可不知。

中医学大家们尊崇实事求是的行医态度，一切从临床实践的经验所得出发，以实际临床疗效作为标准。因此传统医家们能很敏感地把握住由于时代特点不同，疾病特点随之变化，疾病谱随之变化的特性，那么在相应的治疗理论与临床用药的选择上自然也要灵活地做出改变。这也是从现在的角度来看，中国中医学在不同时代背景下，整体的医疗理论与用药选择上均存在变动，跟随时代而表现出相应的特质。中医学当中有专门的五运六气学说用于解释疾病与时间这一维度间的联系。由于五运六气较为晦涩且部分观点尚且存在争议，难以一时言明。我们姑且认为是由于时间的推移，社会以及自然的变动导致疾病谱处于变动的状态当中。因此对于西医学界存在的，认为中医学在历史的长河中自相矛盾的观点，我们应当持否定的态度，只要以动态的医史学观来考察这些变动，就不会有此误判。

李东垣处于战乱时代，人民饥饱失常，惊惶忧愁以致体质虚弱，易为疾病所侵，得病后又因正虚容易死亡，故提出脾胃虚弱中气不足，必须重视脾胃的理论。朱丹溪时代有服燥药以助性欲和多食肥厚的时代特点，“血气几何？而不自惜”“远彼帷簿，放心得收”，故朱丹溪认为阳易动，阴易亏，动则耗阴，声色嗜好亦伤阴，故独主滋阴降火，创“阳常有余，阴常不足”论。同时朱丹溪著名的“百病多由痰作祟”之论，多半来源于其所诊病人乃多痰之体，结合历史来看，自不可能是食不饱腹的乡野村夫，而是素来便常食牛羊肉的蒙古当权者，以及改变饮食习惯的汉官等，因“脾为生痰之源”，生病因于过用，其脾不耐过耗而失健运，自然聚湿成痰。所以，朱丹溪以祛痰为特色的方子便适合现代人中嗜食酒肉等肥甘厚味者，但是现代人的饮食结构多种多样，且近年来随着对健康生活方式的重视，酗酒暴食者已然有降低趋势，且素食主义者也不在少数，因此朱丹溪的方子对于这类健康饮食少食油腻的人则未必能起良效。张景岳出身官僚世家，到北京游于侯门，其交游、治病者亦必为豪门大贾。这些阶层穷奢极欲，因而常感身弱体衰，精力不足，喜欢补药，所以张景岳据临床经验认为对这些达官贵人以温补之法疗效最好，故其自然而然形成主张温补为主的思想。张景岳反对朱丹溪“阴常不足，阳常有余”的理论，他提出“阳常不足，阴常有余”理论。实际上，两者在治疗上并不可能只予补阴药，补阳药一点不用，反之亦然。甚至在行补法之时两人都认同阴阳并补，即所谓的“善补阳者，必于阴中求阳，则阳得阴助而生化无穷；善补阴者，必于阳中求阴，则阴得阳升而泉源不竭”。实际上，两者的理论也并无矛盾之处，丹溪所指之阴重在指两性之精，景岳所指之阳，重在指机体活动能力，两人所指实质不同，也不当同等看待。

因此我们应当活学活用，注重中医证候与时代背景相结合。与古时相比，现在最大的时代特点便是科技的发达与科学的发展，因此如何兼容并蓄，将西医学的优势整合到中医当中，走出一条成功的中西医结合之路才是如今时代应有之举措。

第四节　中医证候分析与现代检测技术相结合

一、中医证候分析与现代超声、影像学相结合

西医学的检测手段一大优势便在于各种现代超声、影像学可以充当人类的眼睛，看到人力所不能触及的层次及深度。因此想要更好发挥中西医结合诊疗模式的优势，应当优先考虑如何将影像学融入现代中医证候的评定当中来。

医学影像学的发展与自然科学密切相关，自然科学新技术革命使医学影像学的发展具有独特的表现。不同成像源的发现，使影像手段经历了从单一到多元化的发展特征，从 X 线诊断到核素成像，超声成像以及磁共振成像使放射诊断学演变为影像诊断学。计算机技术的不断进步，图像重建技术日益完善，使影像手段从二维空间显示到三维空间中观察人体内部结构，给影像诊断带来了崭新视角。影像设备的进步，使医学影像学成为物理、化学、分子生物学等学科参与研究生命科学最有效的手段，它不仅能反映机体病理解剖学的信息，亦能反映组织的微循环、细胞的代谢、细胞膜功能等方面的信息，成为目前唯一对活体进行无创性功能研究的方法。介入放射学的建立和发展，使医学影像学彻底改变了单一的诊断学模式，而成为临床治疗型学科。由于基础科学的发展，医学影像学已由原来单一成像手段、仅局限于形态学诊断的学科发展到今天众多影像手段，兼顾形态功能诊断和临床治疗组成的综合性学科，这种变化将对以往的诊断方式产生深远的影响。

辨证论治是中医理论体系的主要特点，是中医诊疗中的精粹，中医的证是机体对病因的整体反应状态，是疾病某一时期，某一个体的临床表现和内涵，在同一个体，不同时期各种不同的证可以互相转变、互为因果，是相对的临床概念。中医“证”的诊断与医学影像学诊断虽然理论体系不同，但有许多共性。首先在于其宏观性与整体性。证是生物、心理、社会等致病因素作用于人体的整体层次反应状态的总和，但多从机体宏观的外在表象来观察生命活动过程和疾病变化过程。医学影像学诊断是通过发现各种异常的影像信息，密切结合临床而得出诊断，因此也具有宏观性和整体性。如腰椎体发现骨质破坏，结合患者有肺癌手术史，我们考虑椎体转移性肿瘤，这就是从整体上和宏观上把握诊断。如果从局部出发则有可能会考虑椎体原发病变。其次，在于动态性及阶段性。证是人体整体疾病反应状态的动态过程，具有明确的连续的阶段性。影像诊断也具有这类特征。如肝脓肿的影像学表现随着病程不同而表现各异。因此影像诊断也具有动态性和阶段性这一特征。还有，便是物质性及信息性。证不论是机体反应状态或是证候、综合征等，都是人体内所包含的物质或能量的转化状态，都有物质基础，也是人体自稳状态反馈调控的信息传输。医学影像学所观察到的各种异常影像特征都有明确的病理解剖基础，是人体病理表现的投影。所有的影像诊断都建立在病理的基础上，都具有其物质性和信息性。最后，在于相对模糊性和笼统性。证的评定标准具有相对的模糊性和笼统性，确定证的四诊所见，具有一定的主观性。影像诊断也具有相对的模糊性和笼统性，影像学资料是客观的，但阅片是一个主观的过程，不同的医生认知程度也不一样，每一个影像学诊断都是医生提出的相对最可能的诊断，也具有相对模糊性和笼统性。正因为中医证的诊断和医学影像学诊断有许多共性，因此医学影像学是中医证的客观化研究的理想工具之一。

中医现代化必须首先要丰富和发展中医的基础理论，这是中医现代化的必由之路。医学影像学在丰富和发展中医基础理论方面起着重要作用。丰富中医理论的重点就是要对中医理论进行证实和修正。许多中医基础理论仅仅存在于文字记载和叙述中，缺乏真实解剖证据。如中医三焦理论只有功能的详细描述，缺乏解剖具体描述，有人以X线检查探讨中医的三焦：认为在解剖方面人体胸腔、腹膜内腔、腹膜外腔与上、中、下三焦相对应。并从功能方面提出，胸腔有关组织协助心肺器官，起到呼吸和循环的功能，与上焦主温煦的作用相仿。腹腔内众多的淋巴管和乳糜管，协助脾、胃、肝、胆、小肠、担负消化系统的吸收运输功能，与中焦主腐熟作用相当。下焦是参与肾、膀胱、大肠共同完成大小便的排泄功能，与下焦主决渎的作用相当。上述研究首先从X线检查中寻找“三焦”的解剖基础和生理功能，试将中医“三焦”理论与西医学相结合，把三焦作为一个综合性的功能单位或者是几个内脏功能结合来看待，是比较具有客观性的。从影像学角度丰富和发展了中医基础理论。

医学影像学与中医学结合为中医辨证提供客观依据辨证论治是中医的精髓之一，中医的证主要是通过望、闻、问、切四诊获得资料而辨证，但不容否认的是中医的证以主观判断为主，客观依据不足。这一不足和当时中医缺少现代科技手段，无法获得客观依据有关。我们的任务就是要充分运用影像学这一现代科技手段为中医辨证提供更多的客观依据。影像学检查所提供的客观依据应当归属于望诊的范畴，可以看作是望诊的一种补充。举例来说影像学观察到肺内渗出性病变结合临床有发热、咳黄痰、喘促有力等症状，用中医理论分析无疑是实证，比起单纯用临床症状来判断实证更有说服力，也更直观。

中医在疗效评价方面也是通过望、闻、问、切四诊，观察临床症状的减轻和消失而做出判断，同样也面临着和辨证一样的缺陷，主观判断为主，客观依据不足。医学影像学与中医学结合可以为评价治疗效果提供客观依据。以咳嗽为例，中医主要是通过症状（咳嗽）减轻和消失，并参考脉象和舌苔等来判断治疗效果，如果我们利用影像学手段观察到肺内渗出病变的吸收和消散来辅助判断疗效，显然比单纯依靠症状改善来判断疗效更加客观和准确。因此在运用现代影像学来对中医证候的评定方式作为补充，将有助于使得中医辨证具有更高的客观性、可重复性，也因此更具有传承性。

以上说明了中医证候结合现代影像学后所能产生的助益，再说回中医证候与西医症状学的差异。前者是患者体质与疾病的总体表现，后者仅是一种疾病主观不适感。实践证明，关注患者的证候比关注西医的症状更有意义，在关注患者证候的同时要与现代各项理化检测结果相结合。现代超声和各项影像学技术能使临床医生对疾病的病位一目了然，从检测结果中寻找与证候学特点相关的内容并作为其参考指标，这不但能为证候学充实客观的内容，亦可作为证候辨证的重要参考依据。据此，我们在对脑血管狭窄进行辨证时，只要血管影像学或超声学显示以内中膜增厚为主要表现时，辨证多为痰阻血瘀，因气虚或气滞可生湿生痰，痰的特点重浊黏腻，痰邪滞留在血管内可导致血管内中膜增厚。若血管影像学或超声学显示以斑块为主要表现而内中膜变化不明显时，辨证多为气郁化火型，因火为阳邪，煎熬津液，可致血管内有形物质凝聚滞留而形成斑块。据此理念辨证用药治疗脑血管狭窄（包括原发性闭塞）取得了优于常规西药治疗的效果。

对此类脑病导致的脑水肿，西医一般对症用药同时加脱水剂治疗，此法虽可获效但有时不甚理想。从中西医结合角度而言，只要从影像和体征上见到脑水肿征象，或脑组织中线结构移位或脑组织弥漫性水肿，应首先用中医辨证思维分析脑水肿成因，据此可得出升降失司，湿邪蕴脑，毒损脑络、湿邪内生或瘀血内停、化水生湿等诸多证候诊断，由此可知证候的寒热虚实，根据辨证用中药予以调理同时加用西药脱水剂治疗，常会获得一箭中的的效果。此诊疗思路虽建立在中医辨证基础上，但因结合了现代检测结果，既保留了中医辨证理念又可使西医同道能接受、理解并重复。

二、中医证候分析与实验室检测相结合

对于复杂性脑病，能做到个体化诊疗实属不易。西医治疗任何一种疾病，均根据诊断对症用药，无问男女老幼或胖瘦千篇一律，这种治法虽能获效但均非治本。用中西医结合方法治病，无论何病当先辨证，辨证明了则寒热虚实可知。

辨证的方法是从整体观念出发，根据“有诸内必形诸外”“测其外应，测知其内”的原理，通过望、闻、问、切的诊察方法抓住病人在病态时的外部特征进行分析以确立中医证候。传统的中医证候分型主要依靠对疾病现象的观察与总结，把患者的主观感受与面色、舌象、脉象等客观现象进行结合，是一种症状学的总结和归纳，有一定的主观随意性，缺乏统一的客观量化指标。因此即便整体的辨证理论是同一的，但由于诊察医生的不同，难免因为主观随意性产生判定证候的偏差，所得四诊资料不同导致“千人千面”的现象，这不仅会降低中医理论的说服力，也很难赢得患者的信任。

若将中医证候与实验室检测相结合，则能获得更加丰富的信息，既可为辨证的准确性提供证据，又可根据实验室异常项目推

测病性。如急性脑梗死患者症见神昏谵妄、面红、口气臭秽、偏瘫、四末温热，从证候学特点可知本病例病性为热，又得知血清学实验室检测呈现白细胞总数偏高，中性粒细胞偏高，血液黏稠度增高及C反应蛋白升高，从而可判断出热性证候多为炎性损伤所致，根据证候及实验室检测结果可获得更加确切的脑梗死痰热证诊断，据此还可推测出本病例脑部病灶较大或病灶位于脑干。

又如急性脑梗死患者症见面色㿠白、口角流涎、偏瘫、腹满泄泻、手足不温，从证候学特点可知本病例病性为虚，又得知血清学实验室检测呈现白细胞总数和中性粒细胞不高而嗜酸细胞偏高，仅C反应蛋白偏高，据此可推测出脑内病灶不大而虚性证候多为平素气虚生湿，经脉失畅所致，根据证候及实验室检测结果可获得更加确切的脑梗死气虚证或痰湿证诊断。

此外，临床还存在某些病人临床表现不典型甚至没有任何临床表现的潜在病人，如通过血液检查才可发现的乙肝潜伏期患者、艾滋病潜伏期患者，无临床症状但尿液常规显示肾功能受损的患者，血糖、血压升高但无临床表现的患者等。在不借助实验室检查的情况下，客观的诊察方式往往可能遗漏，虽然也存在通过脉诊可以掌握更深层次病机的可能，但是脉诊技术的高深需要多年临床经验的积累，对于广大医生群体来说难以掌握。对于疗效评价，如果不与实验室检测相结合，则会出现症状消失即认为痊愈的误判，因为许多疾病本身存在反复发作，且前期易与其他疾病混淆的特点，例如特发性炎症性脱髓鞘具有反复的痛性痉挛发作，且从首发症状到明确诊断往往需要很长的过程，若是在其症状消失期即认为痊愈，一是易误判为其他疾病，二是误判为已经痊愈。只有与实验室检测相结合，才能更好地对患者的病情进行精确诊断以及后续追踪。

由此可见，将中医证候与实验室检测相结合，既能阐明证候特点又有实验室证据支持，这样的方法不但囊括了中西医诊断要素，而且能据此做出更加客观而全面的诊断，从审证求因角度可对患者实施个体化治疗。简便的方法学加客观的疗效定能激发广大医生群体的兴趣，历经一个时期的检验与实践，他们可能均乐意接受并实施。

从科学研究领域与中医证候理论研究的转化来看，越来越多的临床中医师、中西医结合医师转向用定量性质的检验指标去研究中医证候。其主要方向为通过将中医四诊、八纲辨证、脏腑辨证、卫气营血辨证、六经辨证、三焦辨证、气血津液辨证实现标准化、客观化、微观化、指标化、模型化、数据化、可视化，从而为新时代解读中医证候与临床应用中医证候理论提供新思路，为诊断、治疗、预后及研究方面提供新资料。有从细胞水平乃至原子、分子水平，即从物质不可再分的微观层面寻求阴阳理论的物质基础者，有从自主神经功能或内分泌功能对机体阴阳调控、神魂理论进行解剖生理方面的阐释者，有从机体免疫对正气强盛进行量化者，这些均为解读中医理论的微观物质基础提供了有益的资料。

将中医证候与实验室检测结合将能极大推进中医证候的客观化，为中西医结合拓宽道路。对于中医四诊信息客观化、中医循证医学研究、证候特异性生物学基础研究、中医证候模型建立与评价以及基于复杂系统理论辨证方法的发展都将有极大的帮助。

就目前而言，相关中医证候研究结果和结论仍不完善，实验室检查指标与证候特异性尚待提高，疾病证候指标的动态观察不足，全面诠释某一疾病证候的实质仍存在巨大困难，更需反复的临床和科研论证。未来中医证候的研究工作仍应拓展思路，寻找特异、多态和敏感的证候指标，多指标相互合参，使现代实验室检查成为中医传统四诊的延伸和拓展，促进中医辨证客观化和规范化。立足于临床实际和应用，在病证结合基础上，以中医整体观和辨证论治为指导，结合证候相关西医学实验室检查指标和量化手段，揭示中医证候宏观和微观的病理生理机制，进一步实现宏观辨病与微观辨证紧密结合，是提高临床辨证治疗的准确性，推动中西医结合医学发展的必由之路。

目前中医证候与实验室检测相结合的理论与实践虽仍处于起步阶段，许多认识尚未成熟，只是模糊的猜测与尝试，但相信不久的将来，会同中医走过的漫长成长之路一般，走出中西医结合的成功之路。

三、中医证候分析与基因、蛋白质和代谢组学相结合

王永炎院士指出，人类基因组工作草图完成后，研究便进入更为艰巨和复杂的后基因组时代，其主要工作是阐明一些已知基因的功能，并进行基因组序列变异研究，这必将为自然科学各学科的发展提供新的机遇，同时也将促进各学科的进一步渗透和整合，出现新的科学发展格局。中西医结合又一次面临一个大好机遇的选择，若能很好地吸取当代科技精华，在其所能提供的技术平台上融合中医药的独特研究思路，将促进中医药学的发展，特别是对中医药重大问题，如对证候组学研究的突破产生影响，在世界卫生组织（WHO）生物医学家们认同“个体化的具体治疗”是临床试验的最高层次的前提下，运用基因组学研究证候与复方，探索辨证治疗疾病与改善亚健康状态的科学原理则可能是中医学科发展的方向之一。

基因组学研究表明，人体健康状况或疾病状态作为表型，直

接或间接地与基因有关，通过体外观察到的症状和体征变化是基因及其在转录和翻译水平作用的综合过程。证候不一，其基因表达谱也不一样。另外，从基因水平探讨证的本质，可以忽略具体器官、组织的解剖定位，更符合中医学整体观的基本特点。因此，从基因表达的功能特性，尤其是带有广泛生物学属性的基因表达和调控研究作为突破口来研究证的本质，可能会找到证候发生机理研究的切入点。

近年来，利用基因芯片等新技术，从 mRNA、cDNA 水平上阐明基因的功能及活动规律取得了较大的进展。在基因与证本质的相关性研究过程中，很多学者选择某一种疾病或某一类疾病作为研究对象，按照中医证候诊断标准进行证候分型，探讨各种证型的基因表达情况。中药对证候的干预与调控目前较为一致地认识是：中药虽然几乎没有改变核苷酸与氨基酸结构的可能，但中药对多种常见病及重大疾病确有可靠的治疗作用，其治疗作用在影响基因的调控、表达，特别是表达产物的标识方面可能更为重要，其调整作用有可能是在调控、修饰疾病的相关（易感）基因表达及表达产物上发挥着重要作用。阐明中药的药理作用机制及客观评价中药疗效。

继基因组学之后，人们又认识到 mRNA 水平并不能完全代表蛋白质的水平状况，某些基因相同的 mRNA 丰度翻译成蛋白质的量有高达几十倍的变化差异；再者在基因转录翻译成蛋白质的过程中存在着剪切、加工修饰、构象变化和转运定位等蛋白质特有的活动规律，因此仅从基因组 mRNA 表达水平研究尚不能完全揭示人类疾病的本质及生命活动规律。已知生物功能的主要体现者或执行者是蛋白质，任何基因、基因组都只有在表达蛋白质的前提下才能表现出生命现象，也就是说蛋白质的表达水平、存在方式及相互作用等直接与生物功能有关。

蛋白质组是由基因组表达的全部蛋白质，它是对应于基因组的所有蛋白质构成的整体。通过对蛋白质组的研究，可获得无法单独从基因水平上获得的信息，如基因预测产物是否与实际表达产物一致，基因产物的浓度以及翻译后修饰情况如何等。因此，可以说，蛋白质组学研究能独立于基因组学的研究而进行。并且是对基因组学研究的一种完善和补充。另外，中医证候具有明显的整体性和动态观，而蛋白质组学又是对不同时间和空间发挥功能的特定蛋白质群体进行研究，能够从整体水平反应疾病过程中蛋白质表达的动态演变过程，与中医辨证论治的认识论和方法论具有极大的相似性。

故而，代谢组学因其整体性、动态性的方法学特点，可以被广泛运用于中医药相关科学问题的研究。代谢组学作为新兴的系统生物学技术，致力于研究生物体受扰动后的内源性代谢产物变化规律，为评价中医证候的代谢特征提供了新工具，对于脑血管病变后的热型与非热型将有可能提供准确的客观性指标。著名学者 German JB 等认为:“只有代谢组学才真正反映已发生的。”代谢组学是从整体上展示生物体内在的变化状态，这种“自上而下”式研究方法与证候研究在方法论原理上具有统一性。代谢组学强调从整体角度对生物体进行研究，具有鲜明的整体性、系统性特点，与中医学“整体观念”下的辨证思维不谋而合。同时代谢组学所提供的现代生物学技术，可以弥补传统四诊方法的局限，为证候的现代化研究提供技术支持。另外，通过代谢组学的“初筛”过程，可以发现一些潜在的治疗靶点，对中医证候的相关机制进一步研究提供线索。

目前，人们已经认识到，证候是一个十分复杂的生命现象，只有及时运用整个自然科学最前沿的新技术、新方法进行中医证候现代研究，才有可能取得划时代的成果。即证候现代研究不仅要与生命科学接轨，更要与整个自然科学，如数学、物理、化学、信息学等接轨。运用基因组学、蛋白质组学这一现代最新技术探讨中医证的内涵将可望获得实质性突破，为中医证候现代研究开辟崭新的领域。

第五节 中医证候分析与疾病预后评价相结合

疾病的预后是一个古老的话题，早在两千多年前，《史记·扁鹊仓公列传》中就记载有扁鹊通过给齐桓公望色，预知其有病在身，不治将深。西方医学之父希波克拉底也撰写过论文《论预后》。希波克拉底认为：要通过临床观察和分析来判断疾病预后，“对于医生，最要紧的是关心其预见能力的培养”，干预治疗预后的情况，是衡量医术水平高低的一种尺度。

中医学自古便对疾病预后有较大的关注，如在寒热的转化中，寒转化为热，说明人体正气尚强，阳气较旺盛，邪气从阳化热，预后较好；若热转化为寒，说明邪热太盛，伤津耗气，邪从阴化寒，易致亡阳虚脱，病情险恶，预后差。但也有特殊情况，如真寒假热、真热假寒则又不得不辨，虚阳浮越则为穷弩之末的假象。如《中藏经·风中有五生死论》谓：“中风之病口噤筋急，脉迟者生，脉急而数者死。”但寒热虚实只是一种整体而模糊的把握，具体中医证候与疾病预后的结合需要下更深的功夫。

中医证候的辨证分型除了在治疗时是治疗的关键所在，经多年临床观察发现，表现为同一证型的不同患者，因疾患的不同，其预后及转归也迥然有别。因此临床通过将中医证候与疾病预后相结合的观点，对于临床指导疾病预后的判断，以及对于揭示引起疾病恶化的根本原因提供研究思路，若能将此观念通过大样本调查的方式作用于群体，通过多中心、大规模的前瞻性研究，以验证人群的普遍分布特点，来探寻中医证候及其相关疾病的病机演变，在做到疾病防控的同时可进一步指导临床诊治。

例如中风病侧支循环的建立是改善脑血流灌注的新途径，对减少神经功能缺损、改善病人预后具有重要的临床意义，目前的研究认为脑卒中后神经功能的修复较大程度依赖神经细胞再生及受损区域神经网络的重建，而脑卒中后新生神经元在脑梗死区域脑供血不足条件下无法再生及重建，因此促进脑梗死区域血管再生是如今中风后神经功能恢复的研究热点。经多年临床观察发现，脑血管病患者最容易出现“痰浊瘀阻”的证候表现，根据中医学的理论，“痰浊瘀阻”为胶结黏腻、顽固难化的病理要素，若是积聚病灶，则“瘀血不去”“新血难生”，脑梗死区域血管的再生将受到痰、瘀的阻碍而难以实现。故往往该证型的出现预示着患者的预后不良，这也导致了中风病后整体高致残率、致死率的出现。正是基于对中医证候与预后相结合的观点，“既病防变”，是为了遏制脑血管病的继续恶化。因此高利教授最早提出脑血管病应从痰论治；最早提出涤痰逐瘀法治疗脑血管狭窄，并以此协定了“痰火方”“痰湿方”等院内协定方，经临床验证取得良好的疗效，改善了脑血管病患者的预后转归。

将中医证候与预后相结合的观点同样有助于临床研究的开展，用以揭示疾病理论的微观机制。血管内皮生长因子（vascular endothelial growth factor，VEGF）是血管特异性生长因子，对中风后血管修复具有重大作用，有学者通过临床研究证明缺血性中风急性期风痰阻络证改变组 VEGF 高于风痰阻络证不变组，而预后良好组 VEGF 水平高于预后不良组，说明风痰阻络证与缺血性中风急性期后的预后不良相关。

由于西医学的生理、病理指标非常之多，目前的科技手段并不足以支撑对每一个指标进行筛查，而且关于疾病的分类和定义仍处于认识与发展的阶段中。如果对中医证候与疾病预后相结合的观点进行考察，将有助于缩小疾病筛查、预后防治指标的选择范围。同时由于西医学者致力于研究微观下生化指标对于疾病预后的影响，而中医学者致力于研究中医证候对于疾病预后的影响，若是能将两者进行交互融合，将有助于确认更精确的预后防治措施，同时有助于从微观层面认识中医证候之间的物质基础。

对于中医证候的理解既可以是多角度的，也可以是多维度的，与西医学结合是一种思路，古今对照亦是一种思路，而从疾病的病因病机、发展动态过程、预后及转归同样是一种思路。预后及转归则常常为人们所忽略，若能做到以因测果，也能做到以果推因，对于临床疾病的掌握将会更上一层楼。

第六节　中西药临床应用相结合

对于任何疾病的治疗，中西医均有各自的手段及药物。整体观念、辨证论治始终是中医治疗各类疾病的原则，使用中药讲究君臣佐使合理配伍，强调的是群药的综合作用而不是单体，处方功能多为调节机体阴阳或脏腑、气血的平衡。相对于不同疾病，疗效有快有慢，如用安宫牛黄丸加对症西药治疗热性脑病及神昏，常可见到立竿见影之效，若单用中成药或中药汤剂治疗脑内感染性疾病则疗效可能不会优于西药。西药的作用多是对症或靶向治疗，如颅内某些感染性疾病，使用抗生素治疗常可一箭中的。但疾病常多不是单因素的，抗生素只能起到抗炎作用而对其他因素或体质调节无效。

从另一角度而言，中药多是天然药物，副作用相对较少，有些药虽也有一定的副作用，但远比化学合成药小得多。值得提示的是，一种饮片中的单体研究可能会有一定的肝肾毒性，但饮片的全部成分综合应用则多不出现肝肾毒性，尤其是群药炮制后经配伍组方更是如此（如安宫牛黄丸、化风丹等中成药）。在使用某些药物出现不良事件后，不少人更加对使用某些中药谨小慎微，殊不知多数报道的文献具有明显的片面性，大多数人的使用背离了“有是证用是药的”基本原则，未经辨证使用中药是出现副作用的主要原因。

化学药物的副作用比比皆是，如各类消炎药、降脂药、降压药的副作用，如青霉素的过敏反应甚至可以使人致死，链霉素有时用一支就会造成突发性耳聋，磺胺药的副作用更是人人皆知，因抗生素的副作用和耐药性问题，该类产品不断升级，尽管如此，副作用问题也未能解决。尽管这么多有明显副作用的药还不被淘汰？只因其有确切的治疗作用。

目前各类疾病的指南或共识里推荐的药绝大多数为西药，其主要原因是被所谓的循证医学证据所束缚。虽然有些西医医生也逐渐认识到部分中药确有治疗作用，但因缺乏所谓的证据也只是把它作为辅助药使用。

近年来，因利用化学药物的“杀伤”“补充”或“替代”作用而出现的副作用或迟滞效应引起人们的广泛关注。不少患者因接受了具有“杀伤”作用的药物（如化疗药）治疗，虽然达到了“杀”的目的，却出现了白细胞降低、体质下降或肝肾功能异常的现象；长期使用具有“补充或替代”作用西药（如美多芭）的患者因疗效逐渐降低而被迫加大药量，莫不知是因长期接受具有补充或替代作用的药物会造成相应的组织或器官功能呈现出“木僵”状态。

若针对不同患者不同病情将中西药择优合理使用，会出现优于单纯中西药治疗的效果且可减少副作用。如治疗免疫相关疾病使用激素的同时辨证加用中药汤剂，可提高疗效且能减少激素的副作用。有人认为中西药联合使用出现的佳效均是中药减毒增效的结果，实际机理不仅如此，是因西药缓解了症状问题，而中药是从根本上提升了患者自身的整体调节功能，后者的作用是西药不可能获得的，这应是中西药合用的实际意义所在。如治疗帕金森病给予西药美多芭，再根据辨证加用相应的中药，其结果不但使本病的运动症状和自主神经系统功能得到一定好转，而且可能会避免因使用替代药引起的相应组织器官的出现“木僵（分泌功能降低或静止）”状态。对于某种原因引起的恶性高颅压，用脱水西药常有时不能显示出明显的降颅压作用，若此时辨证加用具有益气活血通络或理气降浊中药汤剂，可呈现显著疗效。实践证明，中西药有机结合使用，疗效定会优于单一的中西药，这种现象不完全能用减毒增效机理解释。需提示的是，临床用药一定要将患者病情结合病理生理、各项理化检查结果及拟用药物的治疗作用和副作用进行综合分析，经分析之后制定综合治疗方案无疑更加合理。

近代名医张锡纯的“石膏阿司匹林汤”为中西药合用开了先河。他在《医学衷中参西录》里记载：“石膏之性，又最宜与西药阿司匹林合用，盖石膏清热之力虽大，而发表之力稍轻；阿司匹林味酸性寒，最善达表，使内郁之热由表解散，与石膏为伍，实有相得益彰之妙也。”中西药联用是为了取得既高于中药，又高于西药的作用，即以西药见效之长补中医之短，以中药调理机体状态、改善整体功能之长补西药之短。除了如今流行的用现代药理学理论进行的相关研究来解释中药机理，也应当尝试用中医理论来解释现代常用药物的偏性。现代化学药物的长期使用已然成为一种趋势，中西医结合的理念也在于结合现状、适应现状。

万物皆有属性，西药如同中药一样，具有寒热温凉、升降浮沉属性，提示临床医生可以通过细致临床观察并与相应的中药功效取类比象，将西药的作用按中药的性味功效归类，从而运用中医药理论指导西药的运用。以糖皮质激素为例，该药是神经内科常用于治疗免疫介导性疾病的药物，我们观察到使用激素的患者会出现饮食增加、大便干燥、情绪激动、皮疹、心率加快、血压升高、失眠等临床表现。认为该药具有升散作用，其性属热，类似中药补阳之品，长期使用可导致阳盛阴伤而表现出阴虚内热之象；当减停激素时，阳气相对转虚，可表现阳弱之象，故使用激素可造成机体阴阳失调。我在临床实践中会对使用激素的患者配合使用中药以调整阴阳，纠正激素的副作用，从而最大限度地发挥其治疗作用，效果颇佳。

除了对传统中药的药性、功能主治等应当了然于胸外，还应熟知常用中药的现代药理研究进展，从而在中药使用过程中做到兼容并蓄，中西合参。我常使用的葛根、威灵仙、败酱草等，均是在中药辨证的基础之上灵活应用了中药现代药理研究成果。以葛根为例，葛根首载于《神农本草经》，列为中品，原文谓“主消渴，身大热，呕吐，诸痹，起阴气，解诸毒”。传统中医认为，葛根甘、辛、凉，归脾、胃经，具有解肌退热、透疹、生津止渴、升阳止泻的功效，用于治疗表证发热，项背强痛，麻疹不透，热病口渴，脾虚泄泻等。而现代药理研究表明葛根有改善脑血循环、改善冠脉循环、抑制血小板聚集、降血压、降血糖等作用。又据此药能治疗项背强几几的记载，因此我认为此约能走督脉而具有引药上行及舒缓血管平滑肌作用，常用葛根治疗高血压、心脑血管病属于热证者疗效显著。

若能将中西药结合体会通透，在治疗疾病过程中，便能够发挥中西药物的特长而增加协同疗效。例如：使用阿司匹林或硫酸氢氯吡格雷治疗脑血管疾病时，部分患者出现抵抗现象，据此常根据患者的证候加用具有活血化瘀作用的中成药，通心络胶囊、脉血康胶囊是常用之品。我通过长期细心观察发现，此类药可以改善阿司匹林抵抗，协同增强西药抗血小板聚集作用。对于长期大量使用激素的患者，多加用滋阴清热之品，发现确能减少激素不良反应发生的概率。

尽管如此，也不能认为治疗任何疾病都需中西药联合应用，应本着能用中药解决就不用西药，或以中药为主，西药为辅的原则治疗，若拟用的西药有着确切的疗效，短期应用不可能出现副作用时亦可以西药为主中药为辅。但对于简单疾病如因某种原因导致的一时性头晕而无其他复杂症状，能用西比灵解决了就可不用中药；对于各类便秘若能用中药承气汤类解决的，也不必再加乳果糖等西药。总之，中西药相结合并不意味对任何疾病的治疗都要同时用两类药物。

第七节 手术治疗与药物调理相结合

手术治疗是如今医学界绕不开的话题，实际上手术治疗本质上也是一种外科手段，我国著名的华佗就是一位出色的外科手术专家，甚至被后人称为“外科鼻祖”，据传他发明了麻沸散（相当于麻醉药）来辅助外科手术。《后汉书·华佗传》载：“若疾发结于内，针药所不能及者，乃令先以酒服麻沸散，既醉无所觉，因刳破腹背，抽割积聚（肿块）。”实质上他所做的事情与如今的手术治疗一般无二，而且中医学并不否认手术治疗的作用，也强调了有些疾病是“针药所不能及”。屠呦呦研究员受晋代葛洪《肘后备急方》中“青蒿一握，水一升渍，绞取汁服”的启发，改进了提取方法，采用乙醚冷浸法低温提取，最终获得成功。《肘后备急方》中同样有非常大的篇幅用以记载“外发病”，即相当于外科疾病，其中记载了大量的外科治疗手段，说明古人很早就认识到对于某些急、重症采取手术治疗干预是一种有效快捷的手段。

手术治疗是对病损器官或对某些具有形态缺陷的器官直接进行切除、修补或替换的方法。这种方式对于病灶的祛除显然直接有效。从中西医结合角度而言，无论何病只要具备了手术治疗的适应证大多可首先考虑手术治疗（拒绝手术者例外）。大量临床实例表明，有些疾病予以手术治疗可获痊愈（如良性脑膜瘤），但手术创伤在所难免，如皮肤及微血管损伤，此时辨证加用中药调理，多可促进病变周边受损组织及时修复并可促进伤口愈合。但对于某些疾病（如大量脑出血或大面积脑梗死伴脑组织水肿）

而言，微创血肿吸除或去骨瓣减压手术仅能暂时缓解病情抢救性命，但术后恢复是目前难以完美解决的一项棘手问题，对此，可认为手术治疗只是治标而未能治本，前者大多不能将血肿吸除干净而后者对于病变的脑组织修复无济于事。

我们以往的经验和文献表明，对于脑出血的保守治疗，应首先明确病因，无论手术与否均可对因采用凉血止血、益气摄血、活血通络中药汤剂治疗，同时加用对症西药多可获得良效。对于大面积脑梗死伴脑组织水肿，西医常规均为“中性”治疗，对具有活血作用的药物均视为不适宜。我们的回顾性总结表明，此时使用具有凉血散瘀、理气通下作用的中药汤剂可使不少患者获得佳效，从而避免手术带来的风险，对于部分需去骨瓣减压手术的患者也是如此，手术前后辨证加用中药汤剂，可使患者恢复的进度明显加快。介入治疗术后亦不例外，无论是溶栓、血管内支架置入或动、静脉取栓对血管内膜都会有不同程度的损伤或术后出现各类合并症，如溶栓失败或合并出血，血管内支架置入术后短期再狭窄或闭塞，动、静脉取栓后大面积梗死或出血等。

手术前如果抛开病灶本身而言，由于病灶对于患者机体长期的消耗，“久病多虚”，部分患者整体同样处于一种衰弱状态。此时应用中医学扶正的概念，在手术前用益气活血、扶正固本的药物调理将有助于改善患者的整体功能状态，更有利于保障手术治疗中患者的机体状态。而在手术后，由于手术过程中不可避免地会对皮肤、血管、软组织、黏膜等实质组织器官形成损害，在术后常出现手术的继发症状、合并症状等，而且由于手术费用、手术风险对于患者在围手术期内也会造成心理负担和恐惧。因此即便手术进行得很顺利，在术后患者的状态良好的情况下，患者也将处于一个现代检测手段难以察觉的“亚健康”状态。对于“亚健康”状态是现代药物难以干预的领域，因为表现各异且没有客观指标依据，难以形成西医学的用药标准。而中药调理则有助于尽快补充气血，恢复功能，改善或减轻手术后的某些达不到疾病诊断标准的轻微不良反应，如低热、多汗、疼痛、胃纳减退、腹胀、咳嗽、多痰、大便不畅等，进而提高患者的生活质量。手术后长期进行药物调理也将有助于恢复体质，增强免疫力，调整患者心理状态等。

若能客观地认识手术的利弊，在手术前后灵活加用中药综合调理，无论是对保障手术的成功率或术后恢复都是有益的。

第八节　药物治疗与饮食调理相结合

对于任何疾病，中西医均有适宜手段或药物进行治疗，与此同时还应注意饮食结构。中医有药食同源之说，《黄帝内经太素》记载："用之充饥则谓之食，以其疗病则谓之药。"药食同源物质，本质为可食用中药材，因兼具药食两用性，历来以食疗、食补和药膳等形式应用于医疗保健。俞慎初在《中国医学简史》一书中写道："医药学的最初萌芽就是孕生于原始人类的饮食生活之中的，这应当说是人类医药学发生和发展的一般规律。"人们日常所食之物其属性在本草中多有记载，这是数千年来我国人民与疾病做斗争的经验总结，临床医生应予关注。

如今，人口老龄化、亚健康及慢性病的威胁使"养"和"防"成为现代人日常保健的重心，且人们越来越倾向于回归自然，寻求符合自然法则的医疗及保健方式。在国家提出打造"健康中国"战略背景下，根植于传统中医药文化的药食同源理念受到了前所未有的关注。2017 年，中央一号文件《中共中央国务院关于深入推进农业供给侧结构性改革加快培育农业农村发展新动能的若干意见》中提出"加强新食品原料、药食同源食品开发和应用"，将进一步促进药食同源的相关研究。2020 年 1 月 2 日，国家卫生健康委员会、国家市场监督管理总局发布了《关于对党参等 9 种物质开展按照传统既是食品又是中药材的物质管理试点工作的通知》。通知显示，根据《食品安全法》规定，经安全性评估并广泛公开征求意见，将对党参、肉苁蓉、铁皮石斛、西洋参、黄芪、灵芝、山茱萸、天麻、杜仲叶等 9 种物质开展按照传统既是食品又是中药材的物质生产经营试点工作。随着国民生活质量的不断提高，越来越多的中药材被纳入“可用于保健食品的物品名单”，药食同源类中药广泛应用于生活中的各个方面，如食品调料、保健品、茶饮类制品等，但随之而来的是许多报道指出部分中药可能引发各种不良反应。现阶段，临床合理安全用药管理中，对毒性明显的药物高度重视，相反对于毒性不明显或具有潜在毒性的药物却没有给予足够的重视。实际上这些报道中中药引发的不良反应与中药注射剂引发的不良反应原因一致，并非药物本身的毒性所致，而是因为没有在中医辨证理论以及中药性味归经理论指导下使用，使得药物本身的偏性对机体产生不当的影响。

药食同源是我国人民在生产实践中认识了药物和食物并对两者关系的概括，具体指药物和食物都来源于自然界，都以初生代谢产物和次生代谢产物为物质基础，在中医药理论指导下应用于实践。药食虽同源，但药食之异促进了两者的分化。食物和药物的化学成分及偏性有异，使得两者的主攻方向不同，食物主要用于“安身”，药物主要用于“救疾”。

因此中药相对于食物来说具有更强的偏性，是中医临床治疗用来“以偏纠偏”的基础。但同时，值得注意的是，某些食物中同样带有相当的偏性，临床医生应当学会结合中医药的性味归经、寒热阴阳观点来看待患者的日常饮食结构。水灵灵的鸭梨和顶花带刺的黄瓜不少人都喜欢吃，但有人吃了就会感到腹胀或出现腹泻；黄澄澄的杏子和香喷喷的炸辣椒也很诱人，但有人多吃了杏子次日就可出现鼻衄，吃了炸辣椒次日就可犯痔疮，虽然四种物质都有丰富的营养但前组果蔬性质寒凉而后组果蔬性质温热。

由此可知，无论何种疾病或何种体质的人，选用食物都应本着热者寒之、寒者热之的原则，而不能仅看营养忽视食物属性，何种疾病适合服用何种食物、菜蔬或水果，均应本着食物属性与疾病属性相反的原则，热性疾病应多吃凉性食物如大米、绿豆、苦瓜、冬瓜、黄瓜、鸭梨等，虚寒性疾病则宜食小米、牛羊肉、荔枝、桃子、葱头、香菜等，烹调时可适量用葱、姜、蒜、花椒、大料等调味品，尤其是调味品。

对于处在脑梗死炎性损伤期伴有热象的患者，常叮嘱其多吃凉拌苦瓜、苦菊等属性偏凉的菜蔬，勿食辛辣刺激之品，避免“火上浇油”；对于脑部疾病伴有癫痫症的患者，应禁食性格活泼喜欢打闹追逐的禽类如公鸡肉；对于运动神经元病患者，多嘱其吃野兔、野猪等具有生命力强、修复力强的动物肉，取其“野”性的活力，对于有条件者，还常嘱其吃孵化 10 天左右的“毛鸡蛋”，取其混沌初开，具有生机之意，这是经验之谈。对于伴有高尿酸血症患者应嘱其少吃或不吃深海产品，此乃“发物”，妇孺皆知。对于伴有口疮、便干溲赤或皮疹瘙痒的患者应禁食辛辣食物如辣椒、生蒜等。如若不知饮食属性无异于雪上加霜或火上浇油，这是常被西医医生忽视而又不能不重视的原则问题。

知晓了疾病的证候属性，在用药时也当明了药物或食物及菜蔬的属性，根据中医理论将后者与前者相对应，那么就能因此避免许多不必要的不良反应，同时治疗的效果可能会因此而提升。

第九节　药物治疗与心理疏导相配合

临床常见不少人患病后都存在不同程度的心理障碍，因心理障碍具有明显的神经内分泌基础，故临床表现形式也是多种多样。目前治疗心理障碍的药物很多，但大多数西药都有不同的副作用且疗效不甚理想。当前，西方的心理治疗理论和流派众多，但由于文化背景和民族特点的差异，这些理论和方法在我国往往会“水土不服”。是由于社会文化因素在个体心理问题的发生、发展及转归中起着至关重要的作用。因此我们应当重视中医学中关于心理疏导的阐发与再发掘。

《灵枢·师传》曰：“人之情，莫不恶死而乐生，告之以其败，语之以其善，导之以其所便，开之以其所苦，虽有无道之人，恶有不听者乎！”较早地确立了中医学中对待病人的心理疏导方式。“告之以其败”是通过诊察分析患者的心理和行为，然后针对性地指出疾病产生的原因、疾病的性质、疾病的危害、疾病的预后，以唤起患者对疾病的注意，使其重视疾病，树立认真接受治疗的态度，既不轻视忽略，也不过于忧虑恐惧；“语之以其善”是分析疾病的预后和转归，指出只要好好配合医务人员的工作，谨遵医嘱咐，治疗及时恰当，是可以很快恢复健康的；“导之以其便”是指患者积极配合医生进行休养调摄，懂得“慎起居，节饮食，远房帷，调情志”，注意日常的调养生息；“开之以其苦”是指开导疏泄患者的情怀，解除其抑郁、消极、顾虑的心理状态，放下思想包袱，使其勿忧勿悲、情绪稳定的治疗方法。

《素问·至真要大论》曰："惊者平之。平，谓平常也。夫惊以起忽然而遇之也，使习见习闻，则不惊矣！"在患者突然面对疾病这一使人心生恐惧的事物时，应当使患者多了解多接触，这样通过使患者了解疾病，患者对于疾病未知的恐惧感就会逐渐减少直至消失，便能更好地配合治疗，培养积极的治疗观，更有利于身体机能的恢复。而在临床当中，除了应用药物治疗，医生也当善用"语言"这一工具进行疏导，采取启发、诱导、劝说等方式，达到增强治疗效果的目的，这在中医学中是非常受重视的。元代名医朱丹溪对待前来就医的病人，"未尝不以葆精毓神开其心。至于一语一默，一出一处，凡有见于伦理者，尤谆谆训悔，使人奋迅感慨激励之不暇。"

近年来社会压力增大，生活节奏加快，"因郁而病""因病而郁"的现象屡见不鲜，如何更好发掘中国传统的心理治疗方法成为我国身心医学发展的关键任务。中医学当中的辨证论治是其原则所在，从每个案例实际出发，实事求是，详细记录资料，反映个案历史变化的真实，具体地进行分析，施之以恰当的心理疏导。通过临床个案的实际，不断积累、总结上升为理论，反过来再指导临床治疗，使之接受实践的检验，不断使理论得到完善。在心理疏导中始终使理论与实际密切结合，逐步探索和解决临床实际中的新问题。其从整体出发，始终着眼于心理和躯体、机体和环境、生理与病理、整体与部分等之间的相互作用。心理疏导系统及治疗系统主要由医生-信息-患者三个要素构成，以社会信息——语言或文字作为治疗的基本工具，其治疗机制主要是通过医生的疏导信息和患者的反馈信息实现信息转换，从而优化认知结构，改变与社会文化背景相关的病理心理问题。

但是，由于心理治疗是改变思维方式的过程，这个过程需要一个漫长的时间，正所谓"江山易改，本性难移"。而有些患者的心理障碍程度严重到难以忍受的地步，便急需药物治疗以压制这种痛苦。药理学家们发现，类似抑郁症的抑郁情绪、精神分裂症等疾病的不安全感等，这样的背景心态与五羟色胺、多巴胺等化学递质有关，用药物相应提高或降低递质在中枢神经纤维突触间隙的浓度时，这种背景心态就会被改变，相应的抑郁症和精神分裂症的幻觉妄想等就可以缓解。所以，药物是跳过了产生情绪的外部原因，直接通过化学的方法来改变脑功能。一些患者可以很清楚地告诉我服用了药物后的感受——那些让自己心烦的事还在，但是自己低落的心境却被药物给生生地提起来了。

同时，心理障碍还有一个显著的特点，在于其具有迷惑性。躯体症状的表现五花八门，痛阈的下降使得患者的主观感受往往又较实际病损程度高，需求安慰的心理又往往使得患者的描述带有夸张的色彩。若同时兼夹着实质器官的损害，则患者往往难以分清是因实质病灶引起的痛苦，还是心理感受的痛苦引发对病灶的过分关注反而又引发了痛苦体验的加剧。原发病容易被心理障碍所掩盖，因此临床医生在面对此类情形时往往无从下手。

经验证明，在积极治疗原发病的基础上同时加用抗心理障碍药物常较单纯治疗心理障碍效果理想。若用中医脏腑辨证（五脏主五志）方法分析患者心理障碍的病位病性，根据辨证施用中药调理同时加用相关西药，多可达标本兼治之目的。应该强调的是，尽管药物治疗客观有效，但手段是单一的，心理疏导万万不可忽视。实践证明，对不同年龄段的心理障碍患者予以恰如其分的心理疏导，同时用中药调理脏腑，用西药对症治疗，两种措施双管齐下，优势互补，往往能达理想效果。

第十节 药物治疗与物理治疗相配合

对于多种疾病实施相应的物理治疗，其手段和疗效早已在业内被认可。物理治疗主要是通过手法治疗辅以物理设备来帮助恢复人体各项功能的疗法，主要分为以功能锻炼及手法治疗为主的运动疗法和以各种物理因子如声、光、冷、热、电、磁、水为主要治疗手段的理疗。

运动治疗的重点在于通过“运动”机械性物理因子对患者进行躯干、四肢运动、感觉、平衡的功能训练，帮助其恢复、重建机体功能，是康复治疗的核心措施之一，并逐渐成为物理治疗的主体。大脑海马区域是认知、学习、记忆的主要部位，与认知功能相关的多种神经递质、信号通路等均表达于海马区。长期的有氧运动可调控海马中脑源性神经营养因子、酪氨酸受体激酶 p75 的表达，诱导乙酰转移酶和组蛋白乙酰转移酶活性增加，从而改善认知功能。运动训练能够改善帕金森病合并认知障碍患者的认知功能，尤其在处理事物速度、思维灵活性方面。对于脑血管病后遗症的患者，通过被动运动、主动运动等早期康复运动疗法也可取得良好的疗效。

物理因子疗法在神经内科常用的主要有经颅磁刺激及经电磁刺激，通过物理因子对特定脑区域产生刺激作用，并调节大脑皮层神经活动。这些物理因子对头颅刺激的方式还可能通过刺激局部脑组织代谢、改变突触重塑、海马长时程增强效应、调控脑源性神经营养因子等改善认知，并对于记忆与语言领域的恢复有所帮助，可以提高患者完成任务的准确性及言语表达的流利性。

多年的经验显示，对于术后长时间意识障碍的危重患者，在药物治疗的基础上加用视、听刺激，不失为客观有效的办法。用具有视听功能的小型播放设备放在患者眼前，选择白天适当时间每天多次播放其日常喜欢看的节目，或放在其耳旁播放其以往喜欢听的音乐、小说或相声，视听内容交替播放，日落停止，同时配合适当的针、灸，长此以往，当视听刺激在脑内积累到一定程度时，大部分患者都会收到不同程度效果。这可理解为各种手段综合调理患者整体机能而出现的联合作用，原因可能是长期的重复刺激达到了昏迷状态下脑干网状上行激动系统向大脑皮层发放冲动的阈值，从而唤醒了沉睡的大脑皮层或激活了部分存活的神经元而使它们逐渐恢复了原有功能并促进了神经功能重组而出现的效应。

音乐在我国用于治疗疾病最早记载于《黄帝内经》,《灵枢·邪客》中把宫、商、角、徵、羽五种音阶与人体的肝、心、脾、肺、肾五脏相匹配，并通过五音调节五脏功能。西医学认为音乐是理解大脑功能和音乐大脑行为交互作用的强大工具，音乐涉及许多认知过程，如声学分析、信息处理、感觉运动整合、学习、记忆、决策、情感和创造力。音乐能够作用于下丘脑－垂体－肾上腺轴，促进体内多种活性物质的分泌（如乙酰胆碱、多巴胺、肽衍生物等），调节心理、生理平衡，从而控制情感、行为。音乐疗法对于痴呆、认知障碍、行为障碍患者都有良好的辅助治疗作用。

医学是复杂的，知识是迭代的，随着时代的发展，医疗手段愈发趋于多元化，重视多学科、多系统、多层次的结合，随着生活水平的提高，人们愿意投入相对高的经济代价来换取医学疗效的提高，更加重视医学手段对于生活质量的提高作用。这也催生了物理治疗领域的发展，因此在如今的临床上，应当重视药物治疗与物理治疗相结合，顺应时代的发展趋势。

第十一节　中西医疗效评价相结合

中西医欲解决的问题都是治病救人，但因二者不是一个体系，临床关注的内容不同，中医强调关注患病机体外在的综合表现——证候学，治疗前后注重机体各系统功能变化是核心内容，而西医强调患病局部的微观表现——症状学，治疗前后都是根据患者体征并结合相应量表和理化检查结果进行评价，关注的是患者病变局部的外在表现。以治疗肿瘤为例，中医关注治疗后患者神色形态和机体各系统功能的好转，而不把瘤体变化作为重点，只要机体各系统功能获得好转，生活质量提高，存活期延长，哪怕瘤体变大些亦认为是治疗有效。西医关注治疗后患者瘤体变化和相关的理化检查结果并把其作为疗效评价的重要指标，对机体相关系统功能是否变化视为无关紧要，认为只要瘤体变小了，哪怕病人仅存活数月也认为是有效的。

据此可以认为中医偏向于治本，西医偏向于治标。应该明确，治病是手段而救人是目的，两者有着既对立又统一的辩证关系。若将治标与治本结合起来予以标本兼治，其效果可能优于单一的治标或治本。若能如此，将可使践行成为可能，可促进中西医对同一疾病疗效的互认。近年来中医提出的中医药现代化目标，不少西医肿瘤科医生也承认了带瘤生存的现实，这种思路已经向中西医疗效评价相结合迈进了一步，为形成我国特色医学充实了内容。

目前，西医对各类疾病的疗效评价均有标准，如脑血管病患者治疗后用 NIHSS 评分就可知晓神经功能缺损提高了多少，但无整体状况评价内容。这种情况普遍存在于多数疾病的疗效评价当中，这对于大多数病因复杂、影响因素众多的疾病来说往往难以真实反映病人的整体情况。

中医在注重调节机体平衡方面逐渐展现出其优势，但因其是以宏观的角度认识疾病，仅能从证候学指标改善方面予以评价，又缺乏量化标准，对于中医临床疗效进行客观、系统的评价日益成为实现中西医结合的一个关键突破口。美国替代医学中心（NCCAM）的前身替代医学办公室（OAM）顾问委员会，在1995年提交的替代医学研究方法论的报告中明确指出：传统/替代医学疗法的“有效性评价是一个关键和核心的问题”。

近年来，关于如何建立中医临床疗效标准这一问题，学界也相应进行了许多的探索，提出许多相应的方案。传统的医学评价以“证候”为核心，持“因果”观念来对临床疗效做出评价，主观地认为干预措施是“因”，临床症状表现的改变是“果”，将某些关键症状的消失和改善作为判定疗效的标准。这虽然侧重对个体的关注，但是在医生身上却存在很大程度的主观性，难以形成统一的客观评价指标，难以适应中西医结合发展的要求。此阶段的中医临床研究多采用医者的主观判断作为疗效评价，记载则散见于中医医案、老中医临床经验辑录当中。现今多采用数据挖掘的方式，其可以从大量的数据中搜索出隐藏于其中的有着特殊关系性的信息。数据挖掘中经常使用聚类分析、回归分析、神经网络、贝叶斯网络等方法，此方法适宜对大量模糊的和定性的数据进行研究，因此适合从老中医的学术思想和临床经验中挖掘出疗效评价的相关线索，对疾病适用的治疗法则与方药进行再整理。

从临床流行病学角度而言，对于中医临床疗效的评价实质是在于对防治措施的评价，因此可以借用临床流行病学的概念，从群体角度入手，在研究疾病分布的特点及其临床特征的同时，着重观察中医证候学的临床特征。由于早期的临床研究疗效评价方式多种多样，难以说清哪种评价方式更具说服力。因此可借助现代循证医学的概念，对于文献库当中的临床研究进行证据等级划分，并通过例如 Meta 分析等方式进行归纳、整理。为了实现原始临床研究数据的可靠性与真实性，我们应当对于中医的临床研究进行严格把关，同时建立大样本、多中心、双盲、双模拟、随机对照等严格的临床试验设计用以系统评价中医药的疗效。这同样有助于中医药理论的完善，在符合时代背景特点的条件下对于中医药应当关注疾病的侧重点做出相应提示。

在关于疾病结局的具体评价当中，中医学最早借鉴的是西医学的量表测量法，侧重于对疗效评价标准进行量化、积分化，并据此研制关于中医证候学的测评量表。2002 年卫生部制定了《中药新药临床研究指导原则》(试行)，对证型的主要症状进行判定量化，各主要症状计分累加形成证候积分。目前已广泛应用此方法，对中医药疗效的客观评价起到一定作用，促进了中医药的发展。此后便逐步在西医评价体系基础上，纳入中医证候评价指标，以补充疾病疗效评价的广度。但是这种结合方式显然不是最终的结合方式，这只是两种评价方式的单独叠放。

因此，后来在辨病与辨证相结合的基础上，难免会借鉴西医学的疾病疗效评价指标，选取与临床指标相关性良好的实验室指标、影像学指标等来评价中医学的临床疗效；而在将中医证候分型方式引入西医疾病的诊疗当中，证候当中相应症状的减轻同样适用于西医疗效的评价当中。这是中西医学疗效评价的初步结合，将两者的指标互用，互相拓宽了各自的评价维度，对于后续治疗的指导意见，及对疾患与机体本身的改善均有莫大的助益。

但是，基于对未来中西医结合发展的展望，我们仍在寻求能将中西医思维杂糅融合成一体的评价方式，而不是简单局限于方法学角度的结合。随着医学模式的转变，医生、研究者越来越关注患者生命质量水平，因此患者的症状、心理状态、生命质量等指标的改善日渐成为疗效评价的重要因素。在临床疗效评价中应用生命质量测评已经成为国际医学界的共识。关注生命质量就是关注患者的主观感受，其内容和方式与中医的整体观存在许多相似之处。

我们可以看到，中西医的落点越来越重合地落实到“以人为本”当中，这也注定了中西医结合之路将焕发出蓬勃的生机。实事求是地讲，中西医两种评价都很客观，但均存在不足，若能将二者结合起来同时评价，那么，无论是生活质量或具体某个系统的功能就都会提高。从发展角度而言，中西医结合既宏观又具体的评价理应成为将来的目标。如今的临床疗效评价方法学正在由定量向定性与定量相结合，研究方法由实验型向实用型转化，对于中西医疗效相结合的问题仍值得继续探索，寻找更高特异性、更精确、更灵敏的疗效指标，同时也要能够反映作用的不同层次、途径、靶点和水平。

若上述内容经过实践得到认可，那么中西医结合新理论、新方法就会应运而生了。

第十二节　菌群微生物研究对中西医结合医学的启迪

从 20 世纪初西方医学在中国开始普及，到 50 年代的大力提倡中西医结合，人们希望能将中医的传统理论与西方医学的现代治疗，进行有机结合，使二者取长补短，发挥各自的优势，期望取得“1 加 1 大于 2”的效果。但由于祖国中医学的中医疗法，与西方的医学技术，隶属于不同的理论体系、认识方法和哲学思想，目前仅能做到微观层面和较低水平的相互关联，远未使二者达到真正的“结合”和“融合”。因此仍在探索是否有既可从宏观把握，又可从微观证实，既有静态的客观指标可察，又有动态的演变机制，用于作为中西医结合的契机。

肠道微生态研究契合中西医结合的发展需要，而成为西医学与中医学主要的研究热点之一。近年来的中西医研究也印证了肠道菌群在认知障碍、脑血管病、心血管疾病、代谢类疾病及胃肠道疾病等多种疾病中有不可忽视的作用，肠道菌群是宿主发育及生理代谢的主要“大军”，菌群微生物在宿主的生理及病理过程中都扮演了重要的角色。

肠道微生态是指存在于人体胃肠道内的微生物群落，由数以万亿计的细菌、病毒、真菌、古细菌和真核生物组成。虽然没有健康肠道微生态的标准定义，但其重要特征是具有高水平多样性、稳定性、抗应激相关变化和代谢途径高水平冗余的微生物组。人体肠道菌群根据定植部位的不同分为三个生物层：膜菌群，主要由双歧杆菌和乳酸杆菌组成；中层为粪杆菌、消化链球菌、韦荣球菌等厌氧菌；表层主要是大肠埃希菌、肠球菌等好氧和兼性好氧菌。肠道各菌群间互相制约，相互依存，维持一定的生态平衡。肠道菌群可以维持肠黏膜屏障的结构完整性，并参与宿主的多项生理过程，肠道菌群通过神经、内分泌、代谢和免疫的途径参与了肠道和中枢神经系统的双向调节。因此近年学界也提出了脑－肠轴、肺－肠轴、肝－肠轴等理念。我们早期经长期的临床实践细化了中医面舌望诊内容，根据面舌望诊异常特点探索出较为客观的现代检测方法，积累了大量胃肠道疾病合并脑卒中的检测证据，最早提出胃肠道疾病可能是国人脑血管病危险因素的假设。如今经临床及实验研究表明其中极有可能的机制便是肠道菌群微生态失调。

中国著名的微生态学专家魏曦教授曾经预言："微生态学很可能成为打开中医奥秘大门的一把金钥匙。"中医整体观认为人体的健康是阴阳两方面保持相对统一、动态平衡关系的结果，若阴阳失衡则可以通过中药使失调恢复平衡，而中药吸收的主要位置即是肠道，这与肠道菌群微生态动态平衡不谋而合。菌群作为微生态内的重要组成物质，因其对人体具有拮抗、营养、免疫等重要作用，且菌群相较于病毒、衣原体、立克次体等更易培养、被检测研究，且更符合安全与伦理原则。

中医的望诊重视舌诊，《临证验舌法》曰："内外杂证，无一不呈其形，著其色于舌。"认为舌苔乃胃气之所熏蒸，而胃气为中焦枢机所化，为脾胃主运化之外显，"有胃气则生，无胃气则死"，故通过舌苔的黄、白、厚、腻等颜色、质地可测知机体的基本状态。由于脾主运化，脾胃为气血生化之源，而肠道菌群作为人体"器官"的一部分，无论其生长繁殖，或是生理病理状态，都需要营养物质的滋养，故与脾胃关系密切。舌苔主要成分是丝状乳头分化的角化树及填充其间的细菌等，微生物与舌苔关系密切，舌面上每个上皮细胞至少有 100 个细菌。舌诊作为望诊的重点内容，是获取中医临床辨证论治所需客观指标的重要方法。

机体的糖类、脂肪、蛋白质的代谢过程中都有肠道菌群的参与，肠道菌群可为基础代谢提供多种必要物质，如氨基酸、维生素、脂类等，现代研究认为，其消化及营养功能与肠道菌群可改善肠道蠕动功能以及携带了多种生物的降解和合成基因，可产生多种可直接参与机体内源蛋白质如 β- 葡萄糖醛酸酶等，实现了与宿主器官的代谢互补。正是基于此，因此中医学仅仅观察到了机体与菌群交互的宏观表现，而无法测知其微观的作用机制，由于菌群亦是一种生命有机体，故与机体的交互处于一种动态平衡当中，且无休无止，组成了许多我们获得的临床认识与经验部分。

口腔 - 胃在人体内形成了微生物共生的微环境，进一步支持了舌苔 - 口腔菌群 - 肠道菌群的联系。口腔菌群是中医舌苔的物质基础，而肠道菌群与口腔菌群的广泛联系，则为舌苔与肠道菌群的关联提供了桥梁，其背后的核心原理可用中医的整体观念佐证。中医四诊八纲是以整体为出发点探讨人体平衡和失衡间的转化关系，生态学可能是打开中医学奥秘的关键点。

第十三节　人工智能在中西医结合诊疗决策中的应用

人工智能（artificial intelligence，AI）是研究开发用于模拟、延伸和扩展人的智能的理论方法技术及应用系统的一门新的技术科学，其研究主要包括机器人、语言识别、图像识别、自然语言处理和专家系统等。“人工智能”是 1956 年夏在达特茅斯会议上被首次提出来的概念，此后的 20 年是人工智能的第一个蓬勃发展期，但是囿于当时的科技水平，该时期主要研究机器翻译、定理证明、博弈等相对初级的内容。

医疗被认为是 AI 在各产业中有望最先落地的产业，AI 技术对医疗产业赋能，不仅使医疗生产活动成本降低、效率提升、效果增强，而且牵动整个医疗产业链发生新变化。20 世纪 90 年代之后，由于更多人工智能新技术的涌现，不再拘泥于专家决策系统，中医人工智能有了更多突破，主要是与神经网络、关系数据库、融媒体技术、模糊数学的融合。近年来，基于大数据和类脑计算技术的中医智能辅助诊疗系统的研发是未来中医学发展的重要方向。人工智能主要取决于：算法、数据、算力。医疗人工智能中最关键的应该是数据。医学影像数据标准化程度高，数据量大。当前，AI 技术已在医学影像、体外诊断、智能康复和健康大数据等方面取得了实际应用，形成了“AI+ 健康医疗 + 互联网”的模式。然而认知智能，开辟了一条新的智能通道，让医学积累的经验知识，使得机器具备了理解推理的能力，提高了机器深度学习的能力，让“小数据”实现智能成为可能。

在中医诊断领域，早期即以舌诊、脉诊、色诊为代表的四诊客观化技术逐渐成形，形成了舌诊仪、脉诊仪、色诊仪等多种中医诊断仪器。现代中医诊断技术的发展使中医在面色、舌质、舌苔、语音、脉搏等症状信息方面实现客观数据化，在问诊主观症状方面实现规范化和定量化，这为诊断技术数据化、智能化应用奠定了重要基础，也为辨证论治的疗效评价提供了技术手段。其中，“望、闻、问”的大部分内容可以通过与患者交流以及简单任务的测试过程，采集到视频和图像数据进行辅助的类型识别，例如：神、色、形、态，以及语言异常程度。问诊和病历记录可以通过语音识别以及自然语言处理提取出重要特征。

目前已研发出的四诊合参仪主要是从检测设备角度简单模仿中医四诊，并非是基于临床有效病例数据驱动的，具有一定的局限性。这种四诊仪的诊断结果完全基于最初编译的算法，没有机器学习不断更新迭代的智能化过程，会因为算法自身的问题使正确率最终固定化而无法持续提高，完全不同于人工智能模拟中医黑箱诊察过程。近年来，机器学习等人工智能技术已经在世界范围内得到广泛关注，其中图像识别是最闪耀的突破领域，目前已经广泛应用于各种场景：比如图片搜索、自动识别、自动驾驶、人脸识别，甚至是病理图像识别以及医学影像的辅助诊断。《麻省理工科技评论》将“优化决策密切相关的强化学习”评为2017年全球十大突破性技术之一。2017年世界针灸学术大会还亮相了数字经络智能针灸机器人，能够在经络腧穴学、腧穴解剖学指导下，结合混沌理论与分析几何学，进行自动取穴，还衍生出智慧针灸、无线控制平台等，赋予机器人临床、科研双重能力。

深度学习等人工智能技术优越的性能是一种数据驱动的研发模式，并不需要预先建立先验模型，属于黑/灰箱模式，很适用于中西医结合人工智能的辅助诊断，中医的诊断决策系统被公认为是“黑箱”，有望借助人工智能变成“灰箱”。在医生专家的协助下，计算机经过不断的实践能够逐渐从数据中“领会”医生专家的认知逻辑，通过未来的知识计算使每个普通医生在针对某个特定问题时都能获得相应专家水平的答案，甚至还能主动发现问题。能够提高医护诊疗效率，减少医疗差错甚至事故，改善医患关系，改写临床结局，减少医疗费用的支出，降低医疗成本。

中西医结合专病诊疗的经验知识确定性和完整性强，有利于建立知识图谱，赋予机器理解推理的能力。专病中西医结合的诊断范围边界清楚，数据采集标准，能够为机器学习提供有力的数据支撑。所以中西医结合专病诊疗的认知智能，是医疗人工智能的可行之路，也是未来医疗智能机器人的发展趋势。以四诊信息技术数据化为前提，结合西医学临床数据，在病证共性的前提下以数据融合为基础、AI 技术为核心，综合现代系统生物学、网络药理学等学科知识，有效扩大中医辨证论治的数据依据，有望建立集诊断、治疗、疗效评价为一体的智能化的中西医结合诊疗模式。

中西医结合方法与人工智能结合也有利于将诊疗疾病的重点转移到疾病防治与防控当中。中医健康管理就是运用中医学“治未病”“整体观念”“辨证论治”的核心思想，结合现代健康管理学的理论方法，通过对健康人群、亚健康人群及患病人群进行全面的中医信息采集、监测、分析、评估，以维护个体和群体健康为目的，提供中医健康咨询指导、中医健康教育以及对健康危险因素进行中医干预。如：基于中医学原创思维的中医整体健康状态辨识系统、气血津液状态辨识系统，建立常见证型干预方案数据库，构建健康状态动态测量的中医药临床疗效评价系统，可为 AI 的中医整体健康状态评估、干预与评价系统研发提供理论与方法学依据。同时基于对人工智能的持续追踪，可对患者状态进行动态监测，将整体变化融合成整体的动态模型，使得中医的各种理论能通过人工智能的方式落地，其整体观与恒动观将有可能以可视化的模型呈现，中医理论的探索工作将有里程碑式的进步。

第十四节　中西医结合医学技术与文化相结合

西医学的飞速发展结合了现代科学技术的应用，使得医学向高精尖的领域发展，各种新型的技术、仪器层出不穷。理应为此感到庆贺，然而反映在社会层面，却出现了另一个现象，便是令百姓们觉得医学愈发失去温度，似乎只是某种关于人体的修复技术。这是我们应当警惕的地方，医学是“以人为本”的，这个“人”不应当只有“人体”包含在内，“人心”“人性”才是其核心内涵。

因此我们应当思考如何从“技术”提升到“技艺”，融入“艺术”的高层次。回首几千年来仍经久不衰的我国中医学，或许可找到答案。中国中医学可分为技术和文化两个层面，技术是基础，文化是核心。中医学的起源和传播，得益于技术层面的积累，但文化层面的内容决定了中医学的性质归属。中国中医学产生于灿烂悠久的中华文化，饱含中国传统哲学思维和社会自然科学认知，融合了中国各民族各地区的医疗经验。

简单来说，与纯粹由自然科学理论架构起来的西医学不同，中医学除了有直接针对人类生命过程及对抗疾病的部分，其自蕴育之初便带有浓烈的“文化”气息。中医学是在中华传统文化的大背景下产生的，中华传统文化的核心是中国传统哲学。因此，从本质上说，中医学是建立在中国传统哲学基础之上的，这一点可以从中医学采取的理论范畴上得以说明。中医哲学的范畴主要有气、阴阳、五行，这些范畴经过了从哲学到医学的演变过程。“气”是中国古代哲学的重要范畴，被中国古代一些哲学家用来说明宇宙的本原、本体。中医学采用“气”的范畴借以说明人体生命的本质、动力。“阴阳”和“五行”由一个实体概念转变为一个哲学范畴后，分别指事物对立统一的属性和五种互为关联的基本功能属性。“气－阴阳－五行”成为中医学最基本的思维模式。这一模式具有功能性、超形态性、整体性、普适性的特点，并被中医学用来说明人体生命的生成与活动、人体生命的功能与结构、病机的产生与变化、医药的诊断与治疗。在中国传统哲学思想的深刻影响下，在长期的医疗实践中，中医学形成了不同于西医学的思维方式。这一独特的思维方式主要表现为象数思维、整体思维、变易思维、中和思维、直觉思维、虚静思维、顺势思维和功用思维。

倘若任由医学是技术的理念渗透到中西医结合发展的领域当中，而执着于对中医学技术与经验疗效的吸收，惘然不顾其中体现的文化思维，那么将会错失中医学的真正内涵，错失其中蕴含千年的智慧成果。现代人容易站在科学的立场以批判的眼光看待传统文化，然而更为明智的做法并非破坏性地批判传统文化，而应建设性地发扬传统文化，并非一味地在科学的高精尖上与西方一较高低，而应在综合效果与长足的发展历程中与其区分优劣之处。在科技高度发达的今天，科学技术本身固有的双刃性也在暴露，医患关系、诊疗模式、社会压力等逐渐成为医疗界当中的重要矛盾焦点。中国传统文化在合理利用西医学技术的同时，在防止其负面影响方面应该有独特到之处，中西医结合的核心同样是技术与文化的交融，形成独特的中西医结合文化与思维。

按照“形而上者谓之道，形而下者谓之器”的论断，形而上与形而下这两种研究方向，都是从“形”出发的。具体到某一事物来讲，究竟应当朝着形上的方向去研究，还是朝着形下的方向去研究，那要由具体事物的具体特点来决定。而整个人类文化科学宏观的研究方向，今天仍然是这两种，形上与形下，仍旧是人类文化科学的两大类。纵观人类文明的发展进程，形上繁荣在先，形下成功在后。如今的中西医结合在往形下精研成功的同时，也当重新审视如何往形上去繁荣。

技术是掌握在少数人手中的器具，而文化是渗透整个社会的气氛。实现中西医技术与文化的结合，目的也正是在于推广属于中国特色的医学观与医学认识，进而弥补西医学的“先天”不足，与中医学的“后天”不足。

相信现代化的信息技术结合古老的祖国中医学文化，在新老交汇下中西医结合必将焕发出新的生命力。

第四章 高利教授团队中西医结合诊疗神经科疾病的学术思想荟萃

第一节 脑血管病的中西医结合诊疗体会及经验荟萃

一、缺血性脑血管病

1. 介入检查治疗对脑血管内皮损伤的观察及诊疗策略

随着医学科学的发展，近年来脑血管病的介入检查治疗已得到很好普及，解决了不少临床问题，避免了手术的副作用，在丰富了医生检查治疗手段的同时也受到了患者的信赖。

面对“介入风”的掀起，我们对其利弊从理论上进行了认真思考，获益暂且不提，仅从血管穿刺、导丝进入动静脉血管到造影剂的喷出、支架撑开或血栓取出的操作过程分析，无论是从皮肤到健康血管，从健康血管到病变局部，任何一个环节都不免对皮肤、血管组织、血管内皮造成损伤，医患仅看到了获益的一面而忽视了损伤的一面。为了证实这一推断进行了临床观察，发现大部分病例术后都出现“上火”现象，患者表现为口干、舌苔变黄、大便干或不排便。为了解释“上火”的原因，我们又对数十例患者做了血液检测，血清学结果显示出C反应蛋白、肿瘤坏死因子或纤维蛋白原不同程度的升高。提示介入检查和治疗对血管内皮造成了损伤，揭示了患者临床出现“上火”的病因。

对患者术后的“上火”现象和实验室检测结果予以辨证则属痰热证，故给予院内中药协定处方——痰火方治疗后可见患者痰热证证候明显好转，血清实验室检测相关指标亦随之降低。每遇介入检查治疗术后患者临床出现痰热证，均予以痰火方加减施治无一不效。揣摩之后悟出了一个道理，只要组织出现损伤，就大多会出现痰热证，只要是痰热证就可酌情应用痰火方予以治疗。

痰火方中黄连、大黄为君，黄连性寒，味苦，入心、胃、大肠经，能清热解毒（抗炎），燥湿，厚肠胃。大黄性寒，味苦，入脾、胃、大肠、肝、心包经，能清热解毒，泄热通便，化瘀通经。大黄配黄连既能加强清热解毒作用又能化瘀，可导毒邪下行从大便排出。胆南星、连翘为臣，胆南星性凉，味苦，入肺、肝、脾经，能清热化痰，息风定惊，现代研究证实还有抗炎抗氧化作用。连翘性微寒，味苦，入肺、心、小肠经，能清热解毒，消肿散结。二者配君药，可加强清热泻火解毒之力，散脑内痰热之邪，降低血液炎症因子水平，且能镇静安神。淡竹叶为佐药，其性寒凉而味甘、淡，入心、胃、小肠经，能清热泻火，除烦，利尿，既可辅佐君、臣之药清热解毒，化瘀通腑，又可减轻脑内痰热之邪导致的心烦不眠。

针对脑血管病介入检查后出现痰热证这一重要证候，全方重用具有清热解毒、清化痰热作用的寒凉之品，共奏清热涤痰、通腑泄热之功效，以使痰热得清，腑实得通，气血得行，浊邪得散。

2. 短暂性脑缺血的中西医结合治疗

颈内动脉系统及椎基底动脉系统均可发生短暂性脑缺血发作（TIA），因发作时间相对较短且缓解后不遗留神经功能缺损又常被称为小卒中。本病多见于中老年人，男性发病多于女性。反复发作性小卒中可影响脑功能，也可导致脑梗死。其基本病因多为微栓子脱落、血流动力学改变及血液成分改变。突然出现头晕或眩晕（少部分病例可伴有恶心呕吐），一侧肢体麻木或无力，视物模糊，语言笨拙是本病的常见症状。

对于本病的治疗，西医常予对症用药，在治疗基础病的同时加用改善血循环药静脉点滴，口服阿司匹林、波立维、他汀类等，大部分病例常可获效，但也有部分数天内仍反复发作的病例。值得提示的是：对任何疾病疗效进行评价时都不应忽视机体自身的调节和修复机能，换句话说就是疗效可能是药物的作用，可能是机体自身调节和修复的结果，亦可能是二者的联合作用。应该承认，任何一个疾病都是多因素的，我们临床推荐的阿司匹林、他汀类等药物都是靶向治疗药，当患者没有出现血小板或脂类异常时，药物的作用可能就不明显，尽管他汀类药物有稳定斑块作用。

在以往的若干年内，我们曾收治了一批因小卒中辗转多家大医院治疗无效的患者，分析起来他们都是根据脑血管病相关指南推荐使用药物，虽然不同医院改变了药物的剂量或种类，但都未脱离西方的束缚。我们诊察发现这批患者都不同程度存在痰热证表现，即面红、口臭、舌苔黄、舌体暗红，大便不畅或气味较以往加重，均无手足不温、大便细软等证候。热从何来？因脑血管病的病因病机本身就属中医“风、火、痰、虚、瘀”范畴，而现代研究表明炎性反应参与了缺血性脑血管病病理变化的各个阶段，从某种意义讲，西医的“炎”就类似于中医的“火”，而“火”则是由炎性反应所引起，是“炎”导致了血液黏稠度增高，故在西药基础上加服自拟院内中药协定处方——痰火方，全部病例缺血症状均很快得到缓解。

3. 慢性脑缺血的中西医结合认识

慢性脑缺血在 20 世纪 90 年代末还是挺热门的一个话题，那时有些患者一到下午就感觉昏昏沉沉的，一检查脖子颈椎没有问题，很多老百姓也知道这个应该是“脑供血不足、脑缺血”，得赶快补点气血了。然后自己就到药房抓点黄芪、当归这一类的药，慢慢地有些人确实也有所改善。但是，近 10 年来反倒对

"脑供血不足"的概念提得少了，尤其是医院医生不太愿意去下这个诊断了。因为如果诊断成脑供血不足好像就显得很模糊，甚至 ICD–9（国际疾病分类编码）上没有提到。但是我们要是从临床观察来看，有些人确实存在这方面的问题，很多病人的主诉就只是老觉得头晕头疼，有部分人还觉得肌力减退，特别年纪大一点的患者有时候还有焦虑失眠的症状。所以实际上这类患者确实存在此类低灌注的表现，动脉狭窄、血流量变慢，供血不足的这种特点也有。但是在给病人做脑核磁的时候发现可能就只是有点白质病变，或者是有点缺血灶，而没有明显的梗死灶，也没有其他明显的病理性改变。ICD–9 和 1986 年中华医学会第二次全国脑血管病学术会议第三次修订的《脑血管病分类草案》中还有"脑动脉硬化症"这一病名，但由于"脑动脉硬化症"的概念和临床诊断标准长期存在分歧，是否应作为疾病单元争论较大。其实本身 ICD–9 的制定过程就很曲折，在 1989 年时打算把"脑供血不足"相关的综合征归类到脑动脉硬化里头，但是又觉得"脑供血不足，脑缺血"这样的临床诊断过于常见，这就很容易把其他更严重疾病的诊断掩盖掉，所以干脆就删掉了。但是日本一直在做这方面的工作，他们叫 CCCI（chronic cerebral circulation insufficiency），即慢性的脑血管不足。由厚生省提出，然后俄罗斯在 1998 年提出了一个分期叫 CCH。到了 2000 年 ICD–10 把脑动脉硬化症又放进去了，但是它只有一个分类，没有具体的诊断标准。2001 年，日本的厚生省制定了诊断标准。所以我国在 2017 年的中国脑血管分类里就把它列进去了，因为慢性脑缺血的过程确实存在，但是仍然没有制定诊断标准。一直到 2018 我们团队筹划颁布了《慢性脑缺血中西医结合诊疗专家共识》。

年龄、性别、高血压、糖尿病、血脂异常、饮食结构不合理导致的肠道菌群变化、高同型半胱氨酸血症、吸烟、酗酒、代谢综合征等是导致CCH主要的危险因素。CCH从时间方面而言，是一个漫长的、进行性的过程；从程度方面而言，CCH不同于急性缺血性脑梗死，它是脑灌注不能满足正常脑代谢需求，但尚未造成缺血性梗死的状态。

事实上这个问题一直存在，病人自己能感觉到，医生听了患者的描述也能发现异常。但是西医大夫通过各种血液化验、脑CT、脑核磁、脑血管造影等辅助检查，只能看到血液好像稍微黏稠了一点，或者能看到脑动脉有些硬化，脑血管有点狭窄，甚至有些白质的退行性病变，但是都还达不到西医疾病的诊断。像这些问题很多老年人都会有，那怎么办呢？有些大夫可能就跟病人说，你这就是老了，生理性的改变，回去该吃吃该喝喝。稍微负责任的大夫可能给开点抗血小板、抗凝血、降血脂的常规用药，这些确实能降低血液黏稠度，也能防止心脑血管疾病的发生，但是它不能从根本上改变脑血流量低灌注的问题。这类病人因头晕、头重、头胀就诊，可能服用上述药物后发生脑血管意外事件的概率会降低，但是根本问题并没有解决。他回去还是头晕、头痛、头胀，可能就只能接受自己确实是老了，这样对患者来说不仅生活质量没有提高，人反而变得很悲观。有些极端负责的医生可能会说，这类病人不是脑血管有点狭窄嘛，要不就预防性地放几个支架，现在支架也降价了，把这个狭窄的血管扩一扩，那血流不就能上去了。但实际上，不像想的那么简单，但凡手术都会有风险，尤其还是针对入颅内的血管，脑血管不像心血管分支那么清楚；而且一旦使用介入治疗，势必会对皮肤、血管组织、血管内皮造成损伤，这个损伤所带来的影响目前来说还没研究透彻，但是炎症是肯定的，这在中医里和“上火”关系密切；还有放支架后血管的重建过程需要受到严格评估，缺血再灌注对脑组织也是会造成很大损伤，包括不明原因的出血，以及内皮功能的问题，由于它本身处于一种低氧状态，慢慢地内皮也就适应了这种状态，突然将血管打开，大量的血流上去，反倒会造成超氧的损伤。所以，有些病人会有误解，以为只要随随便便做个手术就能改善慢性脑缺血的状态，立马能活蹦乱跳，这显然是不可能的。既往报道有类似的情形发生，就医的时候病人状况其实还挺好的，但是病人在明白风险的情况下仍强烈要求上支架进行治疗，上完支架之后就发生不明原因的渗血，血一旦止不住了，人也就随之死亡了。这种事其实并不少见。缺血再灌注的过程，并非想象的那样简单，也许有很多其他的机制还没被发现。

所以说西医有它的局限性，一是西医凡是疾病都有诊疗规范，要达到这个标准才能下相应的诊断，进行相应的处理，否则就会被认为是过度医疗，但是这样就忽视了病人的主观痛楚，这种痛楚不是开点止痛药就能解决的，这样医疗技术就成了没有温度的技术；二是内在机制不清楚的话，药物研制就会滞后，在没有合适药物的情况下就只能放任不管。

其实像普通老百姓都知道可能是气血不足了，去买些黄芪、当归之类的补气血的药服用，可能就不头晕、头重、头胀了。哪怕医院医生给的诊断是身体没有大碍，但是如果他确实感觉到不适和痛楚，那么他可能通过不断听取一些人给的建议甚或偏方，确实把自己给治好了。但是这也存在一些问题，那就是普通老百姓没有中医辨证思想，没有通过辨证来指导用药，有可能会面临一些新的问题。因此走中西医结合道路，就要转变认识疾病的态度，真正关注到疾病本身造成病人的健康受干预的问题上去，而不是局限在对各种生理病理的研究上。中医来源于实践和经验的总结，中医医生有辨证论治功底，再加上现代检查手段的保驾护航，对于慢性脑缺血，是中西医结合手段能很好施展的临床项目。

临床上情况复杂，治疗方法没有一成不变的。中西医结合治疗同样如此。我们运用中西医结合的方法，使得一批脑血管狭窄很严重甚或闭塞的患者完成了血管再通这样的看似不可能的逆转，虽然例数谈不上很多，但是既然存在就代表出现了质的改变。至少对于不能再通的病人，运用中医药控制使患者也能维持在一个稳定的状态；还有一些患者的检查结果显示血管闭塞仍处于不可避免加重的过程中，但是在中医药的控制下患者没有表现出症状，痛苦减少了。那么相对来说，慢性脑缺血就还算不上很严重的病变。但是实际上，现在对于脑血管疾病的认识还处于很浅显的程度，很多问题有待探索。应当多运用中医恒动和整体的观念来思考临床问题和临床现象。大脑血管的表现有时也如同“活物”一般，它们的嗜氧性非常强，好像闻着氧气的味就能自己去长，如同爬山虎一般。比如 Moyamoya（烟雾病）是一种罕见的、逐渐进展的血管疾病，表现为颅内的颈动脉闭塞或狭窄，减少了进入脑部的血流。为了维持脑部的血流，脑底部的细小血管开始扩张。日本学者最早报道了这种疾病，在患者的脑血管造影上，可以看到脑底部有密集成堆的小血管，酷似烟雾，因此也叫作烟雾病。他们对这种病人的颞浅动脉进行干预，因为里面的动脉都闭塞了，他们就把颈外动脉的颞浅动脉打开往里一搭，只要搭在大脑的蛛网膜上就行了，搭上以后，里边血管“闻着”氧气的“味”就上来了，然后血管就接通了，也就能长上。所以现代科学对大脑动脉的了解仍十分欠缺。而且在大脑缺血的时候，不像人们一般想象的，一缺血后脑细胞就开始萎缩。实际它还有一个抗争的过程，在短暂缺血的时候，CBF（脑血流）是下降的，即脑的灌注、整体的流量是下降的。要是算血流量，确实有问题，但是用 Pet-CT 去测大脑皮层的氧代谢，就会发现它的氧代谢反而升高了。这就说明大脑非但不是萎靡状态反倒活跃了，用它的潜力把有限的血细胞里面的氧充分地调动起来进而利用，在这个阶段大脑整体血液的存留量反而大了。

因此西医要走的路还很长，但是中医恰恰已经走过非常长的路，有许多东西都是现成的可以拿来直接用的，问题的关键就在于我们如何更好地认识这些珍贵的经验和思维方式，因此中西医结合之路又成了不得不选择的道路。

4. 慢性脑缺血的中西医结合治疗

慢性脑缺血从西医学的角度来说是指全脑整体水平或脑的前后循环供血区血液供应减少的状态（正常脑血流量：每分钟 50 ～ 60mL/100g 脑组织），而非局灶性的脑缺血，也就是我们常说的“脑供血不足”。患者多为中老年人，临床表现为不时感觉到头重、头晕、头胀、头痛、记忆力下降或注意力不集中等。如果这些感觉到不适的患者到医院检查的话，神经系统检查常常观察不到有局灶性症状和体征，辅助检查可显示出一些改变。比如脑动脉硬化、脑血管狭窄、脑白质变性、脑萎缩，或发现有慢性心脏功能障碍以及全身慢性系统性疾病的证据（如长期慢性贫血和营养缺乏等）。鉴于目前对慢性脑缺血缺乏公认的定义，建议对慢性脑缺血的定义高度概况为：由于长期或慢性的血管病变或循环障碍所导致的脑供血减少，因失代偿而低于脑组织的生理需要量而引发的一系列临床综合征，患者症状出现时间一般在两个月以上，可持续存在或由于某些诱因而间断性发作。

慢性脑缺血的病因包括能够直接导致脑供血减少的各种血管结构改变、心脏原因和血压改变，或多种原因导致的血液流变学指标的改变等。慢性脑灌注减少既可为全脑的（如心排血量下降和低血压等），也可为局部的（如一侧颅内外大动脉血管狭窄时）；失代偿指脑血流量已有下降并导致组织的代谢和（或）轻度脑功能障碍。本病在生活中和临床上都非常常见的，以前的医生对它认识可能没有那么深刻，描述的名词很多，例如叫作“脑动脉硬化症、慢性脑供血不足、慢性脑低灌注、慢性脑血管机能不全”等，相对于亚急性脑缺血，它还有较长的可干预时间窗，如果能够早期识别及干预的话，将能有效阻断病程进展、预防脑血管相关事件的发生。

对于慢性脑缺血的中西医结合诊疗，应当一分为二地看待，首先应掌握西医慢性全脑缺血以及大脑前、后循环缺血的诊断标准，其次便是要在西医学分型基础上借鉴中医学理念和诊疗方法辨证施治。对此我们发表了《慢性脑缺血中西医结合诊疗专家共识》对本病予以分型诊疗，为使分型能被广大的西医同道理解接受并重复，将中医复杂的辨证简单分为三型。

应明确的是，血液循环障碍是慢性脑缺血的共性，从中医的角度理解就是这个状态存在血瘀。所以活血是少不了的。有些人看到“脑缺血”的病名就想着应当“补血”，再用“活血”岂不是缺血越发严重了？因此，对于有些西医学的病名本身从中医角度去理解是存在一定歧义的，从中医的角度去理解的话会更接近它的本质。活血常用三棱、莪术、牡丹皮、赤芍、水蛭、地龙，其中功专搜剔的虫类药效果尤其不错。现在有很多的水蛭制剂，效果挺好，入煎剂时，水蛭特别腥。可能大家都见过水蛭，以前在农村的人员应该都见过，地龙是蚯蚓，水蛭就是蚂蟥。蚂蟥主要生活在水库、沟渠、稻田、沼泽这些淡水水域中，一般在有机质丰富的池塘或无污染的小河中较为常见，以动物的血液或体液为主要食物，人被它吸一口还是挺疼的，而且它生命力非常强，做成药有活血的作用，搜瘫、通络这方面的功效也特别强。所以现在的脑血康、脉血康等这种胶囊制剂都有水蛭的提取物，吃起来就比较方便了，入煎剂的话味道太腥患者不易接受。现代社会的人都比较注重饮食物的味道，药物也是，像儿科的药都会适当地增加甜味，这样小孩子爱喝，依从性也比较高，如果能按时吃药，临床疗效自然也就更好了。不光小孩子，成年人也是如此，中药太苦的话人们难以接受；有些人甚至会反胃，都给吐出来；有部分肠道特别敏感的人，不是因为中药里有泻下的成分，就是觉得味道太怪了，肠道会主观地去排斥这些中药，出现一喝中药就拉肚子的情况。因此我们现在开中药时，也要兼顾它的味道，不能太腥、太苦、太怪，否则不利于推广中药组方。我就时常鼓励学生们，自己在开药前也多尝尝这些中药煮出来是什么味道，像有些药一旦尝过就忘不了那味道，通过尝药就能理解这些药为什么有那么大的偏性，能在某个功效上有那么大效果了，对于临床掌握中药疗效也是有一定帮助的。中药的功效不像是化学里的元素周期表，不是像门捷列夫那样通过推理先编好再一个一个给它们发掘出来对号入座的。中医自古就有“神农尝百草”的传说，先不论这个传说是不是真实的，肯定是有许多先辈通过各种尝试得出功效的归类的。记得我们那个年代正提倡自种、自采、自制、自用中草药，我用在学习班学到的知识亲自动手、大胆实践，根据中成药处方自制了各种丸、散、膏、丹，每种药物在上架前我们都自己先试用，至少是经多次试验没出现任何副作用后再上架，因此对于这些药物服下去后会起什么反应，心里是很有底的。

因此慢性脑缺血的分型都是有血瘀基础的，然后我们根据临床常见的兼见证候表现又提炼出痰阻、气虚、气滞这三个次要证候，最后总结出痰阻血瘀、气虚血瘀、气滞血瘀这三大类型，经过临床的检验和具体运用以及推广，证实该分型方法具有很强的适用性。对于各个分型均在整体观念、辨证施治基础上活血化瘀，以改善血循环为主并兼以对症治疗。

这些类型首先肯定是要符合全脑或前、后循环慢性脑缺血的诊断标准，具有相应的供血不足症状、体征、影像学表现及实验室检测结果，这样才能断定它属于慢性脑缺血的范畴。而简化的中医辨证分型是为了在治疗时有更便捷的方式能直接抓到关键的病机，如果有能力进行更为详细的辨证，且能更有条理、有针对性地对每个个体梳理出具体病机，那自然也不是非得拘泥于此简化分型的方法，关键还是以患者为主，以疗效为检验标准。在治疗上，西药可以参考脑梗死的用药，主要起到预防心脑血管病变事件的作用。现主要介绍运用中西医结合治疗时，中医药是怎么制订用药方案的。

慢性脑缺血痰阻血瘀证患者，除神经科症状外还能见到面色萎黄或晦暗或有瘀斑，口唇色暗，头胀或沉，口中多黏痰且不易吐净，身体沉重，胸闷憋气，腹胀食少，大便不畅黏滞不爽，小便淋沥，舌苔白厚质润，舌体暗胖或暗紫，舌面或舌边可见瘀点，脉象沉弱或沉滑。这种类型的患者整体给人一种黏黏腻腻，混浊不清的感觉。在治疗上以活血化瘀为总则，再就是对应证候表现给予化痰通络药物，其他药物随证加减。中药注射剂对于慢性脑缺血是个很不错的选择，临床疗效很好，可以用复方丹参注射剂、谷红注射剂静脉点滴。中成药应当首选通心络胶囊（有心脉瘀阻者更佳），其他的像利舒康胶囊、脉血康胶囊这些活血化瘀的基础中成药均可选用。中药汤剂可予通窍活血汤、导痰汤等，同时应当加适量补益脾肾的药味，对于运化痰湿有很大的帮助。

慢性脑缺血气虚血瘀型，它的临床特点是患者伴有面色少华或萎黄，气短无力，说话或活动时觉“底气不足”，易出虚汗，排便无力，四末不温，舌苔白腻或白润，舌体暗淡而胖，脉沉无力。给人一种乏力，底气不足，像瘪下去的气球又吹不起来的感觉。除了活血化瘀，要特别注重补气，像是黄芪、人参、党参、白术等都是不错的选择。选用中药注射剂方面，症状明显的可以选用黄芪注射剂、银杏叶注射剂静脉滴注。中成药首选消栓肠溶胶囊或养血清脑颗粒 + 培元通脑胶囊。中药汤剂主要是补益气血，又有活血化瘀功能的汤剂，像八珍颗粒、桃红四物汤、益气聪明汤等加减。

慢性脑缺血气滞血瘀型，临床可以见到患者面色晦暗或略显青黄，面部多色斑或双耳前多老年斑，口唇色暗或有瘀斑，素有郁闷不舒或长吁短叹，心烦失眠，胸胁胀满，大便不畅或干结，舌苔黄白少津，舌体色暗，舌面或舌边多有瘀斑，脉沉弦。整体感觉是有一股气堵在患者胸中，怎么努力都舒展不开。在治则上除外活血通络，应当特别疏肝解郁。中药注射剂可以选用复方丹参注射液或丹红注射液予以静脉点滴。中成药可以用加味逍遥丸 + 脉血康胶囊或大黄䗪虫丸等，肝气郁结明显可以短期应用舒肝丸。中药汤剂和中成药的思选择原则差不多，可选丹栀逍遥散 + 血府逐瘀汤、桃红四物汤、膈下逐瘀汤等加减。

各类证型的慢性脑缺血虽表现不甚相同，但以立位或活动时症状明显，卧位时症状可减轻为其共性，这也是一个临床上可以用来协助诊断的要点。

5. 对脑血管狭窄中西医结合诊疗的认识

如今脑血管狭窄是常见病，但是在 20 世纪 80 年代以前人们都还不怎么关注本病，不会去想到自己脑中某个血管比正常人狭窄会有什么后果。西医学影像学的发展经历了 X 线学、发射学和医学影像学这些阶段，可以说对脑血管看得越来越清楚，也越来越精细，最主要的是它能数据化，不再像以前那样看着片子来估计血管粗细那么粗略。数字减影血管造影（DSA）抛弃了传统的胶片减影，开始利用数字化成像方式，通过给病人注入造影剂，再次获得图像。用计算机进行数字化减影处理后，使充盈造影剂的血管图像保留下来，并将脑组织、骨骼及其他组织的影像减影除掉，保留下来的图像经过再次处理后转送到监视器上，得到清晰的血管影像。由于操作者可以直接观察到血管情况，能对单条血管依次进行多角度观察，图像清晰，分辨率较高，具有较高的准确性和敏感性，可以直观地显示脑血管的物理形态，显示血管与周围组织的关系。通过造影剂显示血管整体的血流状态。可以利用电子计算机精确计算显影血管的直径。结合血管狭窄程度分级标准，可以明确患者脑血管狭窄的部位、程度；也可以直观显示项内外血管侧支循环情况。

因此《中国脑血管病防治指南》把它当成了脑血管病狭窄的金标准。得益于这个技术，如今对于脑血管狭窄才能准确界定。这是现代技术的优势，中医学没有这么精细，看不到哪里的哪个血管狭窄，更不能评估它狭窄到什么程度。所以说现代科学的进步为中医学打开了一扇窗，让我们的视野更广了，也看得更细微了。因此我们不应该排斥西医的这些检查方法。中西医结合的道路只会越走越宽敞。

那么中医学如何看待脑血管狭窄呢？中医学命名疾病的方式多采用根据疾病主要症状进行概括性命名的方式，如咳嗽病、心悸病、水肿等；也有一部分以主要病机命名，如虚劳、内伤发热等。因此脑血管狭窄在现代医家的命名里头有“眩晕”“头痛”“中风”“耳鸣”“厥逆”等。从命名的方式也能看出，大家认识到脑血管狭窄是全身性的疾病，从血管超声或血管造影可以看到脑血管中确切的占位性动脉硬化斑块或内膜、中膜增厚，它会阻碍血液的运行，是血管远端供血障碍。从中医上来说这就是全身的气血运行不畅，血管属于“脉道”，《灵枢·决气》说：“壅遏营气令无所避是谓脉。”《明医杂著》曰：“脉者，血之隧道也，血随气行，周流无停。”脉道闭阻，气血自然运行不畅，就会出现不同的症状。《素问·痹论》曰："痹，在于脉则血凝而不流。"脉为血液运行的通道，气化不通，脉道不利，与中医"脉痹"诊断更符合。如果将脑血管狭窄的最终结局"中风"发作作为终点事件，脑血管狭窄可以看作是中风过程中的一个阶段。

很多患者不一定会走到中风这个结局，但是脑血管狭窄这个阶段在临床上是十分常见的。如今的社会发展、环境因素、饮食结构、年龄、高血压、糖尿病、高脂血症等普遍的问题都与脑血管狭窄息息相关。年龄的增加是作为自然人所不能抗拒的因素，《黄帝内经》说："年四十而阴气自半，起居衰矣。"伴随着年龄的增长，首当其冲的就是脏腑的衰竭，是肾精营血的损耗。其中脾和肾又是最重要的脏腑。脾为后天之本，"五脏六腑皆禀气于胃"，脾胃功能的盛衰关系着人体的衰老与否。肾为先天之本，藏有先天之精，对于人体真元，生命根本动力具有关键性的作用，但先天之精有赖后天之本的培补。若是脾肾亏损，随着年龄的增长，气血生化无源，就会像《景岳全书·非风》说的那样："凡病此者，多以素不能慎，或七情内伤，或酒色过度，先伤五脏之真阴，此致病之本也。再或内劳外伤，复有所触，以损一时之元气，或以年力衰迈，气血将离，则积损为颓，此发病之因也。盖其阴亏于前，而阳损于后，阴陷于下，阳乏于上，以致阴阳相失，精气不交，所以忽尔昏愦，卒然仆倒。"

而这其中由于营养结构的改善，饮食失调反倒成为一个重大的问题，人体内很容易形成致病产物的瘀积。现代人如今工作压力大，城郊通勤距离远，通勤时间长，互联网媒体生活的便利，使放松的方式不再以户外郊游、骑车、爬山等体力型活动为主，反倒是在本就营养过剩的情况下选择美食聚餐、奶茶甜点等满足胃口欲望的方式来达到放松的目的，海鲜、烧烤、啤酒都是整桌整箱供应，人们喝得酩酊大醉，清醒了不难受了就又继续寻思着下一顿该吃什么。这也是如今“高尿酸血症”增多，而使原本的“三高”变成“四高”的缘故。而体力性的活动如健身、跑步变成一种靠自律打造身材的“受苦”修炼方式，更多人愿意选择的娱乐是躺在沙发上刷刷手机或者待在家里打电脑游戏。这正是《黄帝内经》“以酒为浆，以妄为常”的描述，嗜食肥甘厚味、久坐少动，都容易导致脾胃受损，痰浊内生。而痰浊久居不去，脉道血行不利，就会演变成痰瘀互阻。痰浊瘀血等浊邪滞留血脉，久而久之可使气血流动受阻，血脉中的有形物质与邪相搏结形成痰瘀互结之势，沉积于血脉可致动脉内膜或中膜增厚，若有情志抑郁化火则可灼伤津液，痰瘀之邪与热相搏则可逐渐形为斑块，若不改变现状，有形之物壅塞脉道，会造成血管内、中膜增厚及斑块形成，日久可导致脑血管狭窄并影响血液循环。

我们在大量的脑血管狭窄临床观察基础上，根据患者证候特点，结合脑血管狭窄患者的超声检查特点，将本病总结为“痰阻血瘀型”“气滞化火型”和“混合型”三个证型，除了国人胃肠道功能普遍低下的共性因素之外，现时代各类污染、饮食结构不合理和各种压力是导致上述三型证候的重要因素。临床观察中，我们发现辨证为气虚痰阻血瘀证的患者，其血管超声多提示以血管内膜增厚为多见，这类患者多有大便不畅或便溏，手足不温而潮，舌体胖大，色暗淡或淡，部分患者伴有足癣或甲癣等；而辨证为气滞化火型的患者，其血管超声多见以斑块为主，这些患者多有口气、大便干、舌苔黄厚等特点。而混合型患者则前两种的特点兼而有之。

我们使用中西医结合方法治疗脑血管狭窄的原则是，治病求本和整体调理，认为对于不适宜某些西药治疗的就以纯中药为主；对于无胃肠道疾病及肝功异常者可用阿司匹林或波立维及他汀类为基础用药，同时根据证型加用中药，治疗了大量脑血管狭窄的病例均获得了全面好转。在活血化瘀用药的基础上，对气虚痰阻血瘀型患者多采用健脾益气、化痰通络法，一般用自拟院内中药协定处方——健胃醒脾方或开窍方加味，而气滞化火型患者多采用疏肝解郁、凉血活血法，一般用痰火方（院内中药协定处方）加疏肝解郁之品。在选用活血通络中药时，高利教授多以虫类药为主如水蛭、蜈蚣等，中成药多选用脉血康胶囊、通心络胶囊、血府逐瘀胶囊及大黄䗪虫丸等。近年来，在经治的脑血管狭窄病例中，发现使用上述中药可使狭窄的血管稳定或狭窄程度减轻，甚至部分患者有血管再通伴全身状况不同程度好转，如头昏、纳差、二便改善，手足变温等，因血流改善，大部分患者面部色泽及舌象亦较前好转，展示出了中西医结合治疗的优势。

近年来，在经治的脑血管狭窄病例中，有数例原发性颈内动脉闭塞、大脑中动脉闭塞和血管内支架后闭塞患者获得再通，有多例重度血管狭窄变为中轻度，大多数患者均得到不同程度症状改善。这证明了整体观念、辨证论治原则和中药具有多靶点、全方位调理优势的客观性与正确性。

6. 脑血管狭窄的中西医结合诊疗

随着社会的老龄化，高分辨率影像和超声技术的诞生，脑血管狭窄检出率明显增高。应当知晓的是，随着时代的进展，疾病谱和相关的危险因素都发生了微妙的变化，脑血管狭窄已成为脑梗死独立的危险因素。这在造影技术成熟前，显然是察觉不到的因素。

尽管脑血管狭窄的原因呈多样化，但脑动脉粥样硬化仍为本病的主因。血管先天发育异常、遗传性疾病、高血压性脑细小动脉硬化、各种感染和非感染性动脉炎中毒、代谢及全身性疾病等均可导致脑血管壁病变而形成狭窄。脑动脉粥样硬化形成主要有以下几种原因：①动脉内膜内脂质聚集，尤其是低密度脂蛋白胆固醇的聚集促进了粥样斑块的形成；②炎症反应是动脉粥样硬化的起始因素，也是粥样硬化形成中的反应性结果；③微生物感染也产生了重要的影响，肺炎衣原体感染是目前比较热门的学说，肠道菌群的作用亦不能小视。如果从中医角度认识脑血管狭窄的话，那么实际上起居无常、饮食不节、情志不舒、饥饱劳碌等均可能导致五脏功能失调，气机升降失司，那么最后造成的气血运行失常就可导致本病。脑血管狭窄若不及时治疗，可有如下转变：①机体自身代偿，侧支循环建立；②短暂性脑缺血发作（TIA）；③认知功能障碍；④心理障碍；⑤新发脑梗死；⑥脑微出血等。

西医学对脑血管狭窄治疗有多种方法，其中保守治疗占大多数，在治疗原发病基础上，所用药物有他汀类、抗血小板药物、血管紧张素转化酶抑制剂等。

此类化学药物有一定的治疗作用，但药物的毒副作用（如肝损伤、横纹肌溶解、皮下及脑内出血等）和部分患者的药物抵抗不容忽视。此外便是近些年兴起的介入治疗手段，像是球囊扩张术、血管内支架植入术和血管内膜剥脱术都是临床常采取的方法。

但可以看到，近些年兴起的介入治疗伴随着许多不可避免的副作用，且本身带有风险。如果严重的血管狭窄在缺血阶段，毛细动脉血管和神经元都会受损。行内膜切除术会导致血流量在瞬间剧烈增加，高压下的血流会导致高灌注综合征或使已经病变的血管破裂出血。在手术期间，颈动脉窦较易受累，导致颈动脉窦反射消失，术后数小时或数天出现高血压加剧。血压升高和受累的血管可出现再灌注损伤，导致脑水肿和颅内出血。脑血管狭窄的不同时期对应的手术风险因素也不尽相同，对于合理评估介入治疗手段已属不易，更不用说对于术后患者生存质量的评估以及术中风险的预防了。当然我们并非要对介入治疗持戒备的态度，而是应当审慎地评估介入治疗的后续作用，疾病的诊疗是一个长远的过程，不是某次手术、某种药物注射就能完成的，因此对于介入术后患者症状的评估也应当是介入研究中的重要一环。特别是中医的预防性思维和养生思维，在术后的预后中能起到指导性的作用。

多年观察发现，介入术后患者多出现口干口渴、口臭、舌苔黄、大便干或不畅等，血清实验室检测可见血清C反应蛋白（CRP）等炎性因子升高，部分患者出现血清纤维蛋白原（Fib）、二磷酸腺苷（ADP）升高。分析可能与导丝及造影剂进入血管后引发了血管内皮的炎症反应和免疫反应，从而导致了血黏度变化。其证候学表现与“上火”类似，相当于中医学的痰热证。为探讨介入术后的血管内皮损伤机制及干预对策，我们设计了相关实验，将拟行介入术的患者分为两个组，治疗组介入前1天及术后连续3天给予清热化痰、通腑泄热法治疗（如痰火方），对照组不给予中药。结果发现，治疗组术后，CRP、Fib、ADP均明显下降，火热证评分明显低于对照组。对照组部分患者上述指标有升高趋势且临床痰热证表现明显。上述实验提示：介入术可对患者血管内皮造成系列炎性反应或免疫反应，中药痰火方可以改善临床证候学并具有抗炎、抗血小板聚集和一定的降纤作用，推测本方对介入患者远期疗效亦可能有益。

脑血管超声学或影像学报告多提示是否存在血管内中膜增厚及程度，有无斑块形成及程度，或两者兼有。从中医病因病机角度分析，脑血管狭窄可分为痰阻血瘀型、气郁化火型和混合型，临床应当根据具体辨证施以不同治法。

据此分型治疗方法，以破血逐瘀中成药为主药，配合相关中药汤剂，使一组不同程度的脑血管狭窄患者获得稳定，整体状况好转；一组重度脑血管狭窄患者稳定；一组全脑重度血管狭窄变为中轻度；一组血管内支架后再狭窄患者获得稳定；3 例颈内动脉闭塞，1 例支架术后血管闭塞患者再通。好转的病例其证候学指标同时亦获得改善，表现为面部色泽转润，舌体颜色由暗变轻。

脑血管狭窄痰阻血瘀型在证候特点上，除神经科体征外兼见头昏沉，面色晦暗，口中黏腻，痰较黏稠且不易吐净，腹胀食少，大便不畅或黏滞不爽，小便淋沥，舌苔白腻或白润，舌体多暗胖。整体也是有种黏黏腻腻、混浊不清的感觉。通过血管检查可以见到狭窄的血管以内、中膜增厚为主，斑块少见。治疗用药上，可以以血府逐瘀胶囊 / 通心络胶囊 + 健脾化痰中药（如二陈汤），相关的西药为基础用药。

脑血管狭窄气滞化火型在证候特点上，除神经科症状体征外兼见头昏而胀，耳鸣或脑鸣，心烦失眠，或善叹息，大便干或不畅，舌苔偏黄而少津，舌体暗红，舌面或舌边可见瘀斑或瘀点。整体以如一团气堵在胸中，舒展不开，但又有点“上火”的感觉。血管检查可以见到狭窄的血管以斑块为主，内、中膜变化不大。治疗用药上可以用脉血康胶囊或大黄䗪虫丸 + 加味逍遥丸或疏肝解郁汤药，相关的西药为基础用药。

脑血管狭窄混合型证候特点上，除神经科症状体征外兼见上述两型部分证候特点。血管检查可以见到狭窄的血管内斑块多发，内、中膜增厚。治疗用药上，根据证候特点选用大黄䗪虫丸、血府逐瘀胶囊、脉血康胶囊或通心络胶囊 + 加味逍遥丸或二陈汤，相关的西药为基础用药。

需要注意的是，对于重度的血管狭窄或闭塞，短暂的药物治疗或介入治疗往往不能获得佳效，无论是从中医还是西医的角度来说，脑血管狭窄都是长期不良饮食习惯或是一些不良反应长期累加的结果，西医更关注局部的血管狭窄和闭塞，中医更关注全身气血运行的不畅。病来如山倒，病去如抽丝。短暂的药物治疗能起到一过性的刺激和强化机体的作用，并不能彻底去除病因，也不能立马清除全身潜在的狭窄易发点，凡是疾病好转都有一个病程，《伤寒论》也说“发于阳者七日愈，发于阴者六日愈”。但是对于像脑血管狭窄这种全身性的疾病，而且跟体质也有一定关系的疾病，那需要调理的时间自然也相应会拉长。像是介入治疗一般也就针对狭窄特别严重甚或闭塞的局部血管，先不提这有复发的可能以及手术本身的风险，即使手术进行得很顺利，那么这就算把脑血管狭窄解决了吗？对于介入术后机体的一些损伤，以及机体其他血管处潜在的狭窄风险，我们都应当重视运用长期的中西医结合的方法来调理，以达到控制术后继发的损害，和调节体质的作用。

此外，对于脑血管狭窄患者来说自身主动的调理也很重要。除坚持服用相关药物外，应做到饮食清淡，生活规律，起居有时，心情舒畅，锻炼时最好有同伴相互照顾并同时交流，锻炼方式根据自身特点选择，锻炼程度以自身感觉舒适为度，锻炼时间以早晨为佳，避免在尘雾中锻炼。要保持经常开怀大笑（最好笑得周身微热，满脸通红），还应保持二便通畅。对于脑血管狭窄热象明显者可嘱其常吃凉拌苦瓜、苦菊、马齿苋、鱼腥草等，平素宜多吃空心菜及丝瓜苗等藤蔓类菜蔬，忌食辛辣食品，可适当饮绿茶水。痰湿表现明显者可嘱其常吃烹熟的白萝卜＋大蒜，用佩兰叶适量加鲜姜 3 片泡水代茶饮或饮熟普洱茶，禁食海产品。

脑血管狭窄患者尤其要重视复查，中医药的调理是一个动态的调理过程，复查一方面有助于关注病情的发展，另一方面也是为了能针对性地调整中医药的调理方。因此患者应做到有不适感立即到医院就医，经常检查血压、血糖、血脂并保持相对稳定，尽量做到每 2 ～ 3 个月化验一次血生化全项，每半年复查一次脑血管超声或血管核磁 /CTA。

7. 急性脑梗死的诊疗

（1）急性脑梗死的中西医结合现状评价

近年来，脑卒中一直是危害人类健康的世界性难题，在我国排在死因的第一位。尽管我国政府对其防治进行了大量投入，其“四高”（高发病率、高致残率、高复发率、高死亡率）特点和年轻化趋势并未因此而得到控制。随着时代的变化和人口的老龄化，疾病谱发生了明显变化，具有脑血管病危险因素的人群巨大，预测本病的发生率在今后的若干年会居高不下。何故？分析中、西医的内涵和医疗模式便不难得出答案。

中医学有数千年历史，是一门起源于实践的经验医学，整体观念、辨证施治是其理论核心，其内涵博大精深。在医学的最初阶段，医学知识都是从实践中归纳而来，注重的是对患者的观察，通过医生与患者的接触得出最直接的信息。殷墟甲骨文已有对触诊的最原始记载，如奶执（乳腺管堵塞）、乳房疾患——乳痈、肿块等。西方医学之父希波克拉底创耳贴胸部直接听诊方法。因此中西方医学在对医学的探索中也总结出各自的物理诊疗手段，中医讲望、闻、问、切，西医也讲视、触、叩、听。两种体系服务的对象是相同的（都是自然人），这也是二者可能结合的基本条件。但如今的西医学则过于依赖先进的辅助检查技术，以为这是“火眼金睛”，但是长此以往人们往往忘却了个体化诊疗对患者这一个体在症状、体征上特殊的、细微的表现。再有就是辅助检查技术本身也不适合被滥用，它应当是医生诊疗手段的一个延伸，而不是某种必然。辅助检查对于诊断的意义可用 Bayes 公式表达：验前概率比 × 似然比 = 验后概率比。诊断试验结果的意义受验前概率影响很大，如果不加选择都进行化验，将大大降低验前概率，即使高度特异的检查也会出现很多假阳性结果，给结果解释造成困难，甚至可能误导诊疗方向。例如抗核抗体阳性不仅见于系统性红斑狼疮，还可见于其他自身免疫性疾病、感染、肿瘤，甚至正常人群。若盲目进行检测，将会出现大量无临床意义的抗核抗体阳性，该检查的阳性预期值将显著下降。

因历史条件等客观原因，中医学的学术内涵、对健康和疾病的认识与西医学的关注点不同，其认识疾病注重整体，关注机体阴阳、气血、脏腑的功能状态，关注疾病的属性。望、闻、问、切仍是其诊病手段，以此了解患者病后神、色、形、态的整体变化，据此分析出病因病机，采用寒者热之、热者寒之、虚者补之、实者泻之的原则治疗疾病，以使患病机体获得整体好转。医疗模式与医疗内涵的不同都将直接导致对疾病认识的不同。脑梗死在西医学里又叫作“缺血性脑卒中”，说得也很直白清楚，就是各种原因导致的脑部血液循环障碍，导致局部脑组织的缺血缺氧，再往下走就是坏死，那么相应的脑神经功能自然就会缺损。便会出现面部、上肢、下肢的麻木，语言不利，口舌歪斜这些症状，直接的问题就是神经受损了，根本的原因其实还是为什么会梗死的问题。以往的关注点在于“急”上，就是要赶快控制脑组织的缺血坏死，用改善循环的、抗脑水肿的、降颅压的，保护脑神经的西药。再后来溶栓的手段很成熟了，这个“急”字就不是医生该急了，实际脑梗死已经不是那么让医生措手不及的疾病了，现在“急”的是患者的家人，如果是在医院外头发生的脑梗死，要是能早点识别，早点送医，在脑梗死的时间窗内进行治疗干预的话，脑梗死的预后并没想象的那么糟糕。

但是该病实际上也是在动态发展的，这是中医上常讲的动态观念，自然界的六气过剩就会成为六淫邪气，以往古人们的社会生活方式比较单一，生活作息以及饮食习惯由于交通、地理环境所限在很长的一段时间内保持着统一性。但是到了近现代，许多以往人们所熟知的生活常理及所习惯的生活方式均被冲击打破。因此疾病对于外感六淫邪气的变化表现得不再那么敏感，甚至隐隐有脱离出原本规律性的趋势，而更多取决于现代人的社会生活方式。因此这也是中西医结合、宏观辨证与微观剖析相结合势在必行的缘故。

以脑梗死为例，在短短几十年内便经历了非常大的变化，这种变化并不仅仅局限于西医微观角度的生理生化、病理解剖方面的改变，换句话说，并不仅限于疾病本身引起机体的改变。因此，有时候我们应当从疾病当中抽身出来，考察社会的变化，医学是关于人的学问，而不是仅仅关于人体的学问，社会对于人的影响有时候甚至大大超过自然对于人体的影响。如今的脑梗死不再是人们印象当中是老年人的“专属”，急诊夜班上收入年轻脑梗的患者在以往的日子里是个令人诧异，并会作为病例讨论的事情，但是如今年轻脑梗患者的增多使得急诊大夫们渐渐地对这样令人惋惜的结果也就慢慢地被迫习惯了。除了年轻化的趋势是目前医学难以干预的外，脑梗死后遗症引起的心理方面的问题，即卒中后抑郁，同样值得深思。临床很大一部分患者罹患卒中后抑郁，即使在脑梗死对机体本身造成的伤害恢复得八九不离十的情况下，在心理方面造成的伤害却仍持久存在。许多人在现代安逸的环境中，是很少经受重大疾病以及重大事故冲击的，不可避免地有一部分人会出现心理弹性较差的结果，而脑梗死又往往是无声无息地倏忽而至，这种灾难突然降临的压迫感使得患者们以往自信不在，对自己的身体产生了怀疑，这种怀疑将会诱发焦虑、抑郁的出现。

因此如今针对脑梗死的特点，一是医生从抢救的观念转变为预防脑血管事件的观念，比起在医院病床上进行抢救，更当多多地深入大众中去普及关于识别脑梗死的知识。

二是患者自身应当调整自身的生活作息及饮食结构，预防脑梗死的发生，同时注意调节自身情绪，谨防“因郁而病”和“因病而郁”。这种观念的转变来源于中医的“上医治未病”“未病先防，既病防变”。在充实治未病理论上，明代医家临床治未病颇见功夫。例如，薛立斋、张三锡开始将治未病理论用于中风的预防。首先，薛立斋指出中风的防治大法是“预防者，当养气血，节饮食，戒七情，远帷幕”。张三锡对此有更深刻的认识，他说“病之生也，其机甚微，其变甚速。达士知机，思患而预防之，庶不至于膏肓”，归纳了中风的病变特点。然后，列举了中风的许多先兆症状，如“中年人但觉大拇指时作麻木或不仁，或手足少力，或肌肉微掣，三年内必有暴病”。认为其预防的方法是：“急摒除一切膏粱厚味，鹅肉面酒，肥甘生痰动火之物，即以搜风顺气丸或滚痰丸、防风通圣散时服之，及审气血孰虚，因时培养，更远色戒性，清虚静摄，乃得有备无患之妙。”清代王清任在《医林改错》里面也很实在地记载了很多事情，他专门实地去问各种各样的中风病人，问他们在中风发现之前有没有什么特殊感觉，然后去观察去记录。他记录了 30 多种各种各样的症状，叫“未病之前形状”。实际上这属于脑梗死的一级预防。

三是作为医生不应当只做医学的“匠人”，而应当努力成为“医学家”，对于疾病的动态转变要深入思考及追踪，对于如何预防疾病今后发展转变的倾向要有清醒的认识，这样才能对公共卫生服务事业做出建设性的建议，敲响社会的警钟。

整体观念、辨证施治是中医的核心内容，长时期以来，因中医辨证无确切标准，亦缺乏清晰的病理生理学概念，故临床对于一种病的辨证常呈多样化，因疗效亦无相关评价体系，治疗靶向不能用现代语言表述清楚，诊疗理念不易使西医医生理解，故未体现出明显优势。

西医学是建立在基础研究之上的实验医学，要求对疾病的任何方面都要拿出客观依据。它的发展是在努力了解人体结构和疾病，并把他们降低到最小量变的基础之上的。因其是微观认识疾病，对各脏腑、组织、细胞生理功能和病理变化研究得很深入，为临床治疗提供了靶向。对机体病变的器官、组织、细胞病理变化清楚，治疗靶点明确，展示了其优势的一方面。从另一角度认识，它忽视了人体的主观能动性，故整体观显得不足，易形成头痛医头、脚痛医脚现象。其不足的另一方面是明确了疾病的病理变化，却忽视了个体差异，治疗手段千篇一律，这种认识模式明显影响了疗效。尽管如此，因其诊断疾病有指标，有病理生理学基础，对疗效有评价标准，给人以看得见、摸得着的感觉，故传入我国仅数百年就成为主流医学。

值得警示的是，随着西医学知识的推广与普及，不少中医医生也不知不觉地被西方的诊疗模式束缚了。回顾 CT 未面世前的若干年，部分脑出血也曾被西医诊断为脑梗死了。因那个年代没有相关疾病的诊疗共识或指南，不但对疾病的诊断不规范，治疗手段和临床用药也是五花八门。

20 世纪 80 年代，曾有呼声强调脑血管病的治疗应当规范化，但当时首都医科大学宣武医院神经内科孟家眉教授根据国人体质特点，在《中华内科杂志》发表了脑血管病的治疗应当个别化的文章，把临床医生的认识引向了理智与客观。

从西医学的发展过程不难看出，因其缺乏整体观理念，对疾病的认识进行纵向研究不断深入，使其对脑血管病危险因素从以往的“三高”到目前多因素认识经历了漫长的阶段，但近年来肠道菌群失调与脑血管病的相关性又成为研究的热点。

多年来，抗血小板聚集、降纤、抗凝、脑保护、溶栓、抗炎、降脂等方法相继应用于临床，使本病的诊断和用药逐渐趋于规范。一个时期以来，双抗＋他汀治疗几乎成为现代临床用药的常规；虽然肠道菌群失调与脑血管病的相关性已成事实，但因缺乏相关药物干预，此内容几乎停留在实验研究上；近几年血管内取栓技术的问世丰富了部分患者急性期的治疗手段并体现出立竿见影之疗效，但从总体而言，西医学方法治疗脑血管病并未出现颠覆性变化。

分析不难看出，中医学和西医学都有优势，但都存在不足。因多种原因，我国大多数中、西医医生都忽视了本病的地域、种族区别，忽视了国情，忽视了疾病的时代性。

若承认两种医学都有优势但也存在不足，那么，将中医宏观的认识与现代诊断模式结合起来，即宏观又微观地认识疾病，这种结合的诊断思路对疾病的认识会更加全面而客观。将中西医治疗手段有机结合，优势互补，则可能获得更好的临床疗效。

（2）急性脑梗死的中西医结合认识

中医学对于脑梗死在很早以前便已经有相应的记载，根据临床观察也形成了一定的认识，它的认识方式带有朴素的“象”思维观。脑梗死在传统中医学之中属“中风”范畴，主要与疾病本身表现出的症状特点，如病变迅速，突然昏仆，不省人事，醒后口眼歪斜、半身不遂或伴语言不利相关，尤其是起病急、变化快的特点，像被风邪“直中”一般。“中风”一词目前最早可追溯到《黄帝内经》，其所记述为感受外邪，如《素问·风论》曰：“入房汗出中风。”《黄帝内经》对中风症状的描述分别散见于“击仆”“大厥”“煎厥”“薄厥”的论述中，《灵枢·九宫八风》记载：“其有三虚而偏中于邪风，则为击仆偏枯。”《素问·调经论》曰：“血之与气，并走于上，则为大厥，厥则暴死，气复反则生，不反则死。”此论述中包括中风病急性期表现，也描述了导致意识障碍急性发病的表现。

汉代张仲景在《伤寒论·辨太阳脉证并治法》中论述：“太阳病，发热，汗出，恶风，脉缓者，名为中风。”从此中医史上正式提出了“中风”一词，但其代表的是外感病的表虚证。但其在《金匮要略·中风历节病脉证并治》中载：“夫风之为病，当半身不遂，或但臂不遂者，此为痹。脉微而数，中风使然。”此便明确表述了以内伤疾病为代表的中风病，指出“中风”病的表现为肢体活动不利，中风发病过程及病情轻重表现为“肌肤不仁”“即重不胜”“即不识人”“舌即难言，口吐涎”的渐进性发病过程。

金元四大家促进了中风病内因学说的发展，刘河间认为中风病病机根本在于热，火热化风，风火相扇，气血上逆而成，“凡人风病，多因热甚”，风只是作为表象，“心火暴甚”是中风主要因素。李东垣则明确指出了“中风病非外来之邪”，“本气自病”是病因，为后世医家气虚中风说打下基础。朱丹溪认为中风病因病机是“湿土生痰，痰生热，热生风”。

明代王履从病因学角度提出中风“真中”与“类中”学说，将外风所致“类中”与内伤所致“真中”区别开来，对临床辨证治疗起到一定指导作用。张景岳关于中风的“非风”论使得对中风的认识进一步深化，《景岳全书·非风·论正名》提出：“非风一证，即时人所谓中风证也，而古今相传，咸以中风名之，其误甚矣。故余欲易去中风二字，而拟名类风，又欲拟名属风。然类风，属风，仍与风字相近，恐后人不解，仍尔模糊，故单用河间、东垣之意，竟以非风名之。”

清代叶天士创立了“肝阳化风”说，其《临证指南医案·中风》曰：“内风乃是身中阳气之变动，肝为风脏，因精血衰耗，水不涵木，木少滋荣，故肝阳偏亢。”清代医家王清任以“气虚血瘀”立论，认为“半身不遂，亏损元气是其本源”，故投以补阳还五汤。

晚清以张山雷和张寿甫为代表的中西学派以中西医理论结合探讨中风病的发病机理，将中风分为脑充血和脑贫血两大类治疗，认为中风病的发生在于肝阳化风，气血逆乱，直冲犯脑。在治疗上提出“潜降”“镇”气血的治疗原则。至此，中风病的理论逐渐形成系统。

随着医者对其认识的不断深入，脑梗死经历了“外风学说”“内风学说”和“非风学说”三个阶段，元代王履《医经溯洄集》有云:“中风者非外来风邪，乃本气病也，凡人年愈四旬之际多有此疾，壮岁之时无有也，若兼肥盛则兼有之。”此论述与现代脑血管病危险因素最为贴近。“中风”在经历过外风到不内不外风，最终到内风、非风致病的理论演变，中医中风的病因病机到现代得以完善。如果以发展的哲学观点看问题，不是古人认识不够全面，而是时间、地点、条件、人体的素质、社会平均寿命、社会的安定发展、流行疾病谱等都发生了根本的变化，因此疾病的病因病机也发生了变化。简单地说，仲景竹简刻书时代，居无定所，食无定餐，流行的疾病谱与现代都市社会的饮食结构、生活环境完全不同，人体的体质变化决定抗病能力的不同，及体内气血津液运转状况的不同，因此病理代谢产物不同，痰、火、瘀等病理产物不同，致病因素与致病病机也具有本质的不同。可以说对中风病的症状描述大致相同，但不同历史时代中风病的发病年龄、致病因素、病因病机、治疗方法均不相同，承认疾病的历史演变，就要承认以历史的观点看待疾病的认识论的起步，承认疾病的诊疗方法日臻完善。

金元时期是中风认识的分水岭，而晚清的中西医结合促使中风病的认识发生了“质”的变化。西医学的发展，中西医文化交融，以王永炎院士为代表的现代中医提出了“毒”在中风病中的作用，认为无论来源于外界还是体内致病因素，具有“毒”之属性的，当统称为毒。在疾病的发生发展过程中，致病因素导致病理产物，而病理产物又成为致病因素，病因与病理产物反复作用于机体，使邪从内生，最终导致损伤脏腑，犯脑攻心，毒滞血脉。近年关于“毒损脑络”观点的提出，认为毒损络脉之毒为壅滞之卫气所化生火毒，毒阻滞于脑表现为以微血管为核心的炎症损伤级联反应，影响神经元功能联系、再建。因此，“毒损脑络”学说认为只有解毒、凉血、通络甚至破瘀、醒神治疗，才能从根本上阻止这种病机转化，减轻“毒”导致的继发性脑神损害，修复脑功能赖以生存的微环境。中风病的现代“毒邪”理论为中风病现代治疗方法提供了有力支持。在毒邪理论的影响下，经长期的临床观察发现，常规应用针对瘀血、痰浊使用的桃仁、红花、三七、茯苓、半夏、胆南星之类治疗效果有限，需要针对病位在“络”，病邪为“毒”制定治疗方案。

风邪变化迅速的特点与西医学卒中后级联反应特点相似。脑梗死后的“缺血瀑布”或“级联反应”说明脑缺血缺氧引起的血管炎性反应、氧自由基毒、兴奋性氨基酸毒等细胞的损伤快速进展，及出现了机体微循环、血脑屏障微循环障碍及免疫炎性改变。其病理过程的启动、发展速度较快，连续改变呈阶梯样的变化，与风邪变化迅速及兼夹他邪为患相似。急性缺血缺氧使神经元能量衰竭、坏死，脑内小胶质细胞被激活，加重了脑缺血损伤；星形胶质细胞活化，分泌炎性介质，加重了脑缺血反应；炎症介质的介导使中性粒细胞浸润脑组织，引发了炎性反应。血管缺血再通后的缺血在灌注损伤引起了大量活性氧自由基释放、炎症性细胞激活产生了细胞毒性物质，进一步使细胞受损，造成血脑屏障功能障碍，使更多外周循环炎性反应免疫细胞进入脑组织，造成恶性循环。这些从中医上解读都可以理解作“毒损脑络”。

但是我们同样不能抓住“毒邪”这一局限性的病理因素，否则在表意不清的情况下容易造成普罗大众认为中医只会以排毒作为幌子的误解。我们首当确立的准则，仍是整体观和辨证观的结合。

据多年的临床观察及脑梗死的治疗经验中，我们逐渐认识到并归纳出脾胃病变与急性脑梗死病变间存在客观联系。在我国社会飞速发展的时代，疾病谱也在悄悄发生着改变，致病因素和病理机制也在发生着相应变化。风、火、痰、瘀、气、血、毒是脑梗死的重要病机，但结合社会时代特点、环境因素、饮食结构、体质因素发现，脑梗死的病因病机发生了显著变化，尤其是脾胃功能受损越来越占据重要地位。

脾胃功能减退是衰老的启动因素。在中风病的发生中年龄是不可控制因素，高龄与中风病发病具有关联性，衰老是中风发病的重要因素之一。中风有因年龄大导致脏腑功能减退、气血阴阳亏损者，中风发病时间段多为中年之后。《景岳全书·非风》曰：“人于中年之后，多有此证，其衰可知。”中风病多发生于中年后，与西医学脑血管发病时间吻合，饮食因素及肥胖是发病的重要原因，中年后发病具有明显的年龄特点。“衰”是指脏腑功能衰竭，人体开始衰老。脾胃功能衰退与中风发生具有明确的相关性。脾胃为“后天之本”，“得谷者昌，失谷者亡”“五脏六腑皆禀气于胃”，脾胃功能的盛衰关系着人体的生长、发育及衰老。《素问·上古天真论》论述：“女子七岁，肾气实，齿更发长……五七阳明脉衰，面始焦，发始堕……丈夫八岁，肾气实，发长齿更……五八肾气衰，发堕齿槁。”年龄的增加使阳明脉精气的衰退启动了机体的衰老，“阳明脉衰，面始焦”多表现为颜面气色的晦暗枯黄，额纹、口周皱纹的深重等，与胃肠脏器功能减退及疾病变化具有关联性。《脾胃论》曰：“内伤脾胃，百病由生。”同时提出“胃虚则五脏六腑、十二经、十五络、四肢皆不得营运之气，而百病生焉”，年龄的增加导致了脾胃的衰老，脾胃衰老功能减退导致体内脏腑气血阴阳失调，脾胃运化失司，气机升降出入失常，中焦运化不利，导致饮食水谷之精微无法正常吸收，清阳之气不能布散四肢百脉，浊阴之气不能肃敛沉降，后天之精气不能归藏于肾，痰浊水湿之代谢产物不能排出体外，则湿、痰、瘀、毒等代谢产物内生，阻滞经络，蒙蔽清窍，各种病理产物蓄积，发生中风病，提示脾胃功能减退是启动机体衰老进程的重要因素。

饮食劳倦失节损伤脾胃。脾胃为气血生化之源，脾胃在运化功能上具有重要性，后天之精在脾胃运化作用下吸收、输布、充养全身。《素问·阴阳应象大论》云：“味归形，形归气，气归精，精归化；精食气，形食味，化生精，气生形……精化为气。”脾胃正常运化产物作为精、气荣养机体，身体气血充盛。脾胃受损则精、气产生减少，导致气血亏少。饮食伤脾胃包括食物摄取过量或不足，当代社会经济发展，食物摄入总能量超标及饮食结构由谷类、高纤维素、低脂肪转向高油、高脂、高糖，增加了胃肠负担，谷食壅滞中焦，膏脂内生，形成“膏人”，导致现代疾病，变生各种代谢障碍。《素问·痹论》曰：“饮食自倍，肠胃乃伤。”饮食过量及饮食结构不宜直接损伤脾胃功能。饮食所伤，多表现为人体肥胖，并发眩晕、消渴及中风等疾病。《素问·奇病论》曰：“有病曰甘者，病名为何？何以得之？岐伯曰：此五气之溢也，名曰脾瘅。夫五味入口，藏于胃，脾为之行其精气，津液在脾，故令人口甘也。此肥美之所发也。此人必数食甘美而多肥也，肥者，令人内热；甘者，令人中满，故其气上溢，转为消渴。”《证治准绳》论述：“久食膏粱厚味，肥甘之品，损伤心脾。”饮食不节或禀赋不足，后天失调，脾胃受损，致气机升降失常，痰浊壅滞，阻于中焦，使清阳不升，浊气不降，发为眩晕。现代人的体型特点多为超重、腹型肥胖。《脾胃论》说：“脾胃俱虚，能食而肥；脾胃俱虚，少食而肥。”肥胖成为消渴、中风的危险因素。张山雷在《中风斠诠》中记载：“肥甘太过，酿痰蕴湿，积热生风，致为晕仆偏枯，卒然而发，如有物击之使之仆者，故曰仆击。而特着为病源，名以膏粱之疾。”饮食所伤之“膏粱之疾”导致各种变证。《中藏经》云：“食饮不消而中满。”明代《症因脉治》明确记载：“半身不遂之因，或气凝血滞，脉痹不行，或胃热生痰，流入经遂。”《类证治裁·中风》曰：“真中风虽风从外中，亦由内虚招风。”生活节奏加快，工作压力增加，形成“劳”，劳伤脾胃，积劳成疾，脾胃受损，体内气机郁滞，瘀、湿、痰、毒病理产物排出减少，身体机能减退，形成“形盛气衰”证型，气血瘀滞，引发各种变证。

《素问·生气通天论》曰：“大怒则形气绝，而血菀于上，使人薄厥。”说明情志所伤，影响气血运行，并直接伤及脏腑，导致疾病产生并影响疾病预后。“脾在志为思”，“思则气结”。不论是化思伤脾，抑或木克脾土，符合当今生活压力大、工作负担重等情志因素，气机阻滞、气机逆乱，进而影响血分，气血运行迟滞，导致痰、瘀等变证突出。因此《济生方·中风论治》提出治疗情志病变调气的重要意义：“若内因气情而得之者，法当调气，不当治风。”

基于临床观察，我们归纳出脾胃脏腑功能受损与中风病的发生具有密切的关联性。脾胃为后天之本，是人体气血生化之源，胃气是人类赖以生存之根本，人体精微物质的来源无不与后天脾之运化有关。脾失健运，胃纳不足，水谷精微不能转化为气血津液，气血不足，则脉络空虚，从而引起代谢紊乱，同时由于脾胃运化失调，水液代谢紊乱，痰浊、水湿内生，转化为痰热、痰湿，阻滞气血形成瘀血，痰、瘀、热、毒等逐渐演变成为脑中风危险因素。

我们通过临床研究也证明了气虚血瘀型中风的普遍存在。气虚血瘀型脑梗死患者除神经系统体征外，有平素乏力、怕冷、喜热食脾胃虚弱证候者占研究病例的53.57%，有明显手足不温或手足心潮汗者占35.71%，大便稀溏者占8.93%，食纳无味者占7.14%，面色暗淡或少华者占32.14%，舌体胖大、有齿痕、舌苔润（滑）、舌质暗（淡）者占87.50%，同时发现足皮癣或甲癣的发生率（87.50%）远高于无气虚表现者（12.57%）。说明脾胃虚弱，气的推动、温煦功能减退，形成“气虚型”中风。高同型半胱氨酸血症是脑血管病一个重要的危险因素，与脑血管病的预后相关。多项研究显示血浆中同型半胱氨酸（HCY）水平越高，脑血管疾病远期生存率越低。我们对中风患者同型半胱氨酸与胃肠道疾患相关性研究中发现，脑梗死患者中，有胃肠道疾病的患者较无胃肠道疾病患者的血HCY水平普遍较高，而胃肠道疾病的各型之间血HCY水平差异无统计学意义。提示胃肠功能障碍使叶酸、维生素B_6、维生素B_{12}吸收减少，导致血中HCY增高。

我们研究了257例脑血管病患者经舌面望诊相关胃肠投射部位出现的特征性变化，这些特征性变化表现为额纹的深浅、口周皱纹、面色黄暗兼皱纹多、舌面裂纹及舌面凹陷等。其中进行胃肠镜检查发现以上特征与胃肠疾病的发病率及幽门螺杆菌检测阳性率有相关性。说明胃肠道病变与脑血管的发生具有相关性。中风与胃肠疾病关系研究小组在对内蒙古呼伦贝尔地区研究中发现，脑血管病患者在胃肠道望诊中出现特异性异常者，胃肠道检查阳性率与进行中医望诊鉴别后明确为胃肠道疾病的阳性发病率比较后统计学差异不明显，证明面诊的客观性及胃肠道与中风之间存在着相关性。

时代的变迁，饮食结构、身体素质、生活压力、情志变化等多种致病因素发生了显著变化，疾病的病因病机也发生着改变。中风病的发生与脾胃功能衰退，情志、劳倦、饮食损伤脾胃有关，气机升降失司，气血生化乏源，湿浊内生，湿聚成痰，痰湿交阻，气机逆乱，血行失调，瘀血内生，从而形成湿、痰、瘀、毒、虚的中风病病机病理。脾胃功能减退是中风病的始动因素，亦是中风病的重要病机。

（3）急性脑梗死的中西医结合诊疗

目前，中西医结合诊疗模式是西医诊断 + 中医辨证，这已基本达成共识。但中西医结合诊疗应注意中外有别。中西医结合不是简单考察中医的进展如何，再考察西医的进展如何，再将两者简单地合用。我们在运用中西医结合的方式诊疗脑梗死时要注意，同一种疾病，中外患者在个体体质、发病因素、临床特点及预后方面呈现出明显不同。比如同样是高血压，西方人心血管病发病率明显高于中国，而中国人脑血管病发病率明显高于西方，同样是脑梗死，西方人的责任血管以颅外段居多，而中国人的责任血管多在颅内段。不能单纯地将国际上得出的一些理论和猜想简单地套用到国人身上。

我们在长期的临床观察中发现，急性脑梗死的发生、发展及预后与脾胃受损相关，尤其在急性期时邪聚胃肠，需采用通下方法治疗。脑梗死起病急，变化迅速，病情初起，气血逆乱，痰瘀毒阻滞脑窍，急性期多有腹实证的表现。具体表现为患者大便秘结，腹部胀满，甚者神识昏蒙、发热、舌红苔黄脉弦。从临床观察来看，中风腹实证可见弦、滑、数、大、细、沉、实、沉、缓等多种脉象，兼加脉以弦滑、弦数等常见，尤以滑数脉为多。

若处于脑梗死急性期，其病机变化以气血逆乱为主，病本以脾胃受损为著。故脑梗死急性期患者症见腹胀、腹满、大便2日以上不行，或排大便不畅，大便气味臭秽，或口中气味臭秽、腹胀、排气臭味秽浊等，需立即使用通便泻下之法。中风病初起，主要病机是气血逆乱，上冲脑髓，气机逆乱，此当通其腹气，引气血下行，降气泻火，使气机调达，化逆下降，浊毒下行，气机调畅。《素问·阴阳应象大论》曰："其下者，引而竭之，中满者，泻之于内。"《素问·五常政大论》曰："气反者，病在上，取之下。"中风病人气血逆乱，胃肠实热内积，腹气不通，气机不畅，浊阴不降，实热与肠中粪尿相合，郁而化成毒，火毒弥漫三焦，煎熬津液，加重病情。故通腹泄热可使得肠中积滞与毒热排出体外，邪从下而解，则病过半。腹气不通在中风病中作为伴随症状，易变生他病，影响疾病的转归。张景岳于《类经·气口独为五脏主》中云："二便为胃气之关锁，而系一身之气之安危。"

但需注意的是，通腑泻下法不等同于单纯通便，通腑泻下在排便的同时更具有多方面的机制：其一，泻肝清热：脾土壅塞，胃肠热毒弥漫三焦，土反克木，致肝阳夹毒上扰；通腑泻下，泻土平木，亢阳下潜，气血下行。其二，泄热排毒：火性炎上，毒热上攻脑府，神识昏蒙。泻下即为盖底抽薪，断毒火之源，使邪随燥结而出。吴又可在《温疫论》中曰："殊不知承气本为逐邪而设，非专为结粪而设也。"其三，降逆泄浊：清阳上化，浊阴下降，中焦壅塞，浊阴不降，清阳不升，阴阳失序。张子和曰："若病邪与宿食积滞互结于阳明，必致腑气不通，不通则邪无出路，势必升降废息；而出入废，则神机灭，升降息，则气立孤危。"通腹泻浊，使气机升降有序，气血恢复正常运行。其四，调畅气机：脾土壅塞，升降失序，泻下以清上，恢复气机升降平衡。其五，急下存阴：实热内结肠胃、煎熬阴津，急下存阴，防阴竭于内，阳脱于外。可以达到“疏其血气，令其调适，而致和平”的作用。

中风病气机逆乱，升降失序，如果气机不能及时疏散，气血瘀滞、痰浊瘀毒又会进一步加重气机逆乱之势，如此往复形成恶性循环。因此，通腑泻下在中风病的治疗中当属关键。然而通腑泻下亦当掌握时机，邪聚胃肠，通下反伤正气；邪聚胃肠，病重药轻，治疗无益，病轻药重，克伐正气；泻下病未去，当继续攻下。一定要把握泻下时机：其一，神昏、发热、腹胀便秘，当以急攻下；其二，泻下后仍腹胀，口臭、大便气味异常，当急攻下；其三，泻下后仍神昏，排气臭秽，腹胀如鼓，无论是否有排便，当继续攻下。

急性脑梗死患者病情变化迅速，要求临床大夫要迅速辨证，当机立断，而又不能自乱阵脚，不悖中医辨证之精神。我们通过多年的临床经验做出相关总结，以便临床医生在面对急性脑梗死患者时心中自有标尺。

首辨神气。神是机体生命活动的外在表现，神反映了人体脏腑气血精气的盛衰。《灵枢·天年》曰：“失神者死，得神者生也。”因此在疾病的诊疗过程中必须重视对于“神”的评价。中医学中虽对望神同样重视，然而多以“黄欲如罗裹雄黄，不欲如黄土；黑欲如重漆色，不欲如地苍”等对善、恶色的描述作为评价标准。此法虽简单易明，然而主观性太强，不利于临床推广及具体评估。因此我们将中医学的望神与西医学的量表评分相结合，将神分为10分制评价，每次以3分、5分具体分值评估神气。评估患者的神气可以判断危重疾病预后转归。《素问·灵兰秘典论》曰：“心也者，君主之官，神明出焉。”《素问·本神》

曰：“所以任物者谓之心。”在脑的记忆思维功能明确的现代理论下，我们认为仍应特别重视“心”在昏迷、老年痴呆、失眠、精神障碍等疾病中的作用。应用清心化痰、宁心安神、补心、益脑等各种方法治疗。

次辨气血。气与血是构成人体及维持人体正常生命活动的基本物质，《素问·八正神明论》曰：“血气者，人之神。”气来源于自然界的清气、水谷之精气、先天之肾气；血来源于水谷，在中焦化气取汁，变化而赤成为血。中风病治疗过程中当重视“气”与“血”的变化，气与血的变化主要有两类：实为气血瘀滞，虚为气血亏虚。气机瘀滞，升降失常，气血逆乱，形成湿、痰、瘀等毒邪阻滞脑络；气虚无力推动，运化不及，脏腑功能衰减。正如王清任《医林改错》记载：“中风半身不遂，偏身麻木，是由气虚血瘀而成。”中风病血虚主要表现为不能濡养脏腑经络，多见于恢复期；血瘀是中风主要表现。气血逆乱，瘀血内阻，与痰、湿、毒相合，阻滞经络，妨碍气血运行，活血化瘀是治疗的关键。调理气血的目的是气充血和，气机升降出入有序，血脉通利，气血条畅，脏腑调和，正如《素问·至真要大论》中所说：“谨守病机，各司其属，疏其血气，令其条达，而致和平。”

再辨邪阻。中风之邪，无外痰、瘀、湿。痰分痰热、瘀浊；瘀的形成有因气虚所致，有因气滞所致；湿性重浊，多流窜经络。痰浊在体内郁而化热，阻滞经络，蒙蔽清窍而发中风。如《丹溪心法·中风》曰：“湿土生痰，痰生热，热生风也。”痰与气结形成瘀气交阻，痰与瘀血相合形成痰瘀内阻，痰与湿合形成痰湿内盛之证，痰浊化热形成痰热闭阻，肝风挟痰，形成风痰内扰。湿为阴邪，湿性重浊黏腻。脾胃受损，运化失常，水聚为湿，湿邪流注经络、脑窍、脏腑，与痰合为痰湿，与瘀合为湿瘀。《素问·调经论》曰：“血之与气，并走于上，则为大厥。”瘀血是中风病发展过程中的病理产物，又是致病因素，互为因果。情志、劳倦、体质、起居、饮食等多种致病因素长期作用，使体内瘀血内生。作为中风病的病理机制，瘀血是贯穿疾病始终的。气机阻滞，导致气滞血瘀，瘀血内停，气化失调，导致瘀阻气结。瘀血与痰相胶结，形成痰瘀互结；气机阻滞导致血液运行迟滞，形成气滞血瘀；气虚不能推动血液运行，则形成气虚血瘀。湿浊之邪，停留经络，湿瘀相合，形成湿瘀内阻。湿为阴邪，湿性黏腻，瘀血易耗伤正气，湿瘀内阻，病情复杂，疾病难愈。

为便于临床医生操作，以及中西医结合方法的推广普及，我们将急性期脑梗死从中西医结合角度简化分为四型，明确各证型特点并尽量附以西医学相关指标或附以医学旁证，并明确了用药选择及禁忌。简化分为四型，主要根据本病急性期病理并对证候进行总结而成，目的是为了能使西医同道接受并重复。故既要将本病分型，又不能过细过奥，否则不利于临床医生掌握，也不利于中西医结合思路的推广。

现时代各类污染、饮食结构改变决定了疾病的痰证特点，本病急性期的病理即以炎性损伤及自由基损伤（相当于中医的火）为主，病灶部位和大小的差异决定了其局部损伤的程度和时间及证候类型。观察发现以痰热证为多，痰湿证次之，阴虚证很少，几乎无阳亢证。H型高血压是区别中外高血压的标志已基本达成共识，这也为脑血管病从痰论治提供了佐证。故此，我们发表了国人胃肠道疾病是脑血管病的危险因素、脑血管病从痰论治、涤痰逐瘀法治疗脑血管狭窄等多篇文章，阐述了脑血管病从痰论治的观点。

因脑梗死恢复期以血液再分配和神经修复为主，临床表现虚实夹杂，不完全适合四型分型。故仅以脑梗死急性期分型为主。

观察统计分析显示：急性脑梗死痰热证约占 70%，痰湿证和气虚证各占 10% 有余，阴虚证则不足 10%。

脑梗死急性期痰热证为临床最常见之证，其证候特点除神经科症状体征外可兼见心烦易怒或躁动，恶热喜凉，渴喜冷饮，口干口苦口臭，双手温，便干而臭，舌苔黄厚润，舌体暗红。若做血常规可见血清炎性因子升高，中性粒细胞亦可轻度升高。根据病情程度，若采取静滴的方式，可选用苦碟子、清开灵、疏血通注射液。中成药可选用镇脑宁、安脑丸、牛黄清心丸，重症患者或有意识障碍者可用安宫牛黄丸，此类中成药多含有大黄这味中药，大黄中主要有效成分是大黄蒽醌类物质，包含大黄酸、芦荟大黄素、大黄素、大黄素甲醚、大黄酚等成分，另含鞣质类物质、有机酸和雌激素样物质等。这些物质主要作用于肠道，对肠道有调整菌群、抗感染、增加肠蠕动、抑制肠内水分吸收、促进排便等作用。因此针对脑梗死急性期邪聚胃肠的特点这样治疗能取到立竿见影的效果。若患者条件允许，或以鼻饲的方法灌以中药汤剂，取清热化痰、通腑解毒之品，如我们在临床摸索中的专利方痰火方对此证型可取到良好的疗效。但需注意的一点是，属痰热证者慎用银杏叶或川芎嗪注射液等温药。

脑梗死急性期痰湿证可兼见面色无华，头身沉重，脘腹痞满，口淡纳呆，二便不爽，尿中有泡沫，双手心脚心潮，舌苔白润或兼黄，舌体暗淡而胖。做血常规常能发现血清炎性因子不高或轻度升高。在采用静脉点滴时可选用金纳多、川芎嗪、银杏叶注射液等。中成药可选用华佗再造丸，意识障碍者可用苏合香丸。中药汤剂选芳香健脾、理气化浊之品，对此我们亦总结出相应的院内制剂痰湿方。临床需注意慎用醒脑静、清开灵、苦碟子注射液等寒凉之品，以免寒湿碍胃，有阻正气来复。

脑梗死急性期气虚证可兼见面色少华或皖白，神疲乏力，短气懒言，动则易汗，喜暖怕凉，手足不温大便软或不爽，舌苔白润，舌体暗淡。这一类型患者在手足处可有一个特别的表现，其常出现手足癣或甲癣、手脚掌侧皮肤发黄或角化过度。血常规和血生化检查常可看到血清叶酸、维生素 B_{12} 偏低，而同型半胱氨酸偏高的情况。静脉点滴根据疾病严重程度可选用川芎秦、舒血宁注射液等。中成药可选用消栓肠溶胶囊、华佗再造丸等。消栓肠溶胶囊中含有相当含量的黄芪，因此除外活血功效的强盛外，也有相当程度的补气效果。中药汤剂投以益气活血之品。此型患者须注意的是慎用醒脑静注射液等凉药，因其以气虚为本，过早采取醒脑开窍事倍功半。物质基础不足神经功能恢复从何而来呢？须待气血充实后再行醒脑开窍治疗。

脑梗死急性期阴虚证可兼见面潮红，口干喜饮，心烦不寐，眩晕耳鸣，盗汗，手足心热，舌苔或白或黄而少津，舌体瘦小，舌体暗红。辅助检查方面可有血压高，血黏度或血清炎性因子稍高。静脉点滴可根据病情选用丹参、丹红注射液等。中成药可选用养血清脑颗粒、强力定眩片、杞菊地黄丸等。中药汤剂投以滋阴清热、活血化瘀之品。需注意的是应当慎用川芎嗪、银杏叶注射液等温热药，否则阴虚兼夹温热之品易致风火相煽而致火逆于上。

临床显示，大面积脑梗死伴渗血和脑干梗死（包括基底动脉尖综合征）并不鲜见，对于前者的治疗用药须严格选用，尽量不用药性偏热的中药注射剂，同时可加用清热解毒、凉血散血之中药汤剂。后者可在原用药基础上加大破血逐瘀、通经活络之品。对伴有意识障碍者用中药汤剂鼻饲时，能选用清洁翻滚的清泉水煎药为佳。除上述用药外，对于基础病可根据西医共识加用适当西药控制危险因素，关注可能的并发症并加以防治，亦应根据病情加用康复、针灸、食疗等手段治疗。

对于颅内静脉窦血栓，有适应证者可采取手术治疗，术闭辨证加用中药汤剂调理。对于无手术指征者应在破血逐瘀药基础上加用益气行血之品，因静脉血流较动脉缓慢故尔。

二、血管性认知障碍

1. 血管性认知障碍的中西医结合认识

随着各种介入术和影像学的发展成熟，近年来已能解决许多以往难以想象的难题，譬如对藏在脑深处的某个血管“动手脚”。血管的问题是解决了，但是健康的问题可不单单是修复了某处血管的事情，中医学自古便把人当作一个整体，各处都有相应的全息投影，卫行脉外，营行脉中，甚至血络和脏腑归经也有联系，又通过经络周行全身。这种整体观的认识是正确且意味深长的，脑血管病变所引起的危急重症在经抢救被遏制住后，脑血管改变所引起的继发性损害并不会因为几次抢救和介入的干预而停止对机体全身的影响。血管性认知障碍便是临床上常见的，由于脑血管病危险因素（高血压、高血脂、糖尿病）、明显（脑梗死、脑出血）及不明显（慢性脑缺血、白质疏松）的脑血管疾病均可引起认知功能损害。随着损害程度的不同，继续发展，严重的话就成为血管性痴呆。血管性痴呆现今已经是第二大类型的痴呆，仅次于人们熟知的阿尔茨海默病。如今痴呆症也属于高发病，这与人口老龄化、社会结构、饮食习惯、环境等因素息息相关，据统计，2016 年全球痴呆症患者人数为 4.38 亿，痴呆症导致的死亡人数为 2400 万。死亡原因排名由 2000 年的第 14 名迅速上升为 2016 年的第 5 名，仅次于缺血性心脏病、中风、慢性阻塞性肺疾病及下呼吸道感染。

但是从医生、医学的角度来认识这种疾病谱的改变，我们应当关注到诊疗模式、诊疗技术的发展同样对疾病谱会产生决定性的干预。西医学成长迅速，尤其对于“头疼医头，脚疼医脚”的对症治疗手段已臻化境，影像学和机械技术的发展功不可没。但是在某些极端情况下，医学的本质似乎已渐背离以人为本的初心，如果我们关注病灶，对于病灶所做的修补替换与汽车配件的修补替换又有何差别？人和机械的不同在于人有灵机心性，损坏的零件一经修复汽车焕然一新，而人一旦出现零件的损坏往往是全身机体出现的问题，随之而来的是身心健康的问题，是灵机心性受损的问题，置换零件固然重要，但显然非治病之本。

现代技术的发展推动了西医学的发展不可否认，但是西医学同样具有发展后的局限性。西医学对于血管性认知障碍的发病机制并不明朗，猜测长期脑缺血缺氧造成的脑组织结构损害可能是引发血管性认知障碍的病理基础，细胞内应激、细胞内分子相互作用稳态失衡及染色体核小体表观遗传修饰变化诱导的基因表达改变可能是血管性认知障碍发生的重要病机。

采取中西医结合的认识方式治疗疾病既要求我们掌握现代科学前沿对本病的认知，又要从中医学的经验与理论当中汲取智慧，将两者有效结合开创出领先于国际的认识，才能对如今的难治病提出开创性的治疗方法。

血管性认知障碍初期以人格相对完整、注意力不集中、执行能力障碍和记忆力轻度损伤为多见，随病情渐进加重，症状表现有所增多或加重，在执行能力、语言、记忆、视觉空间、情感、人格等方面有 1 项或 2 项受损明显。目前认为血管性认知障碍的典型神经心理学特征为额叶 - 皮质下功能损害，常表现为概念形成和转换、抽象思维、信息处理速度、对干扰的抑制等执行功能出现损害，而记忆力相对保留。缺血性脑卒中较出血性脑卒中更易导致认知功能损害。脑卒中后认知障碍严重影响患者肢体功能的康复，影响患者的社会适应能力，并可增加再次卒中的危险。有认知障碍的脑血管病患者比无认知障碍的脑血管病患者预后差，且认知损害越重，存活时间越短。

血管性认知障碍作为认知功能正常与痴呆的中间类型，是目前唯一可以预防并能有效治疗的认知障碍类型。中医古文献中无血管性认知障碍的病名，但有类似于卒中后认知障碍记载，如《临证指南医案》云："中风初起，神呆遗尿，老人厥中显然。"《杂病源流犀烛·中风》中有"中风后善忘"的记载等，已认识到一些认知障碍与中风有关。古人因为其历史局限性及其思维方式的局限性，只能从明显的中风症状后病人出现"神呆"及"善忘"等继发症状中发现脑血管病变与认知障碍间存在联系。据此，血管性认知障碍应属于中医"呆病""健忘"范畴。传统中医理论对痴呆发病机制的论述可归纳为"虚、瘀、痰"三方面。如《医学心悟》明确指出："肾主智，肾虚则智不足。"张仲景在《伤寒论》中已经认识到："其人喜忘者，必有蓄血。"清代陈士铎在《石室秘录》指出："痰气最盛，呆气最深。"《辨证录·呆病门》记载："呆病之成，必有其因，大约其始也，起于肝气之郁，其终也，由肾气之衰。"古今医家治疗痴呆，有从肾论治、从心论治、从肝论治、从胆论治、从腑实论治、从痰论治、从瘀论治、从浊毒论治等诸多观点。

经初步探索，目前中医对血管性认知障碍的辨证分型，初期以肝气郁结、痰浊上蒙、瘀血内阻为主，或可兼见气血不足；进展期以心脾两虚、心肾不交、肾精亏虚为主，并可多兼见痰瘀浊毒为患。我们团队对血管性认知障碍的临床初步观察发现，此类患者的中医证候以肾虚、血瘀、痰阻较为多见。最终经总结认为，在血管性认知障碍的发生发展过程中，既有肾虚精亏、髓海不足，又有痰瘀互结、损伤脑络，虚实夹杂至脑窍失聪而出现认知功能减退的症状。

2. 血管性认知障碍的中西医结合现状评价

对于这类现代病因不明，无特定药物的疾病，使用中西医结合治疗的方法是最好的选择，从这个角度而言，中西医结合之路也将是我国领先国际治疗水平的突破口。

目前美国药品监督管理局（FDA）仍没有批准任何以血管性认知障碍为适应证的药物。如今的西药治疗手段皆属于试探性的，异质性强，意味着面对不同血管性认知障碍患者难以预估西药所能起到的疗效，波动性大；不良作用较大，容易出现严重的抗胆碱、心血管系统及中枢神经系统的毒副作用；患者群年龄段较高，对药物作用敏感性低，且对药物不良反应的耐受性较差；同时价格昂贵也是不可避免的劣势。

因此如今中西医结合治疗血管性认知障碍的重点，一是寄希望于寻找兼具药效明显、起效快及不良反应少等优势的治疗药物；二是加深中医辨证理论对此病的认识，提高辨证准确度的同时简化分型方式，以促进中西医结合诊疗方式的推广。

关于第一点，寻找针对性的治疗药物不应该仅寄希望于化学药物的研制，现代科学系统下微观化学机制、生理病理通路及系统协调间的机制仍有相当长的一段路要走。医学的发展是需要经受时间磨炼的，但是由于血管性认知障碍的病程长，疾病后期患者出现“失能”，生活自理差，严重影响家人及患者的生活质量，而现代社会人们最重视的便是生活品质的提高，从这个角度而言，本病的治疗药物研究应尽快步入正轨。

1958 年 10 月 11 日，毛泽东主席在《卫生部党组关于西医学中医离职班情况成绩和经验给中央的报告》上做出重要批示，指出“中国医药学是一个伟大的宝库，应当努力发掘，加以提高”。为我国中医药及中西医结合工作指明了前进方向。60 多年的实践证明，毛泽东主席的这一批示是中医药学及中西医结合医学发展史上最光辉的经典篇章。发展中医药，必须充分借鉴和利用现代科学、西医学的成果。中西医结合的成功有赖于现代科学、现代药学的技术，是传统与现代科技结合的典型案例。任何夜郎自大、故步自封的做法，都是中医药发展的桎梏。

其中，近年来对中医药这座宝库挖掘得最出色的方面应当说是中药现代化，通过提纯、提取有效成分的方式，中草药“西化”已成为如今新药研发的重要途径之一。通过这一方法，近年来已经为各系统疾病贡献了许多具有出色疗效的中草药纯化制剂。不仅国内干得热火朝天，国外的药企对此同样虎视眈眈。我们的危机在于，很多人在传统医药知识产权保护方面还没有危机意识。1998 年辉瑞公司就向我国征集过中草药验方，国外药企在我国境内早就布局研发中心了，明摆着想走青蒿素的研发之路。因此我们应当有足够的中医药自信，利用独有的中医药资源，建立有利于中医药生存和发展的法律法规，建立传统医药的知识产权保护体系，走中国特色的解决世界性医学难题之路。

坚持走中国特色医学的中西医结合之路，应当保持时刻的清醒，提取有效成分的现代化做法可以有，也在短时间内取得了辉煌的成就。但是我们要警惕以此否定传统中医药的理论、实践和成果的观点。植物药“西化”是一种新药研发途径，不过也只是一种途径，不能统领全部的研发模式。中药复方有君臣佐使，在中医药理论指导下的协同作用远远大于单味药物的作用，因此中药复方同样是有它的科学道理的。日本就把《伤寒杂病论》里的经方视为宝贝，不需要新药研发就可以在药厂大规模生产经方，各种保健中药茶饮更是屡见不鲜。现今国内根据经典名方创制的各个医院的院内制剂同样在临床了取得了惊人的成效。

眼下最紧迫的是高水平的中医研究，以中医思维、中医方式研究现代社会碰到的新疾病、新问题。血管性认知障碍就是一块很好的磨刀石，也是一块试金石。

同时血管认知障碍还有一个显著的特点，本病是目前公认的唯一可以预防及干预的认知障碍相关疾病。中医药的“未病先防”“见微知著”“已病防变”“病后防复”等预防观念，以及身心整体观等均与此特点不谋而合。国外的研究也发现，如地中海饮食可降低认知功能衰退，从而减少认知障碍的发生，因此对于血管性认知障碍患者通过适当地调节其饮食结构或有助益。但中医的预防观念显然比此有更深层次的内涵。

《素问·四气调神大论》曰：“是故圣人不治已病治未病，不治已乱治未乱，夫病已成而后药之，乱已成而后治之，譬犹渴而穿井，斗而铸锥，不亦晚乎。”这段话从正反两方面强调了治未病的重要性。《素问·刺热》说：“病虽未发，见赤色者刺之，名曰治未病。”体现了制敌于先机，超前治疗的治未病要诀。汉初刘安在《淮南子》中，把治未病提到很高的高度，认为“良医者常治无病之病，故无病。圣人者常治无患之患，故无患也”。《证治汇补》里讲：“慎起居，节饮食，远房帷，调情志。”中医上很多养生方法实际上是零级预防。

中华人民共和国成立以后，人民政府采取“预防为主”以及“大力开展群众性的卫生运动”等方针，使保健卫生和预防医学得到迅速发展，取得了巨大的成就。同时，现代科技领域中的实验检测、微观医学、环境医学、统计分析水平等的不断提高，都使传统的中医未病理论得到进一步深化、拓展和完善。控制血管危险因素及其他非药物疗法对于防治血管性认知障碍有着一定积极作用。中医药治疗痴呆在我国已有数千年历史，且研究显示其具有多靶点、多途径作用的优势，具有深远的科学和社会意义，但中医药在防治血管性认知障碍尚需更多深入、高质量的研究，以阐明其具体作用机制。同时在临床上，应加大中西医结合诊疗模式的力度，开创有中国特色的血管性认知障碍的防治体系。

3. 血管性认知障碍的中西医结合诊疗

中西医结合的诊疗模式要求西医诊断要明确，中医辨证要准确。明确的西医诊断有助于准确判断病情及预后，达到疗效的量化估量。准确地中医辨证，才能充分发挥中医治疗优势，应用中医理论治疗本病。一般来说，轻度的血管性认知障碍可仅用中医方法治疗，中度的可酌加胆碱酯酶抑制剂，并辅助以抗氧化剂和自由基清除剂，如银杏叶提取物、叶酸和维生素 B_{12} 等；重度的应在中医治疗基础上酌情加用有治疗血管性认知障碍潜力的药物，如他克林衍生物 ST09；作用于神经递质的药物，如中枢神经系统胆碱酯酶抑制剂多奈哌齐，可逆性的胆碱酯酶抑制剂加兰他敏、石杉碱甲，非特异性的乙酰胆碱酯酶抑制剂卡巴拉汀；脑循环、代谢促进剂，包括麦角碱类如尼麦角林、二氢麦角碱；钙通道阻滞剂，如二氢吡啶类钙通道阻滞剂尼莫地平；吡咯烷酮类衍生物如吡拉西坦、茴拉西坦等，新环 γ– 氨苯丁酸衍生物奥拉西坦，及处于动物实验阶段的神经生长因子等。

我们团队对血管性认知障碍患者进行了过多年临床观察和研究，对血管性认知障碍症状变量的聚类分析以 135 种中医症状作为变量，进行 4 ～ 6 类的聚类分析，变量解释比例分别为：分 4 类，解释比例为 72.5%；分 5 类，解释比例为 73.8%；分 6 类，解释比例为 74.6%。对三种情况进行比较，发现分 4 类的情况更加符合临床实际。4 类证候分别是痰浊阻窍型、肾精亏虚型、心脾两虚型、气滞血瘀型。应用判别分析中的贝叶斯判别，将无痴呆型血管性认知障碍的中医症状作为变量纳入判别分析，应用 Wilk’s lambda 逐步判别分析法从 135 个中医症状中筛选出对模型判别力贡献大的变量组成判别函数方程。共筛选出 28 个对模型判别力贡献大的中医症状变量。根据筛选出的 28 个变量，建立了血管性认知障碍中医证型判别函数。据此，认为将血管性认知障碍的中医证候分为痰浊阻窍型、肾精亏虚型、心脾两虚型、气滞血瘀型 4 型为佳。

从中西医结合角度认识，上述四型无论哪型均为血管病变引发的自由基损伤、炎性损伤、免疫损伤等各类损伤导致的神经元变性或凋亡所产生，始发因素仍是与脑血管病相关的危险因素。

结合近年来肠道菌群与脑血管病的相关性和国人体质特点进行分析，本病的发生发展与脾、肾、肝的功能有着密切的内在联系，结合分型而形成了补益脾肾、疏肝解郁、祛痰开窍、活血通络的治法，根据治法拟出痰火方及痰湿方、补肾益脑方、健胃醒脾方和醒脑开窍方，可选择适宜的方药治疗相应的证型并辅以西药。

用补肾益脑方加减治疗卒中后非痴呆型血管性认知功能障碍（PS–VCIND）及皮质下小血管病性血管性认知障碍非痴呆型（SSVD–VCIND），取得了较好疗效。该方显示对 PS–VCIND 患者认知功能、神经功能缺损、血清学指标、特异性和非特异性生存质量等具有较为明显的改善作用。其对认知功能的改善体现在蒙特利尔认知评估量表（MoCA）总分及视空间 / 执行功能、注意力、计算力、延迟回忆、定向力等方面；对生存质量的改善体现在卒中影响量表（SIS）中体力、日常活动能力、行动能力、社会参与等方面。

发现补肾益智方加减对 SSVD–VCIND 患者的简易智力状态检查量表（MMSE）总分及时间定向、地点定向、注意 / 计算、短程记忆、图形描画等方面的认知功能评分具有改善作用，并能改善 MoCA 总分及视空间和执行功能、注意力、计算力、延迟回忆、定向力等认知维度评分，对 SSVD–VCIND 患者 SF–36 生存质量量表总分及躯体健康、社会功能、心理健康、总体健康维度的生存质量评分具有较为明显的改善作用。

我们团队还发现，SSVD-VCIND 患者焦虑、抑郁状况较无认知障碍的 SSVD 患者更为明显。SSVD-VCIND 患者 HAMD 躯体焦虑各因子中，胃肠道系统、感觉系统和自主神经系统症状较为突出。综合来看患者睡眠质量较差，具体表现在主观睡眠质量差、睡眠潜伏期延长、睡眠效率低、睡眠紊乱、使用睡眠药物等方面。SSVD-VCIND 患者痰证、气虚证较多见，其社会功能、心理健康、情绪角色、精力、躯体角色、总体健康等方面的生存质量评分均显著低于无认知障碍的 SSVD 患者。SSVD-VCIND 患者躯体角色、精力、心理健康、情绪角色、社会功能、总体健康评分与汉密尔顿焦虑量表（HAMA）、汉密顿抑郁量表（HAMD）、MoCA、MMSE 评分具有显著的负相关性，与血瘀证、痰证、气虚证存在显著负相关性，相关性顺序依次为气虚证 > 痰证 > 血瘀证。

总体而言，血管性认知障碍的中西医结合防治原则为控制脑血管病危险因素，改善认知功能及控制行为和精神症状，运用中西医结合的理论对本病进行分型诊疗，本病分为痰浊阻窍型、肾精亏虚型、心脾两虚型、气滞血瘀型，运用补益脾肾、疏肝解郁、祛痰开窍、活血通络的治则，根据治则拟出痰火方、痰湿方、补肾益脑方、健胃醒脾方和醒脑开窍方，临证选择适宜的方药治疗相应的证型并酌情辅以对症西药。日常控制血压、血脂、糖尿病及心脏病等，并嘱戒烟、戒酒。预防卒中再发可给予阿司匹林等药物进行抗血小板聚集和抗凝治疗等。药物可改善认知功能，常用药如多奈哌齐、胞二磷胆碱等。根据出现的精神症状可短时间内使用相应的抗精神药物。

三、出血性脑血管病

1. 出血性脑血管病的中西医结合认识

脑出血泛指各类原因导致的脑实质出血，大致可分为外伤性和自发性。在自发性脑出血中，高血压性脑出血为临床最常见类型，其他有脑血管畸形或动脉瘤出血、继发于梗死的出血、淀粉样脑血管病出血、脑肿瘤内出血、血液病引起的出血（如凝血因子缺乏）、脑动脉炎出血、应用抗血小板或抗凝剂等药物性出血以及其他一些未知因素导致的出血。脑出血造成的危害依出血量、出血部位及是否破入脑蛛网膜下腔的不同有明显差别。

脑出血的患者往往由于情绪激动、使劲用力时突然发病，一般起病较急，发病时间只有数分钟或数小时，在起病初期部分患者会表现出一些前驱症状。它与脑梗死一样均具有起病急、病死率高、致残率高等特点，幸存者中多数留有不同程度的运动障碍、认知障碍、言语吞咽障碍等后遗症。严重危害人类健康和生存质量，给社会和家庭带来沉重负担，随着时代的变化和人口的老龄化，预测其发病率可能还会增高。以高血压性脑出血为例，同样是高血压，为什么大脑会出血而其他脏器或四肢血管不出血？这应主要取决于血管结构和血管周围组织包裹情况，因脑动脉与心动脉血管及四肢动脉血管结构局有明显差别，其外膜和中层在结构上较其他器官动脉壁薄弱，弹力层明显不足。长期的高血压得不到有效控制，脑小动脉易形成微动脉瘤；若造成脑小动脉血管痉挛，其远端供血区的脑组织会出现缺氧或点状出血；此可融合扩大成片导致局部代谢紊乱；脑小动脉血管痉挛还可造成相应的组织缺氧、水肿；长期的高血压得不到有效控制，还可导致脑小动脉玻璃样变或纤维样坏死；脑小动脉内膜的损伤可形成夹层动脉瘤继而破裂出血。

中医学在没有现代影像学技术的古代社会，想要鉴别是否为出血性存在明显的困难。因此中医学中脑出血的诊断早期混杂于中风病中无法鉴别，出血性脑血管病在早期归属中医学“中风”范畴，自《黄帝内经》始，不同时期不同年代对中风的病因学认识不甚相同，经历了从外风学说、内风学说到非风学说的漫长阶段。以元代王履《医经溯洄集》“中风者，非外来风邪，乃本气病也，凡人年逾四旬气衰之际，或因忧、喜、忿、怒、伤其气者，多有此疾，壮岁之时无有也，若肥盛则兼有之”与现代病因学最为贴切。

晚清时期西医的进入及中西汇通学派的产生，以张伯龙、张锡纯为代表的中西学派医家提出“脑充血”学说。《医学衷中参西录·脑充血门》曰：“盖脑充血之起点，多由于肝气肝火妄动，肝木能生风，名之内中风。”认为此病发生主要是阴阳失调，气血逆乱，直冲犯脑。脑充血起病急，发病快，类似于西医学脑出血。

现代中西医结合理论认为情志郁怒，肝阳暴涨，气火上浮；或肝肾亏虚，水不涵木，内风扰动；或饮食不节，姿食肥甘，痰浊内生，肝风夹痰夹火上扰清窍而引起血脉破损呈现脑出血表现。急性期以毒、热、痰、瘀为标，恢复期以气虚、肾虚为本或兼加痰浊、瘀血，后遗症期肾精亏损，兼有瘀、痰。

在关注脑出血的同时，我们还应当把握脑出血引起的后续效应，这是中医学整体观与传变理论带来的一种启发。出血后部分或全脑血管痉挛导致局部或全脑血流量下降，进而导致微循环障碍，后者既影响了脑组织的供血供氧，同时又造成代谢物排出障碍，局部酸碱平衡失调亦可导致脑水肿；出血后血小板活化致血液黏稠度增高进一步加重微循环障碍；出血后纤溶功能紊乱亦可导致微循环障碍；出血后脂质过氧化增高可致自由基损伤，后者可导致脑水肿及神经功能损伤；出血后血浆白蛋白破入周围组织造成脑间质胶体渗透压升高，后者可导致脑水肿；出血后血块中凝血酶的活化对脑组织的“毒性”作用可导致脑水肿；亦有人认为脑出血后的血管源性水肿和细胞源性水肿都与血块中凝血酶的活化有关。

另一个就是要讲究“未病先防”和“见微知著”的中医学预防观。既然脑出血是血管里血流出现的问题，我们就应当关注血流。在凌晨时血流较为缓慢，按道理容易形成血栓，是脑梗死高发的时期，但是如果在凌晨突然醒来，交感神经一下兴奋了，血压很快就会上升，就容易出现脑出血的情况，尤其是脑干出血。如果有高血压、冠心病或其他慢性疾病病史的患者，出现一过性黑蒙、短暂性视力障碍、哈欠连天、突然眩晕或头痛、吞咽麻痹、嗜睡等症状时，应高度警觉，及时就医检查，不能耽搁，因为这些症状有可能就是脑干出血的“前兆症状”。王清任在《医林改错》里记载了许多“中风”前的“未病以前之形状”，说明中医学很早就关注到了疾病前的征兆。《淮南子》说：“良医者，常治无病之病，故无病；圣人者，常治无患之患，故无患。”

我们经过多年的观察，发现国人胃肠道疾患是脑血管病变的危险因素。另外对于出血性脑血管病来说，便秘同样是诱发本病的一个容易被忽视的问题。长期的便秘容易使患者养成排便用力的习惯，尤其是如今蹲式排便方式逐步被坐式马桶方式所取代，加上如今手机的普及与娱乐性的加强，许多人养成排便时间久，排便用力的不良习惯。一旦大便燥结不通，排便用力极易使脆弱的小血管破裂而诱发脑出血。如今空气污染严重，环境气候较以往出现难以预测的趋势，与传统二十四节气已经有相当程度的脱离，气温忽冷忽热，同样是容易造成脑出血的危险因素，寒冷刺激会使血管猛然收缩、血压升高，容易使原本脆弱的脑血管破裂而引发脑出血。再有就是现代人熬夜使用电子产品，以及社会压力大，情绪易激动等均是诱发脑血管病突然发病的原因。因此针对出血性脑血管病，预防的观念相比于治疗来说同样重要和关键。

2. 出血性脑血管病的中西医结合现状评价

全球疾病负担 2013 报告指出，发展中国家的脑卒中死亡例数占全球 75%；中国卒中协会 2015 年报告指出，我国每年死于脑血管病的患者约 130 万，卒中已经成为我国居民的第一位死亡原因，且中国人群卒中发病率明显高于世界平均水平。近些年来，脑出血仍然是危害我国人民健康的主要疾病，发病率约占所有卒中的 20%。中国脑出血患者发病 3 个月的死亡率为 20%，发病 1 年的死亡率为 26.1%。虽然政府对脑出血（ICH）进行了大量干预，但其发病率并未明显下降。有研究显示，ICH 在中国发病率位居全球首位，但病死率却不与其成正比，其原因可能与中国 ICH 患者具有年轻化的趋势有关。由此可见，中国的 ICH 流行病学具有其自身特点，提示探讨 ICH 危险因素时要重视时代特点。

随着医学科学的进步，中、西医对各类疾病的共识和指南陆续出台，而中西医结合的相关资料并不多，主要原因是要把中、西医两个完全不同的理论体系有机结合并凸显创新实非易事。因此我们应当重新审视中医学与西医学各自的优势，并努力寻找两者在出血性脑血管病上有机结合的契机。

近十余年来，不断有新的 ICH 研究证据发表，ICH 领域积累了大量实践经验，欧美国家已多次更新 ICH 指南。全球多中心的临床研究表明，应用重组凝血因子Ⅶ并不能减少 90dICH 病死率和肢体残障；ICH 国际外科试验（STICH）历经 8 年，募集了 27 个国家 83 个中心的 1033 例 ICH 患者，结果显示，幕上脑出血的早期外科治疗并不比内科保守治疗有明显益处。ICH 急性期血压控制试验（INTERACT）表明，血压控制（< 140/90mmHg，1mmHg=0.133 kPa）有利于防止血肿再扩大，虽然如此，这并不是主要的治疗目的。

在保守治疗方面，10 余年前，在临床实践中，有学者发现重组人活化凝血因子（rFVIIa）商品名诺奇（NovoSeven）对各种大出血有很好的疗效，批准适应证为血友病和某些手术大出血。因此，诺华诺德在全球范围内进行了新增适应证的基础和临床研究。由 22 个国家 821 名患者参加的 III 期临床研究（FAST 研究）证实，诺奇并不能在 90 天内减少脑出血所致死亡和肢体障碍。提示脑出血后采取积极的止血措施，对疗效没有益处。据首都医科大学宣武医院 1979 年对 410 例脑出血患者的统计资料分析，用与不用止血剂对疗效、死亡率及患者的生存质量均无影响。《中国脑血管病防治指南》中说："止血药物，一般不用，若有凝血功能障碍，可应用，时间不超过 1 周。"

出血性脑血管病的另一个焦点便是脱水治疗。脑出血后使用甘露醇等脱水剂治疗是多年来的常规，至今仍在延续使用。曾有人对 20 名脑出血患者在重症监护室接受了甘露醇治疗后分析认为：甘露醇逐渐进入病变脑组织后可增加脑组织渗透压浓度而加重水肿。提示使用甘露醇未显示有益于病人预后。

近年来有人提倡将 250 毫升 / 瓶的甘露醇减半使用，我们的临床观察未发现其有益之处。回顾 10 余年前曾有人做过小剂量甘露醇临床对照实验：将 128 例发生脑出血 6 天的患者随机分为甘露醇组及对照组，甘露醇组连续 5 天给 100mL20% 甘露醇，1 次 /4 小时，之后两天逐渐减量；对照组给予输注安慰剂，结果显示甘露醇组和对照组在病死率和 3 个月预后方面并无显著差异。尽管如此，其在急救方面的作用至今仍不可取代。

曾有文献报道，按常规在内科接受保守治疗的患者，其平均血肿吸收速度约 1 个月。提示抗自由基和脑保护剂的应用并不能促使血肿吸收。在外科治疗方面，曾有荟萃分析（meta 分析）显示，手术与保守治疗的远期疗效并无显著差异。提示无论是以往的开颅血肿清除术还是目前的微创技术血肿清除术仅在抢救急性高颅压时有益。《中国脑血管病防治指南》曾指出："自发性脑出血患者哪些需手术治疗，手术方法及手术治疗的时机，目前尚无定论。"

人们又将焦点投向传统中医。传统中医对脑出血多从中风角度辨证施治；现代中医对脑出血辨证为出血性中风，多用支持疗法 + 活血化瘀，虽有用活血法治疗，但用药一般较晚（2 周后）。对脑出血应用脱水药或其他药物等保守治疗，对于血肿而言，其方法都是被动的，无论是开颅血肿清除术还是微创血肿吸除术，其疗效均不明显，且副作用之大无法避免。可以说，西医学数十年来对脑出血的治疗无质的突破，传统中医学的辨证治疗亦未能显示出优势。

因此，探索一种更有效的方法治疗脑出血已迫在眉睫！

首先便是对脑出血的重新认识，尤其应当结合西医学及中医学来对其重新认识。从临床实践出发，脑出血的病因在中医病因病机鉴别基础上，必须进行西医学鉴别，以判断治疗方法及预后转归。

西医学将脑出血按照原因分为 8 个大型：①高血压相关小动脉疾病等原因导致出血；②脑淀粉样血管源性原因出血，包括散发型和遗传型；③血液系统疾病导致出血，包括药物性和血液性疾病；④血管畸形原因出血，包括脑动静脉畸形（AVM）、硬膜漏、动脉瘤破裂、海绵状血管瘤（散发型和家族型）；⑤其他原因出血，包括肿瘤相关原因、中毒原因（拟交感药物和可卡因）、创伤性原因、血管炎性病变原因（动脉炎、脉管炎、心内膜炎、感染）、罕见疾病原因（颅内动脉夹层）；⑥共存原因引起的脑出血；⑦不明原因引起的脑出血；⑧不能分类原因所引起的脑出血。

虽然脑出血的原因多种多样，但据《血证论》记载“离经之血便是瘀血”，血证治疗总原则是“凡治血者，总以祛瘀为要”。其指出“瘀血去则新血以生，新血生而瘀血自去，其间初无间隔。”综合医家经验，我们认为应当使用活血化瘀法治疗脑出血。对于脑出血，是血管内溢出血管外的血变成瘀血，瘀血不除，阻碍气机，气机不畅，气滞血瘀，瘀水交结，互为因果；瘀血内停，化毒生热，可致患者神昏、发热。活血化瘀可以促进出血的吸收。西医学研究显示，脑出血早期部分缺血改变的神经元是可逆的，早期给予活血化瘀药有助于因缺血导致的神经元变性的可逆性恢复，缺血造成神经元坏死后则出现不可逆损伤。

脑出血后再出血的责任血管经组织病理学证实多是病灶区及周围被挤压的血管破裂。脑内小血管出血后通过自身调节，一般在 20 ～ 30 分钟内出血即会停止，30 分钟后形成血肿。Herbstein 等研究脑出血 2 ～ 5 小时内给患者注射 Cr51 标记的红细胞，患者死亡后尸检显示血肿内很少有 Cr51 标记的红细胞。由此说明脑出血后再出血的发生率低。责任血管同部位再次出血的可能性低。药理研究表明，活血化瘀中药在脑出血治疗中能减轻脑水肿，降低顿内压，促进颅内血肿吸收及清除，促进侧支循环建立，降低毛细血管通透性，减轻脑水肿，降低颅内压。多项研究表明使用活血化瘀中药复方在短期内可能有助于降低急性脑出血的近期病死率。活血化瘀治疗时间窗宜早不宜迟，出血 24 ～ 48 小时内进行治疗一般不会造成再出血。

实践证明，中西医结合治疗脑出血已展示出明显优势。

研究表明，出血后的脑水肿、脑缺血、缺氧、脑组织损伤、脑功能缺损等一系列急性脑循环障碍所致的临床表现均为血肿，即中医当中的“血瘀”所致，“瘀”贯穿于本病的始终。应当明确，高血压性脑出血的责任在血管，而不在血液本身。根据中国中西医结合学会活血化瘀专业委员会诊断标准，活血化瘀法应成为治疗脑出血的主要治疗手段。活血化瘀法治疗脑出血能寻找到许多作为支撑的临床依据：①在头颅 CT 问世之前，1/3 的脑出血被误诊为脑梗死，用活血的办法治疗也有很好疗效。②脑出血急性期常见部分病例合并脑梗死；③脑出血后凝血机制启动，使血液变得黏稠；④荟萃分析显示手术与保守治疗效果无显著性差异。

为明确脑出血后是否再出血，曾有实验研究报道：①有人用有同位素标记的红细胞注入患者静脉而后进行检测，在血肿内未发现有这种同位素标记的细胞。②有人在脑出血后 6 小时内给病人做脑血管造影，影像中未见到有造影剂从破裂的血管外溢。这提示我们，只要评价认为破裂的血管瓣已关闭并封严，就可认为是活血化瘀用药的时间窗。为探讨脑出血后再出血，从理论上分析脑血管破裂、破裂的血管瓣关闭及封严因素后认为，当血压升高到一定程度，加之可能的诱发因素，即可导致脑出血，出血后当血肿压力大于血管压力时，破裂的血管瓣即应关闭，脑出血后机体自我调节机制启动，血管收缩，血液中有形成分在破裂的血管瓣处凝集，破裂的血管瓣即封严。而破裂的血管瓣关闭并封严的关键因素取决于：①血管内外压力梯度差的变化；②破裂的血管瓣部位凝血的程度。尽管有报道证实脑出血后的数小时至 2 周仍有可能再出血，但我们的临床观察和相关文献显示，多数患者出血时间均在 6 小时之内。

Broot 等研究表明，如果将头颅 CT 示血肿体积增大 33% 视为血肿扩大，103 名患者中有 23% 的患者在出现首发症状后 4 小时内出现血肿扩大，另外 12% 的患者在随后的 20 小时内扩大。总的发生率为 38%。在发病 6 小时后仍有 16%的患者血肿扩大，而发病 24 小时后血肿扩大极为罕见。动态观察已经证实，某些高血压性脑出血患者出血持续时间为 6 ～ 24 小时。

脑内血管破裂后血液突然涌入脑组织形成颅内血肿，血肿占位效应引发周围组织循环障碍导致初级损伤，出血后形成的血肿裂解产生血细胞降解产物进一步诱发炎症反应及氧化应激等导致二级损伤，进一步损伤脑组织。此外，在血肿形成的同时，血肿周围血脑屏障被破坏，炎性因子增多，周围组织水肿，血肿同水肿带进一步压迫脑组织从而诱发更严重的神经损伤，最终导致患者神经功能障碍甚至死亡。所以，血肿是脑出血损伤的始动环节，2004 年国际卒中大会就提出“血肿体积减小呈更多显示时，预后恢复越理想”的观点，表明了加速清除颅内血肿对治疗脑出血的重要性。

至此我们认为，祛除瘀血是治疗高血压性脑出血的关键环节，及早使血肿吸收才能更好地消除水肿并挽救变性的神经元。慎重起见，数十年来对于高血压性脑出血的活血化瘀治疗用药时间窗一般都在 24 ～ 48 小时后，从未发生不良事件。

为推广活血化瘀治疗高血压性脑出血，我们根据本病的病理生理，结合中医证候特点，借鉴中医八纲辨证阴阳为总纲理论，将本病从中西医结合角度进行简化分型，将阳类证和阴类证变通为热证及非热证两型并发表了《高血压性脑出血中西医结合诊疗专家共识》。此分型法很荣幸被王新志教授主编、王永炎院士主审的《中风脑病诊疗全书》所收录。

随着活血化瘀治疗脑出血的思路和疗效被推广宣传，不少西医大夫接受了这一观点和方法，但认为是活血化瘀药改善了血肿周边半暗带的结果，这一认识肯定是有误的，因血肿不除损伤就不会停止，即便是改善了缺血半暗带，那么血肿是否还会出现新的半暗带呢？应当承认，活血化瘀药的作用就是直接清除了血肿。

针对脑出血的治疗，国家卫生健康委员会脑卒中防治工程委员会组织卒中领域相关专家编写了《中国脑卒中合理用药指导规范》，在脑出血的合理用药中提出："有些中成药对急性期脑出血患者可有有效改善意识、促进血肿吸收等作用"。在 BioMed Research International 杂志发表的一项 mate 分析中，也验证了该结论。这项研究从 7 个资料库中收集随机对照试验的文献，最终包括 14 个合格的随机对照试验，以评估单独使用中成药脑血疏口服液或联合西药治疗脑出血的临床疗效。采用标准 Cochrane 系统评价方法评估纳入研究的方法学质量，并使用 RevMan 5.3.0 软件进行分析。结果表明，脑血疏口服液单独应用或联合其他药物或辅助方法治疗脑出血，尤其是高血压脑出血，均可发挥重要作用。脑血疏口服液能明显促进颅内血肿吸收，减小脑血肿的体积（$P<0.05$）。对比 4 周时的美国国立卫生研究院卒中量表（NIHSS）和 90 天后的 BI 均有改善，说明脑血疏口服液能减轻神经损伤，改善预后。随着用药时间延长，两组之间的差异逐渐增大，说明长期服用脑血疏口服液可改善患者的神经功能障碍，提高患者的生活质量和日常生活能力。

即使承认了上述观点，尚有人认为虽然活血化瘀药治疗脑出血获得了良效，又惧怕其引起再出血。近年来的文献为这一担忧解开了疑团。为避免或减少脑出血后的腔隙性脑梗死，曾有多中心观察发现在脑出血后给予改善血液循环药物，结果发现不但减少了腔隙性脑梗死比例且未出现不良事件。故可认为改善血液循环的药物与活血化瘀药无本质差别。

3. 出血性脑血管病的中西医结合诊疗

在CT未问世前，对于本病的诊断仅根据症状体征，确定诊断多根据发病时状态区别是出血还是缺血，一般认为动态中发病即是脑出血而静态中发病多诊为缺血性脑血管病，少数有简单超声设备或能做脑血管造影的单位则参考血管有无移位做诊断。直至CT问世，诊断符合率才有了较大提升，迄今为止，CT仍作为诊断脑出血的金标准。

西医学治疗可以分为保守治疗和手术治疗。在20世纪后30年左右，治疗脑出血无据可寻，对于急性期患者来诊后，多给予止血药，如止血敏、6–氨基乙酸、仙鹤草素等，医患都认为出血了给予止血药理所当然，直至CT问世后，对于脑出血的治疗才逐渐趋于理性。但人经历了止血、不止血和早期使用止血药等几个阶段。直至目前，对于西医保守治疗，可归纳为如下几个方面：①早期应用止血药以防止血肿扩大；②给予脱水剂以减轻脑水肿；③抗自由基、脑保护治疗以减轻脑组织损伤；④使用冰帽冰毯以降低代谢保护脑组织；⑤对症用药；⑥支持疗法。本病的外科治疗也经历了如下几个阶段：①经历了开颅去骨瓣清除血肿、微创血肿吸除、立体定向血肿吸除等阶段；②对症用药加血肿引流；③血肿破入蛛网膜下腔者行腰椎穿刺脑脊液引流等。

西医学对于高血压脑出血（HICH）急性期的治疗仅为对症治疗，对于血肿的吸收无针对性药物，更未体现出个体化治疗原则。HICH属传统中医学中风范畴，辨证施治是其治疗思路，但不同医者对其辨证过于繁杂，西医临床医师不易掌握并重复。应在西医学对HICH诊断明确的前提下，再根据中医学辨证施治的原则把复杂的中医辨证简单化并附以西医学证据，实行中西医结合诊断及治疗。简化分型依据西医学对HICH后的一系列病理变化已有较深的认识，但至今尚无针对性治疗方法及药物品。

中医对 HICH 的治疗多根据不同时期的证候表现进行辨证施治，使用的方剂和中成药较广泛，如活血化瘀、凉血止血、清热化痰药等。川芎嗪、金纳多、疏血通、血栓通、清开灵、醒脑静等中药治疗高血压性脑出血研究结果显示，中药不仅可以改善脑微循环，还能有效促进血肿吸收，有利于改善神经功能预后，但多因缺乏多中心、随机对照研究未能被广泛采用。基于相关临床和相关文献研究，经业内中西医专家多次研讨修改，我们最终提出了《高血压性脑出血急性期中西医结合诊疗专家共识》，目的是推广一个较为简单，具有可操作性、实用性，能被广大中、西医接受的临床诊疗方法。

“整体观念、辨证论治”是中医学的理论核心，但复杂的辨证不易得到西医学临床医生的重复，凝练精华将其简化分型并结合现代病因、病理学进行中西医结合诊治已成为必须。根据中医八纲辨证（阴、阳、寒、热、表、里、虚、实）阴、阳为总纲理论，可将 HICH 大致分为两型；有文献将所有证候分为阴类证和阳类证，鉴于临床热证的辨别相对较易，而对于不阴不阳证候表现的患者，此分法过于机械，因除具有阳热证候的可归为阳类证外，部分既无明显热象又无明显寒象的患者若将其归为阴类证似乎不恰当，莫不如变通为非热证更为确切。故遵循以阴阳为核心的分类可将 HICH 证候简化为热证型与非热证型。这不但能使现代学者易于掌握并重复，又不失传统中医学的内涵。

高血压性脑出血热证型的临床表现除神经系统体征外，还兼有面红、怕热、气粗、失眠、烦躁、口气臭秽、四末温、大便干结或不畅气味臭秽，舌苔黄，舌质红（必备口气臭秽、四末温、大便干结或不畅，舌苔黄、舌质红内容中两项以上）。实验室检查常可发现，血清 C 反应蛋白（CRP）/ 超敏 C 反应蛋白（hs-CRP），或白介素（IL）中的 IL-1、IL-4、IL-6，或肿瘤坏死因子

（TNF）等炎性因子升高；亦可同时伴有血白细胞总数或中性粒细胞轻度升高。

高血压性脑出血非热证型的临床表现除神经系统体征外，无明显面红、气粗、失眠、烦躁、口气臭秽。可见面色少华 / 无华 / 萎黄，四末不温、大便软或溏泄，舌苔白润或腻，舌质淡，舌边有齿痕（必备面色少华 / 萎黄，四末不温、大便软或溏泄，舌苔白润或腻，舌质淡，舌边有齿痕两项以上内容）。实验室检查常可发现，血清 CRP/hs-CRP，或 IL–1、IL–4、IL–6，或 TNF 等炎性因子不升高，或单项轻度升高；若不伴有呼吸道及泌尿系统等感染，血白细胞总数或中性粒细胞不升高。

在治疗用药的选择上两型均可用血栓通注射液静脉点滴作为主药，首次给予 175mg 溶于 500mL 液中，若无不良反应，次日给予 350mg 溶于 500mL 液中。紧抓“活血化瘀”的核心治法。

热证型的治法以清热通腑、活血化瘀为主，治疗用药上可选择中药脑血疏口服液（国家药监局批准用于 HICH 急性期治疗药物），其主要成分为黄芪、水蛭、石菖蒲、牛膝、牡丹皮、大黄、川芎。每次 10mL，每日 3 次口服或鼻饲。多个前瞻性临床试验表明，脑血疏口服液治疗 HICH 疗效显著、安全、有效，可在出血性脑血管病的治疗中推广应用。同时加用清热抗炎方（宣武医院内部协定处方，已完成药学和药效学基础实验）主要成分：黄连 9g，大黄 5g，连翘 10g，竹叶 9g，胆南星 9g，半枝莲 10g。与脑血疏口服液同时用，1 剂 / 日，分 2 次水煎服或鼻饲，可连用 10 ～ 14 日，以每日排出 1 ～ 2 次大便且大便臭味减小为度，若出现腹泻可减量或停服。兼证用药：若兼有头晕头痛、面红目赤、口苦咽干、心烦易怒者，可选用天麻钩藤饮加减。伴有腹胀、便干便秘、咳痰或痰多可用星蒌承气汤加减；伴有发热、躁扰不宁、频繁抽搐、偶见呕血，可用羚羊角汤加减。若兼有发热、意识障碍，可鼻饲安宫牛黄丸，1 丸 / 次，1 ～ 2 次 / 日，至热证不明显，此药多用于中风阳闭证，临床和实验室研究发现，其通过多种机制对 HICH 急性期的大脑起保护作用，可促进苏醒、提高临床疗效、改善患者预后、降低并发症发生率及病死率。热证者无高热及意识障碍可用牛黄清心丸口服，1 丸 / 次，1 ～ 2 次 / 日。此药具有镇静、镇惊、清热解毒的功效，可增加脑微循环血流量，改善脑缺氧等。伴有神昏者可将 20 mL 醒脑静注射液加入 250 ～ 500 mL5% 葡萄糖注射液或 0.9% 氯化钠溶液中静脉滴注，1 次 / 日，可连续使用 7 ～ 14 日。研究表明，醒脑静注射液可有效抑制 HICH 后炎性反应，阻止 HICH 后的继发性损伤，改善脑组织的缺血缺氧状态，对急性 HICH 患者可发挥积极治疗作用，安全性好。伴发热者可将 20 ～ 40mL 清开灵注射液加入 250 ～ 500mL 的 5% 葡萄糖注射液或 0.9% 氯化钠溶液中静脉滴注，1 次 / 日，可连续使用 7 ～ 14 日。清开灵注射液具有清热解毒作用，能减少 HICH 急性期金属蛋白酶 -9（MMP-9）、水通道蛋白 -4（AQP-4）的表达而减轻脑水肿，并促进 HICH 患者血肿吸收，改善预后。

非热证型的治法以益气活血、化瘀通络为主，治疗用药可选择脑血疏口服液，每次 10mL，每日 3 次口服或鼻饲，亦可用具有此类功效的中成药或汤剂代替。不用中药清热抗炎方及其他寒凉属性的中药。兼证用药：伴有四肢不温、冷汗自出、面色苍白、神昏不省人事、呼吸浅促者，可用苏合香丸口服或鼻饲，1 丸 / 次,1 ～ 2 次 / 日，可连用 3 ～ 7 日。苏合香丸具有芳香开窍、行气解郁、散寒化浊的功效，对中风所致寒闭证患者的疗效优于单纯常规疗法，由于此药具有香散作用，过量会耗伤正气，故应见效即止。伴有面色晦暗、喉中痰鸣、沉默少言者，可用中药涤痰汤（姜南星 12g，姜半夏 12g，枳实 10g，茯苓 10g，石菖蒲

10g，竹茹10g，橘红7.5g，甘草3g），其具有渗湿化痰、开窍醒神的功效。研究表明，涤痰汤能够减少HICH脑组织含水量，降低脑组织TNF-α表达水平，阻止细胞色素C释入胞质，减少活化半胱氨酸天冬氨酸蛋白酶-3（Caspase-3）的表达，降低脑组织细胞凋亡率，促进血肿的吸收，保护神经元，减轻脑组织受损程度。

经多年临床运用中西医结合治疗高血压性脑出血，我们也总结出相应的治疗体会：①活血化瘀药物宜早用（24～48小时为宜），但应考虑患者具体状况；②具有清热涤痰、通腹泄热作用的中药宜早用；③脱水药物不宜用之过早，时间不宜过长；④不适宜用甘露醇脱水时可用白蛋白静脉滴注；⑤急性期患者即使无意识障碍或高热，但见口臭、舌苔黄厚身热、便干亦可使用安宫牛黄丸；⑥补肾填精中药亦适时选择使用；⑦疗效与患者年龄、体质及整体状况成正相关。

总之，对于HICH的临床治疗，既要早期活血化瘀治疗，又要考虑再出血或血肿扩大的可能。结合文献及临床体会认为，活血化瘀治疗HICH的用药时间窗在发病24～48小时为宜，病情不确切患者可定为48小时之后或更长时间，但要结合个体的具体病情而定。也有与会专家认为，48小时内可选用具有双向调节作用的中药如三七、血竭、花蕊石、茜草、生蒲黄等煎服；48小时后可选用三七类注射液（如血栓通或血塞通）；1周左右可用其他类静脉制剂（如丹参、丹红注射剂等）。

附：其他脑出血的治疗体会

因首都医科大学宣武医院自建院以来就以神经科著称，故神经内科的各类脑出血病例资源丰富，对此我们总结出如下诊疗思路：

高血压性脑出血适宜活血化瘀治疗，继发于梗死的出血、淀粉样脑血管病、脑肿瘤性出血、血液病引起的出血、动脉炎引起的出血、脑血管畸形及动脉瘤破裂引起的出血、抗凝剂等药物引起的出血、介入治疗后脑出血等。均应本着“故凡血证，总以祛瘀为要”的原则指导治疗，同时根据病因确立相应治法。

高血压性脑出血适宜活血化瘀治疗已在业内达成共识，经多年临床实践体会到，继发于梗死的出血应在西药对症治疗基础上选择药性寒凉的活血化瘀之品。淀粉样脑血管病治疗应本着益气固摄兼凉血散瘀的治法。瘤卒中性脑出血应在凉血活血基础上加用调理脾胃兼通腹泄热中药。血液病引起的出血应对因治疗，如在补充凝血因子基础上加用养血活血药。脑动脉血管炎引起的出血应予健脾益气、利湿解毒治法。脑血管畸形及动脉瘤破裂引起的出血应在给予尼膜同点滴基础上控制好血压，同时予以益气固摄、凉血散血之治法。抗凝、抗血小板、绛纤剂等药物引起的出血应立即停用相关药物，予健脾益气、活血止血的治法。介入治疗后脑出血应予清热解毒、凉血散瘀之中药治疗。

第二节 脑炎的中西医结合诊疗体会及经验荟萃

一、各类脑炎的中西医结合诊疗体会

脑炎种类很多，有细菌性脑炎、霉菌性脑炎、梅毒性脑炎、免疫相关性脑炎、自身免疫性脑炎、病毒性脑炎等，其中病毒性脑炎占多数。

因收治的各类脑炎例数不均匀且数量不足，本节仅以体会形式论述。

对于上述脑炎的诊断，除根据症状体征特点外，还应结合既往史、家族史、个别患者需询问其冶游史。静脉血常规及生化检查、腰穿检测脑脊液压力、脑脊液（CSF）常规化验和生化检查，以及对微生物的镜检是非常重要又必要的。脑电图及脑的影像学检查也很重要，可显示某个脑叶出现慢波或某皮层部位出现棘波、尖波等，这些都是诊断的重要参考依据。

在西医学手段基本解决了诊断问题之后，对其予以辨证亦很重要，因不同的脑炎患者有不同的证候特点。中医温病学中对脑炎的描述很多，如我们曾诊治过的病毒性脑炎大部分病例都显示出湿温特点，少数病例具有风温特点。辨证证据不足时可根据患者症状特点从中医《素问·病机十九条》中寻找答案。辨证问题解决之后，还要结合现代诊断进行中西医结合简化分型，这个步骤是体现可操作性和可重复性的重要环节。解决了这个问题，就为用中药整体调理并同时选用西药治疗奠定里基础。

在治疗方面，目前西医学对各类脑炎都基本具备了诊断标

准和相应的治疗药物。尽管如此，用中医思路予以整体调节亦很重要，因不同个体既往史和体质不同，对化学药物的吸收、代谢及耐受程度有异，加用中药治疗可起到减毒增效作用或协同治疗作用。对需用免疫抑制剂治疗或抗病毒治疗时更是如此，因确有小部分人对免疫抑制制剂不敏感；且目前的病毒谱系尚未描绘完全，目前的抗病毒药也不能解决全部脑炎患者的治疗问题。我们若干年来收治的病毒性脑炎患者在诊断清晰的前提下，从温病学角度辨证发现各类脑炎以湿瘟（可兼热）特点为主，风温或暑温不多，前者以利湿解毒中药治疗为主，后者多采用清热解毒法治疗，效果较理想。对于难治性坏死性脑炎（单纯疱疹病毒性脑炎）的治疗，根据不同时期不同证候特点采用中药为主辨证治疗亦有优势。

临床显示，各类脑炎伴发癫痫、精神障碍者常见，各类抗癫痫或治疗精神障碍的化学药物都有明显的毒副作用且部分药物疗效不佳，此时辨证加用天麻、钩藤、全蝎、珍珠母等中药可能会较单纯西药疗效更好。

因患者的起居活动、情绪和饮食结构会对药物的吸收及治疗作用的发挥产生影响，所以应重视对各类脑炎患者的医嘱。从中医角度而言，对患者证候的寒热虚实属性要遵从寒者热之、热者寒之、虚者补之、实者泻之的原则辨证用药，而多数患者并不知晓。假若患者证候属热，医生在用寒凉之品治疗时，患者却再吃烤串沾辣椒面，则治疗效果就会大大降低或对证候起到火上浇油的作用；对各类脑炎伴发癫痫或精神障碍者的医嘱亦如此，或医生给予抗痫或抗精神障碍药时，患者仍按原来的饮食嗜好吃公鸡肉或鸽子肉，则药物的治疗作用就会降低或可诱发癫痫或使精神障碍加重。这些提示虽在医学理论当中未有描述，但民间的说法和我们的临床体会即是如此。

二、病毒性脑炎的中西医结合诊疗

病毒性脑炎是常见的中枢神经系统感染性疾病，目前有100多种病毒可引起脑炎病变，其病原体主要有单纯疱疹病毒、腮腺炎病毒、带状疱疹病毒、EB病毒、巨细胞病毒、埃可病毒、柯萨奇病毒和麻疹病毒等。病毒性脑炎的临床表现与病变的部位、范围及程度有关，不同的病毒所致脑炎的临床表现也有所不同，常见表现有意识障碍、抽搐、瘫痪、记忆力下降、智能障碍、精神障碍、不自主运动和神经系统定位体征等，亦可有颅内压增高及脑膜刺激征，严重者可出现呼吸、循环衰竭，甚至死亡，属于神经内科常见的危重病症，如果治疗不当很容易延误病情甚至导致患者死亡。我们在常规治疗了大量临床病例的基础上，采用辨证与辨病相结合的方法治疗重症病毒性脑炎患者，取得了明显的效果。

病毒性脑炎患者入院后均应当给予常规抗病毒、支持疗法及对症治疗。在常规治疗的同时均根据中医理论进行辨证，依据证型给予中药汤剂口服或鼻饲。初期卫气同病者多用银翘散合三仁汤加减；中期气营同病者多用清瘟败毒饮合甘露消毒丹加减；极期邪毒内陷者多用安宫牛黄丸或紫雪散加中药汤剂；恢复期多以养阴益气为主，佐以活血通络中药治疗。

急性病毒性脑炎属中医“温病”范畴，一般病情均较复杂，发展变化快，传变迅速，只有少数病例出现类似感冒症状，对症治疗可较快好转。经多年临床观察发现，急性病毒性脑炎发病季节以夏、冬季为主；体温中度以上升高者较多，以精神行为异常、发热和头痛、癫痫发作为首发症状者占大多数，白腻苔为病毒性脑炎的典型舌苔，少数患者由于津亏热燥可出现黄燥苔，此提示夏、冬季可能为本病的高发季节。

病毒性脑炎患者绝大部分以湿温表现为主，我们认为这可能与现代自然人生活规律和饮食结构不合理、代谢性疾病增多有关，亦提示气虚体质者可能是重症病毒性脑炎的好发人群，患者多有精神不振、面色少华、语音低弱、气短懒言、易汗出，多见白稀痰，舌苔多白腻，舌质淡且舌边有齿痕等痰湿证表现。因湿邪易阻碍气机致卫外功能低下故易生本病，湿邪属阴，重浊黏腻，缠绵难愈，郁久生毒损伤脑络；病在气分，正邪相争故病情重、体温高、合并症多；气机失畅致血运受阻，毒邪不易清除且正气不得复，故缠绵难愈。本组病例病位多在气分或气营同病，病情较重，舌苔多白腻并伴高热及意识障碍等湿温特征，故在临床治疗病毒性脑炎的方中多用清瘟败毒饮合甘露消毒丹加减并兼以芳香化湿以使邪去正存，湿化正复。温病有风温、暑温、湿温等多种不同表现，其发病季节也有差异，但医者对全部病例不拘一格，灵活运用中西药并施以支持治疗，在物理降温方面，湿温采用酒精擦浴，风温采用冰袋降温均收佳效。

以往病毒性脑炎中医辨证分型尚不统一，经对全部病例资料统计分析后我们认为，病毒性脑炎救治的关键在于早期明确诊断：首先根据西医学理论，综合临床表现、体征，采用西医学检测技术进行脑脊液、脑电图（EEG）及头颅核磁（MRI）检查，参照西医学诊断标准，明确本病的定性和定位诊断（即辨病），继而采用中医理论明确病性、病位，针对性抗病毒及支持治疗，并根据辨证用中药整体调节使患者机体脏腑、气血、阴阳趋于平衡，这是我们多年中西医结合有效治疗重症病毒性脑炎的前提，是“病证结合”的具体体现。对于威胁患者生命的高颅压、癫痫、严重感染、呼吸衰竭（呼衰）、肠麻痹、电解质紊乱等症状，应首先采用西医学处理方法积极予以降颅压、抗癫痫、抗炎、吸氧、补液等；对于严重感染、呼吸衰竭患者应及时进行血气等生化指标及感染细菌谱的监测，依据监测结果定期评价重要器官功能并及时修正治疗方案，必要时给予呼吸机辅助呼吸；对于高热神昏者使用冰袋（枕）冷敷、酒精擦浴等方法实施物理降温亦是至关重要的，对于重症病例维持能量及营养支持亦是必须的，在此基础上根据辨证使用中药调整方可获佳效；所有患者保持二便通畅亦是不容忽视的重要内容，它是排除邪气、维护气血畅行的前提。临床上常见同为病毒性脑炎，但其临床表现轻重不一，转归亦有很大差异。治疗时应参考温病的特点和转变规律，根据病变部位、病情轻重及疾病不同时期的证候特点分别予以评价，对重症患者应标本兼顾，各期灵活运用中药方剂加减是最终获得痊愈的根本。

多年的临床经验表明，应用中西医结合方法治疗重症病毒性脑炎，可快速改善临床症状、体征，缩短疗程，提高治愈率。以往的研究也发现，应用清热解毒、化痰开窍、芳香化湿等中药结合西药治疗，可以取得较好的疗效。辨证应用中药除可缓解证候外，在抗病毒及免疫调节等方面可能也具有一定的作用，且毒副作用较小；某些中药在减少神经细胞凋亡和促进髓鞘损害神经的恢复上亦可能是有效的，结合当地环境、气候的特点运用中西医结合方法治疗本病亦值得参考借鉴。

第三节 神经变性病的中西医结合诊疗体会及经验荟萃

神经变性病种类颇多，常见的认知障碍或阿尔茨海默病、帕金森病、多系统萎缩、运动神经元病等均属此类。随着社会的老龄化，估计这类疾病还会增多。

虽然目前西医学对于这类疾病的诊断都基本能明确，但对其病因学的认识尚未完全到位，同时加入中医辨证势在必行。根据现代病因病理学认识，用中医理论审证求因，形成对本类病的综合认识和治疗手段，治疗效果就有可能在现有基础上得到提高。

对于此类疾病，实行中西医结合简化分型亦很重要，可避免因分型过细而影响可操作性，更重要的是这种思路便于西医同道接受并重复。

目前，西医学对于这类疾病的治疗均局限在对症或替代治疗方面，甚至对某种疾病无药可用（如运动神经元病），因多种因素影响，有效的治疗药物仍有待开发。

如上所述，目前西医在治疗上述疾病方面尚存在明显不足，即便对某种疾病已获得较好疗效（如帕金森病），但随着用药时间的延长仍需不断增加药量，一旦不能再继续增加药量或出现并发症时，此药的治疗作用即宣告到此结束。况且还有不少合并症目前既无有效的办法又无治疗药物（如合并直立性低血压、自主神经功能障碍）等。那么，实行中西医结合诊疗就理所当然了。

多年的临证使我们认识到，对于这些疾病的治疗，在辨证的基础上用补益脾肾、活血通络、化痰开窍方法治疗是客观有效的，我们曾用上述方法治疗的运动神经元病、多系统萎缩及帕金森病的自主神经功能障碍均能获效，不少文献也证明了上述方法的实用价值。

一、认知障碍的中西医结合认识

认知障碍是中老年人常见的临床综合征，包括记忆障碍、失语、失认、失用、视空间障碍等。60 岁以上人群中患病率达 6% ～ 13%，其前兆常表现为焦虑、抑郁、激越等情感障碍，进而表现为不同程度的痴呆，严重者丧失生活自理能力，给社会和家庭带来沉重负担。

中医学没有“认知障碍”的病名，根据认知障碍的证候特点将其归属于中医“痴呆”“呆病”“健忘”等范畴。中医理论对认知障碍有相关的描述，如“呆者，痴也，癫也，不慧也，不明事理之谓也”，认为本病多由脑髓失充、痰浊蒙窍、神机失用所致。从字义内涵讲，“痴”和“呆”不是同一含义，“痴”是记忆、理解、分析、逻辑、对事物反应障碍的表现，而“呆”既可为器质性也可是功能性的表现，如突如其来的事件使人目瞪口呆或呆若木鸡。“呆”不一定“傻”，而“傻”必然会出现“呆”的现象，若二者同时出现则为痴呆，为器质性病变的表现。

《灵枢·海论》中云“髓海不足，脑转耳鸣，胫酸眩晕，目无所视，懈怠安卧”，认为该病的发生与髓海不足有密切关系。《素问·逆调论》中的“肾不生，则髓不能满”则将上述认识更加深化，首次提出髓海空虚的根源在于肾虚不生。洪迈在《夷坚志》中对痴呆的发病年龄、具体症状、预后进行了细致而又精确的描述：“暮年忽病忘，世间百物皆不能辨，与宾客故旧对面不相识，阅三年乃卒。”张景岳把痴呆的病因责之于情志，认为“此其逆气在心或肝胆之经，气有不清而然”。王肯堂的《证治准绳》则指出“有病癫人，专四七汤而愈，善痰为癫，气结痰故也”，认为痰浊也是重要的致病因素。陈士铎在《辨证录》中载“人有老年而健忘者，近事多不记忆，虽人述其前事。犹若茫然，此真健忘之极也，人以为心血之涸，谁知肾水之竭乎”，认为痴呆发病的根本原因在于肾虚。王清任在《医林改错》中则提出“灵机记性不在心在脑”“高年无记性者，髓海渐空”，以及“凡有瘀血也令人善忘”，从本虚以及标实两个角度说明了痴呆的发病机制。

西医学认为本病的病理均以神经元退变为主，从中医角度而言则与五脏六腑功能衰退密切相关。脑为元神之府，灵机出于此，故认知障碍的病位在脑。心、肺、脾、肝、肾均与情志和记忆有关。“心者，君主之官，神明出焉”，“心主血脉，脉舍神”，心气虚衰、心血不足则神明失养便可出现精神意识思维活动的异常。“肾主骨生髓”，“肾藏精，精舍志”，年老体弱，肾气亏虚不能生精化髓，髓海亏虚，脑失濡养则善忘。肝主疏泄，疏泄失常则气血失畅，惆怅思虑，气滞血瘀阻塞脑络则神机失聪。脾主运化，运化功能失常则清气不升，气血生化乏源则神明失养，运化水液功能减退则可导致水湿内停生饮生痰而蒙闭清窍。总之，五脏功能失常均可致思维活动障碍、记忆力减退而发生认知障碍。

二、认知障碍的中西医结合治疗

西医对本病的治疗主要是对症治疗，药物大致有胆碱酯酶抑制剂、脑血循环及脑代谢改善剂、非甾体类消炎药、雌激素替代疗法及拮抗类淀粉蛋白药。尚缺乏公认有效的治疗方案。目前认为中枢神经系统胆碱能通路是记忆及认知信息处理、存储的中心，增强胆碱能递质系统功能是治疗认知障碍的重要方法，此类药物对延缓疾病进程，改善临床症状有明确效果，目前是治疗AD的首选药物，但存在程度不同的副作用，如口干、嗜睡、胃肠道反应等。

概括而言，西医治疗本病的动机多采用对抗、补充或替代方法，上述药物治疗本病的中轻度阶段尚可有一定疗效，因对本病的多因素性、整体性和机体的自我调节能力，故患者的生活质量未能出现明显改善，对重症患者则疗效不佳。

实践证明，治疗本病需以证候为核心，通过望、闻、问、切所获得的综合信息诊断疾病，在整体观念指导下辨证施治，以调理人体气血、阴阳或脏腑偏盛偏衰的状况，通过全方位、多靶点调整使之达到新的平衡，而不仅仅是阻断某个病理环节。从中医学角度出发，认知障碍的病机为本虚标实、虚实夹杂，以肾精亏虚为本，痰、火、瘀阻塞脑络为标。故治疗本病应以祛邪扶正为主。

从我国国情出发，注重自主知识创新和提升解决临床问题的能力，在认知障碍的诊疗实践中融入中医理念，明显拓宽了认知障碍的诊疗思路，使整体疗效明显提升。

根据本病临床特点把“痴”分为“文痴”和“武痴”，认为二者在行为学上有所差异，在病因和证候学上又有所不同。凡具有静止、温和特点的，多由心神失养、肾精不足或痰蒙清窍所致，属“文痴”范畴，为虚证；凡具有多动、狂躁特点的，多由痰火扰心或肝气郁结所致，属“武痴”范畴，为实证。本着虚则补之、实则泻之的治疗原则，通过相应药物调理不同证候，使受损的组织器官恢复机能，或通过各种药物或手段祛除致病原因并排出代谢物而使脑功能逐渐恢复。

根据“文痴”与“武痴”的证候属性，我们多年来在临床治疗“文痴”多以安神补心、填补肾精为原则，常用代表药有安神补心丸、柏子养心丸、利舒康胶囊等，中药汤剂有甘麦大枣汤或百合地黄汤加减。针对“武痴”则以清心豁痰、活血开窍、疏肝解郁法为原则，常用代表药有清心滚痰丸、礞石滚痰丸等，中药汤剂有通窍活血汤、血府逐瘀汤等。需要强调的是，诊疗认知障碍应注重先进行整体诊查，明确患者证候以虚为主还是以实为主，之后再策划治疗方案。对于各类证型患者的治疗用药，可以相应中药为主，辅以西药。

在对各类证型不同阶段患者的治疗中，应当依据“天人合一”的理念，尤其要注重饮食起居、生活习惯、季节气候、情志状态等因素对患者临床症状和疾病转归的影响。对患者的情志障碍进行积极调理，对患者的饮食起居进行综合指导，倡导辨证施护、因人施护、整体护理及康复的适时介入。

本病的病因病理复杂，西药尽管其存在一定弊端，但其准确应用后的疗效不可否认。中医分型过细可能使个体化治疗更到位，但因缺乏统一认识及多中心验证仅能属经验类。可以说无论中医还是西医，目前对本病的治疗均未达到满意程度，在中西医结合的认识、治疗理念及手段方面有机结合，不断实践并深入探讨应成为临床医生努力的方向。

三、阿尔茨海默病的中西医结合认识

西医认为阿尔茨海默病（Alzheimer’s disease，AD）是一种渐进性恶化的神经退行性疾病。目前全世界范围内大约有 5000 万人罹患 AD，每年新增病例 500 多万（每 3 秒就有 1 例新患者）。预计到 2050 年，该病患病人数将增加 3 倍。在我国，60 岁以上人群的 AD 患病率已超过 5.0%，患病总人数在 1000 万以上。中国已成为全球AD人数最多、增速最快的国家。

其病因和发病机制至今不明。其特征性病理变化为大脑皮层萎缩并伴有β-淀粉样蛋白沉积，神经原纤维缠结，大量记忆性神经元数目减少，以及老年斑的形成。肠道菌群失调与本病的相关性近年来成为研究热点，不少学者研究发现脑内的病理产物在肠道黏膜也应有尽有，为对后天之本（脾胃）的调理奠定了理论基础。

AD的临床表现纷繁多样，总以渐进加重的近记忆力减退、呆傻愚笨以及性情改变为其共有特征。其中，记忆障碍常为本病的首发症状。AD为何能“杀人”于无形呢？这是因为AD的发病通常较为隐匿，发病的初期仅仅只出现轻度认知功能障碍（MCI）：轻度记忆力、注意力、执行力、语言能力、时空间能力的受损，对患者生活并不会造成影响而很难做到早期诊断。

在AD进展的下一个阶段，即痴呆阶段时，神经细胞已出现不可逆的功能损伤，导致患者日常生活能力下降。根据损害程度可分为轻、中、重三度。

轻度：主要表现为记忆障碍，主要为远期记忆减退，如患者可能会忘记自己哪一年出生、儿子何时结婚、自己曾经上过学的学校等；部分患者出现时空间障碍：找不到回家的路、不能画出一个完整的正方形等；还有部分患者出现人格变化，如原来爱说话的变得孤僻、安静的变得异常暴躁、喜欢每天打理自己的开始不修边幅、爱干净的变得每天都不洗澡等，还有就是行为方面关于生命本能的一些与寻常不同的怪异表现，如吃本能、性本能的亢进。

中度：上述症状的进一步加重，各项功能明显减退，执行能力减退明显，生活能力减退，如忘记自己亲人的相貌、在家里找不到自己的东西，找不到厕所就随地大小便，买菜时无法计算找钱，以及老年性抑郁等，这个阶段已经基本丧失了大部分社会能力，需要依赖家人的照顾。

重度：此阶段除出现上述症状进一步加重以外，还出现了明显生活能力的丧失，如语言表达能力丧失、无法穿衣、食物喂进口中不知咀嚼吞咽、肢体无法活动终日卧床、大小便失禁等，最终因长期卧床无法进食而营养不良、各种严重感染，进而全身衰竭而死亡。

中医学没有“痴呆”这一病名，但早在《黄帝内经》中即有类似记载，如《灵枢·天年》记载的“六十岁，心气始衰、苦忧悲、血气懈惰，故好卧，八十岁，肺气衰，魄离，故言善误矣”；《灵枢·海论》中“髓海不足，脑转耳鸣，胫酸眩晕，目无所视，懈怠安卧”。孙思邈在《千金翼方》中对痴呆的症状进行了更加详细的论述，指出了痴呆的最显著症状记忆力减退：“人五十以上阳气始衰，损与日至，忘失前后，兴居怠惰。”丘处机《摄生消息论》言：“人年六十，心气衰弱，言多错忘。”古医籍中关于痴呆的专论首见于《景岳全书》，叙述痴呆症状为：“言辞颠倒，举动不经，或多汗，或善愁，其证千奇百怪，无所不至，脉必或弦或数，或大或小，变异不常，但查其形体强壮，饮食不减，别无虚脱等证。”程国彭的《医学心悟》言：“肾主智，肾虚则智不足，故喜忘其前言。”汪昂在《医方集解·补养之剂》也提到“人之精与志皆藏于肾，肾精不足则志气衰，不能上通于心，故迷惑善忘也。”

根据AD的临床表现，可归属于中医“呆病”“健忘”的范畴。我们认为，“脑络”涵盖了神经元、神经干细胞、神经胶质细胞及血管、淋巴等在内的基本结构和功能单位。神经形成的过程（即神经干细胞向神经元或胶质细胞诱导分化的过程）与肾的“藏精、生髓”作用有关。肾气的强弱、肾精的盛衰对神经干细胞的增殖、分化具有重要意义。血瘀、痰浊等病理产物可影响神经细胞的增殖，促进其凋亡及自噬性程序性细胞死亡。

由于此病目前尚未研发出针对性的治愈专药，故在防治疾病上的投入更好于在治疗上投入，获得的回报也相应更高。与心脑血管类似，想要预防AD，必须要做到优质饮食（推荐地中海饮食）、常运动、不吸烟、不熬夜等。

四、阿尔兹海默病的中西医结合现状评价

阿尔兹海默病在早些年，我国老百姓常称之为“老年痴呆”，现在虽仍流传，但因为“痴呆”一词在某些患者听来有歧视的意味，所以可能引起患者的不愿接受，对此而着急上火表示抗拒的事情不少见，而且痴呆的类型还有血管性痴呆等几个亚型，只说一个“老年痴呆”也不是很具体，对于命名方式上或许有必要适当做出调整。

我们认为这种越精细、越专业的称呼实际对于我国医学对疾病观念整体的认知理解是有较大的意义的，就像《论语》当中孔子所说的“必也正名乎”。尤其是关系到认知、心理、精神方面的问题，患者及患者家属往往比较敏感，实际疾病不分贵贱，对于疾病的正视和普及也是我们临床工作者的应有职责。尤其是如今在推进中西医结合的发展过程中，对于辨病及辨证相结合的理念，应当做到对辨病的精确化。比如以往民间对于“神经病”和“精神病”、脑梗死和脑出血，抑郁症和焦虑症以及双相情感障碍，精神分裂症和人格分裂症等概念往往混为一谈，近些年随着疾病观念的逐渐普及已有所好转，但也仍存在类似的问题。对于疾病的认知问题，对于诊疗的中西医结合问题，应当是医生和患者共同努力的事情。将患者诉求与医学要求结合起来，一起去探

究在我国如何更好实现中国特色医学，这也是走中国特色医学之路的应有之意。

1906年德国神经病理学家阿尔茨海默（Alois Alzheimer）首次报告了一例具有进行性痴呆表现的51岁女性患者，因此到了1910年这种病被命名为阿尔茨海默病。发展至今已有一百多年的历史，但西医学仍没有针对性的药品研发上市，市面的上零零散散的号称能治疗阿尔茨海默病的药物，多半也只能起到预防的效果，以延缓疾病的进展为主，而称不上有治愈的效果，对于根治此病则更是困难重重。为人们所熟知的癌病与艾滋病也一度称为不治之症，但如今许多抗癌药物与疗法都表现出不错的成绩，艾滋病的阻断剂也同样如此。自然这其中也跟疾病的特点相关，癌症与艾滋病的机制总体上比较明确，而阿尔茨海默病的机制上仍处于假说的状态。阿尔兹海默病是一种神经退行性疾病，这是明确的，因此此前一直被认为和淀粉样蛋白在脑部的异常堆积有关。但根据这一正统理论设计的新药却无一例外全部以失败告终，这迫使医学界不得不开始重新考虑新的发病机理。

近年来对于阿尔兹海默病发病机理的焦点主要集中于肠道菌群与慢性免疫炎症上。肠道菌群失调引起的中枢神经功能紊乱、慢性炎症、β-淀粉样蛋白沉积、递质失衡和氧化应激等都会加重AD进展。益生元、益生菌、中医药、粪菌移植、抗生素和特定饮食方式可能是AD防治和治疗的潜在靶点，幽门螺杆菌感染、慢性噪声和铝是AD的潜在危险。中医药调节肠道菌群优势逐渐被发现，巴戟天低聚果糖对AD产生有益作用，可增加超氧化物歧化酶（SOD）、过氧化氢酶和谷胱甘肽过氧化物酶（GSH-Px）活性以改善氧化应激，提高乙酰胆碱调节胆碱能系统，改善钠钾三磷酸腺苷酶（Na^{+}/K^{+}-ATPase）活性增加脑能量代谢，降低脑组织肿胀、神经元凋亡、下调血清Aβ1-42表达，以改善

AD症状。同时，影响肠道形态、黏蛋白和肠道通透性，降低厚壁菌门丰度，增加嗜黏蛋白阿克曼菌、罗斯菌、双歧杆菌等有益菌丰度，维持菌群多样性与稳定性。中医药的双重机制对于AD的治疗可起到协同作用，可以说是潜在的微生态调节剂和治疗药物，也可能成为AD治疗的新靶点。

关于慢性免疫炎症是阿尔茨海默病病因的学说也重新积聚了热度。实际我们发现很多西医学原因不明或始终难以完全解释清楚的疾病，往往能从免疫炎症的角度找到蛛丝马迹。包括前些年的研究热门“缺血半暗带”也能从“nature killer cells”即自然杀伤细胞等免疫炎性因子上解释某些机制。阿尔茨海默病也不例外。肿瘤坏死因子（TNF）拮抗剂是一种信号分子，当细胞在发现敌情时就会释放TNF，启动炎症反应，激活免疫系统杀死来犯之敌。但有时免疫系统会认错人，攻击自身器官和组织，风湿性关节炎就是这样一种自身免疫疾病。TNF同样能够改变另外一些体积更小的信号分子的活性，从而间接地影响颅内的炎症反应。这或许是阿尔兹海默病专药研发的一个新思路。

但是新药研制的难点我们同样能看到，阿尔兹海默病作为一种慢性疾病，任何针对此病的临床研究都要历时良久才能获得观察结果，因此无论是时间代价还是经济代价都十分昂贵。再者，阿尔兹海默病目前没有合适的动物模型，所有临床试验最终都得在人类志愿者身上做，在目前这种新药研发体制下，这就意味着任何一次临床试验都要花费数以千万计的研发成本，即使是巨型的跨国药企也吃不消，更不用说普通的私企。这同时也是许多神经系统疾病的新药研发的难处根源所在。反映到临床上，便是可以直观地了解到用于治疗神经系统的药物多为营养神经为主的药物，治疗阿尔兹海默病则以胆碱酯酶抑制剂和美金刚改善AD症状为主，但其疗效不一且安全性存在差异，故治疗上也多以减轻症状、预防疾病及延缓疾病进展为主，很难谈得上根治。

而中医学在这方面的优势便凸显出来了，中西医结合的优势更是溢于言表。中医学的知识皆是全面开放的，对于医学知识的探索也不受制于经济因素，全在于对医学经验和智慧的开发。依赖于中医药的安全性与整体性，在辨证治疗的过程中，我们能观察到阿尔兹海默病患者的症状显著地改善，其进展也受到明显的遏制。这直观地说明了中医药在治疗神经系统疾病方面的良好疗效，我们可以再根据临床经验反推出其中可能起主要作用的药物是哪些。以此归纳出治疗阿尔兹海默病的针对性中药，并以此研究其中的主要药理机制。从西医学的角度进而解释中药理论，也可通过此拓宽西医学摆脱假说，借助临床实际疗效更有效率地直达疾病的核心机制。这可启发中西医结合研究思路的转变，将以往单纯通过动物实验来研究疾病发病机理和药物作用机理的研究思路，转变为先从人体获取数据，再到动物模型进行验证，最后再回归人体进行验证的研究模式。

对于西医学系统中的难治性疾病，有赖中西医中多学科的联合攻关，也当考虑实际社会的现状特点，建立起中西医结合的学科理论体系，形成具有中国特色的中华医学模式。

五、阿尔兹海默病的中西医结合诊疗

在西医学方面，由于 AD 的发病机制复杂，且尚不明确，虽国内外对本病的研究不断深入，但在治疗方面，目前的治疗原则主要改善临床症状、延缓病情进展，缺乏确切有效的药物。现常用的药物种类有乙酰胆碱酯酶抑制剂、NMDA 受体拮抗剂，如多奈哌齐、美金刚等。此外，还有针对 β- 淀粉样蛋白和 tau 蛋白的新型治疗药物，但其疗效尚无定论。此类药物多仅针对 AD

的某一发病环节有特定的阻断作用，虽然能够改善症状，但不能终止或逆转其进展，不能够针对AD发病的多个靶点起到阻碍作用，且副作用较大。更有效的治疗思路需要中西合参，向多组分、多靶点、多效应整体调节的深度及广度挖掘。

翻阅古代医学文献，可以发现，历代中医对本病的病机证治各有见解，有人认为虚证为主要内因的多以肾精不足、脑髓亏虚、气血两虚立论治疗，如“脑为髓之海”。《本草备要》曰：“人之记性皆在脑，小儿善忘者，脑未满也，老人健忘者，脑渐空也。”清代王清任《医林改错》谓：“年高无记性者，脑髓渐空也。”“灵机记性不在心在脑。”“高年无记性者，髓海渐空。”清代汪昂曰：“人之精与志，皆藏于肾，肾精不足，则志气衰，不能通于心，故迷惑善忘矣。”陈士铎《辨证录》中载：“人有老年而健忘者，近事多不记忆，虽人述其前事。犹若茫然，此真健忘之极也，人以为心血之涸，谁知肾水之竭乎。”有人认为标实为主要诱因者，则有从气机、瘀血、痰浊等多方面的病理要素进行论治。陈士铎在《石室秘录》中阐述痴呆程度与痰浊的关系：“痰势最盛，呆气最深。”“治呆无奇法，治痰即治呆。”《伤寒论》云“其人喜忘者，必有蓄血”，则强调了瘀血在其发病中的重要作用。《景岳全书》云“凡平素无痰而成以郁结，或以不遂，或以思虑，或以惊恐而渐致痴呆”，则强调痰瘀在痴呆发病中的作用。

基本而言，以从肾精不足、脾胃失调、痰瘀阻络和气血不足等方面论治为主。由于其病程较长，每个时期表现出的特点与偏性皆有不同，从中医学角度来说属于虚实夹杂的疾病，有时还可表现为本虚标实的相兼证候。为了对阿尔兹海默病进行精确化的论治，并且结合西医学中新的研究进展，为了普及发挥中西医结合诊疗此病的优势，我们认为可尝试进行阿尔兹海默病的分期论治与简化分型的方法。

经过多年的临床观察发现，我们认为阿尔兹海默病的中西医结合临床分型可分为肾精亏虚型、心脾两虚型、痰浊阻窍型、气滞血瘀型。肾精亏虚型的治则为补肝益肾，填精生髓。方药可选左归饮合河车丸加减，或还少丹加减。心脾两虚型的治则为健脾养血，补心益智。方药可选归脾汤合定志丸加减。痰浊阻窍型的治则为化痰祛浊，醒脑开窍。方药可选洗心汤加减。气滞血瘀型的治则为行气活血，通窍醒脑。方药可选通窍活血汤加减。尽管上述分型未达成共识，但可供中西医结合诊疗参考。

而在分期层面，可分为前驱期、进展期、终末期。前驱期可进行性地出现记忆减退，定向不能，执行能力减退，判断力差，喜卧恶动，食欲减退，腰酸骨软，四肢不温，舌淡脉细，尺脉尤甚。此为脾肾不足，髓海渐亏，与年龄相关性较大。此期关键在于早期识别，以补益“先天之本”与“后天之本”为第一要务，旨在填养脑髓。可用归脾汤、还少丹等方临证灵活加减运用。

进展期可出现除功能退化外的病态性症状。根据痰阻、血瘀、气滞等病理要素的不同，而表现出不同的症状特点。如行为怪异、急躁易怒、头晕身重、纳呆呕恶等。此期当随病理要素之不同，酌加攻邪之法。

终末期以毒浊汇脑为主要特点，可出现双目无神，狂躁不宁，言辞颠倒甚至无法言语，丧失行动能力，意识障碍等危重表现。王永炎院士对此曾提出过“毒损脑络”理论。王院士认为：“络脉应包括气络和血络，气络与血络相伴而行，络脉之血络大致相当于西医微循环系统，而气络的结构定位并非微循环系统，其内涵是否与神经网络和细胞因子网络有关还有待探讨。”此期患者脑中痰、瘀等积聚，甚而化热，形成浊毒汇脑之状，结合西医学研究 Aβ 瀑布学说及血脑屏障损伤理论，Aβ 聚集（毒）可损害血脑屏障（脑络）及其功能，而血脑屏障功能破坏也会促进

Aβ（毒）的脑内聚集，这是两者恶性循环后导致的脑神经功能受阻。故终末期反而不可一味以滋补为主，当同时用化浊祛毒等攻邪之法，大黄、黄连、栀子、淡竹叶等为常用药味。

为了进一步结合西医学药品研制思路与诊疗思路，我们对于整理出阿尔兹海默病的基础病机。我们团队经过多年临床实践，提出 AD 的病机为“脾肾不足，痰阻血瘀”，病位在脑络，与心、脾、肝肾功能密切相关。脑络是全身络脉的重要组成部分，是网络交错于脑窍的络脉，是人体气血最为旺盛之处。五脏六腑之精气最先上荣于脑，因而浊毒也最先侵袭脑窍。AD 多发于老年人，多由脾肾不足致髓海空虚、髓减脑消，引起五脏虚损、气血衰败。《本草备要》曾言：“老人健忘者，脑渐空也。”故脾肾亏虚是 AD 发生发展的根本，肾精亏损、脑髓不充贯穿于 AD 的始终。痰浊、血瘀为病理产物，可致脑络损伤，脑窍络失司。《伤寒论》云：“其人善忘，必有蓄血。”《石室秘录》云：“痰气最盛，呆气最深。”提示脾肾不足与痰阻血瘀在 AD 的发病和病程进展过程中，相互夹杂，互为因果，密不可分。活血、化痰、利浊等治疗可对神经细胞的凋亡发挥抑制作用。

我们团队结合多年临床实践研制了治疗 AD 的“补肾益智方”，该方以肉苁蓉为君药补肾填髓，润肠通便，以远志、山茱萸为臣药补肾益智，石菖蒲、茯苓开窍化痰，三七、郁金活血化瘀。全方具有补髓益智、活血化痰的功效。其君药肉苁蓉补肾阳、益精血、润肠通便。《药性论》中提出肉苁蓉有“益髓”（即补肾生髓）作用，一直被视为补肾益髓的良药。现代药理研究表明，肉苁蓉可通过抗炎、抗氧化、调节免疫及神经保护等作用改善认知功能，治疗 AD 等神经退行性疾病。最新研究表明，肉苁蓉对肠道菌群具有调节作用。远志、山茱萸为臣药，补肾益精，宁心安神，祛痰开窍。二者对 AD 的神经保护作用，体现在减轻

Aβ 的毒性、调控 tau 蛋白磷酸化和胆碱能及免疫系统、抗氧化、抑制细胞凋亡及促进神经元存活及再生等。此外，石菖蒲、三七等药物治疗 AD 亦具有多成分、多靶点、多途径的特点。最新研究表明，三七、茯苓对肠道菌群具有调节作用。

临床研究表明，补肾益智方可改善早期 AD 肾虚髓减证患者 MMSE 总分及记忆力、注意力和计算力方面的评分，以及 MoCA 总分及注意和延迟回忆评分，对中医证候改善的有效率为 70%，且不良反应较小。该方对老年认知障碍患者的认知功能和生存质量具有较好的改善作用，对患者胃肠道症状的改善亦较为明显，初步研究表明该方对 AD 患者肠道菌群多样性及菌群结构具有调节作用。进一步实验研究证明，该方可改善慢性脑低灌注大鼠及 AD 小鼠的认知功能，促进海马齿状回神经形成，抑制自噬性程序性细胞死亡，对海马神经细胞凋亡具有一定的抑制作用。

因 AD 患者除了认知功能减退的症状之外，还会出现幻觉、妄想、抑郁、躁狂、人格改变等心理症状，心理和情志障碍又会损伤 AD 患者认知功能和诱发其他躯体症状。故此，情绪调理、生活起居调节和饮食调理亦很重要。情绪调理方面有劝说疏导法、情志相胜法、宣泄解郁法、移情易性法、放松疗法、音乐疗法等。生活起居和饮食调理包括适宜的生活节奏，要勤于用脑，锻炼记忆及言语逻辑，要做到饮食清淡且符合证候特点，应避免寒暑伤害，要有保持良好的排便规律，配合好相应的护理，这都是防治阿尔兹海默病不可或缺的内容。

尽管许多病人和照顾者认为患者的整体功能已经严重受损，但是音乐却能帮助病人保持住一些基本生活技能和记忆力。例如，一位 AD 患者的女儿描述，她通过把时事编成歌词，套上流行歌曲的旋律，成功地让父亲了解和记住了这些时事。尽管音乐作为记忆增强剂得到了广泛的非正式使用，但此类轶事报告并未得到充分的实证调查。一个可能的解释是，与音乐认知相关的大脑区域在大脑中已被优先储存和备份了。所以，音乐辅助记忆的作用在 AD 患者中会变得更加明显，而标准的帮助记忆方法对他们来说作用不够明显。目前的研究表明，音乐相关的刺激是一个多样化的编码，而不仅仅局限在海马这一个部位。音乐处理包括一个复杂的神经网络，它从大脑的各个区域招募成员，包括皮层下区域，如基底神经节、伏隔核等，还有小脑和皮质区，如内侧前额叶皮质和眶额皮质。因此，伴随着音乐和旋律的刺激可能会创建一个强大的编码系统。除此之外，音乐辅助记忆的方法已被证明在与语言学习和记忆相关的神经网络中可诱导同步振荡，并且这种同步神经元放电可能支持更复杂的编码和检索过程。音乐记忆提供了一个在时间和色调空间上更复杂的神经生理模板映射的文字处理信息方式，这个模板可用于检索过程，以帮助歌词识别或回忆。因此，通过音乐的帮助，或许有助于阿尔兹海默病的预防与疗效。

六、运动神经元病的中西医结合认识

运动神经元病（motor neuron disease，MND）是一系列以上下运动神经元损害为突出表现的慢性进行性神经系统变性疾病。有人形象地将运动神经元病称为“不是癌症的癌症”，被世界卫生组织列为五大绝症之一。就目前来说，它仍是一个世界性的难题，给病人和家属带来极大的痛苦和经济负担，能否运用中西医结合的诊疗手段为本病寻找到出路，是摆在我们面前的一个重大课题。

西医学对其病因和发病机制尚未明确，目前较为公认的认识是在遗传背景基础上的氧化损害和兴奋性毒性作用共同损害了运动神经元，主要是线粒体和细胞骨架的结构和功能。存在多种假说与高危因素，目前有环境因素、遗传机制、神经营养因子障碍、氧化应激、自身免疫机制、兴奋性毒性、病毒感染等多种发病机制假说。总体上以引起神经系统有毒物质堆积，特别是自由基和兴奋性氨基酸的增加，损伤神经细胞而致病。

由于损害部位的不同，故运动神经元病的临床表现为肌无力、肌萎缩和锥体束征的不同组合。主要分为以下四种类型：①进行性肌萎缩（progressive muscular atrophy，PMA）：损害仅限于脊髓前角细胞，表现为无力和肌萎缩而无锥体束征；②进行性延髓麻痹（progressive bulbar palsy，PBP）：单独损害延髓运动神经核，表现为咽喉肌和舌肌无力、萎缩；③原发性侧索硬化（primary lateral sclerosis，PLS）：累及锥体束，表现为无力和锥体束征；④肌萎缩侧索硬化（amyotrophic lateral sclerosis，ALS）：上、下运动神经元均有损害，表现为肌无力、肌萎缩和锥体束征。

中医学里面没有运动神经元疾病的名称，但结合我们临床上该病的疾病进展及表现，认为该病核心表现多为“肌萎缩伴肌无力”，据《素问玄机原病式》曰“痿，谓手足痿弱，无力以运动也”，确定此病当为“痿”，应以“痿病”辨治。

《奇效良方·风门》对喑痱证的临床表现进行了概括：喑痱之状，舌喑不能语，足废不能用。该定义与 MND 的两大基本特征：一是肢体的痿废不用，二是延髓麻痹所致的构音不清等具有极高的相似度。而且若将喑痱证分而言之，正切合 MND 的 4 种现代临床分型。因此从中西医结合的角度探索，从“痿病”“喑痱”入手，将有可能寻找到两者交汇的关键核心，促进中医与西医领域内的理论与临床探究。

《素问·太阴阳明论》曰:“四肢皆禀气于胃,而不得至经,必因于脾,乃得禀也。今脾病不能为胃行其津液,四肢不得禀水谷气,气日以衰,脉道不利,筋骨肌肉皆无气以生。”言明胃受纳水谷后,必因于脾,乃可输送至四肢肌肉关节等处,若脾病,则四肢不用,《素问·痿论》说:“脾主身之肌肉。”脾胃主肌肉而充养四肢百骸。脾胃为气血生化之源,由于饮食不节,或思虑过度,导致脾胃受损,脾气亏虚则运化失常,精微不能输送,肌肉失于荣养,则发为痿证。脾胃亏虚就无法生化气血,由于气血循行为肌肉提供动力和养分,因此脾胃亏虚可进而导致四肢无力,形成肌无力、肌萎缩等肌肉废用性表现。

而肾藏精,主骨生髓。肾精不足,命门火衰,阳气不能达于四末,故见肢体痿弱无力。“脾为后天之本,肾为先天之本”。《素问·脉解》有云:“内夺而厥,则为俳,此肾虚也。”肾藏精生髓,精血相生,精虚则不能灌溉四末,血虚不能营养筋骨。肾藏精与生长发育相关,故与下丘脑、垂体、甲状腺、甲状旁腺、肾上腺、性腺等与生长发育相关的具有内分泌功能的器官关系密切。“肾生髓,脑为髓海。”故与维持脑、脊髓、骨髓等神经系统密切相关,起主导神经功能和形成神经的物质基础的作用。“肾为先天之本”,故与清除氧自由基、抑制自由基的脂质过氧化损伤等抗衰老作用密切相关。因此肾精亏虚、脑髓失养的本质是多器官的功能衰竭,尤其以神经、内分泌系统的废用性表现为主,脑内神经营养因子减少、神经元大量萎缩。

因此,运动神经元病的过程主要为“后天之本”久衰,累及“先天之本”,则见脾肾两虚之证。此外可兼有气血亏虚明显,或是肺津亏损的肺焦叶热,或是肝血不容筋脉的证候。

七、运动神经元病的中西医结合诊疗

运动神经元病的现代治疗主要包括病因治疗、对症治疗和各种非药物治疗。

病因治疗包括抗兴奋性氨基酸毒性、抗氧化、自由基清除、抗细胞凋亡、基因治疗、神经干细胞移植以及使用神经营养因子、新型钙通道阻滞剂等。唯一通过 FDA 批准用于治疗肌萎缩侧索硬化症的药物——利鲁唑,具有抑制谷氨酸释放的作用，能延缓病程延长延髓麻痹患者的生存期。依达拉奉（自由基清除剂）在一定条件下可以延缓疾病的进程。也有试用泼尼松、环磷酰胺等治疗本病者，但必须定期复查血象和肝功能。对症治疗包括针对吞咽、呼吸、构音、痉挛、疼痛、营养障碍等并发症和伴随症状的治疗。如吞咽困难者应鼻饲饮食；有呼吸衰竭者可行气管切开并机械通气。非药物方面的研究热点集中在干细胞移植和高压氧疗，目的在于促进神经系统功能改善,促进髓鞘再生。

中医论治方面多以脏腑亏虚立论，按此分型辨证论治。而中西医结合的优势便在于可结合西医学的最新微观研究机制，同时结合中医辨证的宏观分型把握运动神经元病的核心特点，形成辨病与辨证相结合的诊疗体系。运动神经元病脑内神经营养因子减少、神经元数量的绝对减少相当于中医的肾精亏虚，现代中药药理学研究表明“补肾填髓”的现代生物学基础是促进神经元细胞能量代谢和利用,激活内源性神经营养因子,抑制神经毒素的生成,促进神经元存活与再生，因此可改善神经损伤后的各项功能，故针对运动神经元病用填补肾精的方法是关键的治疗要点。而《素问·太阴阳明论》曰:“四肢皆禀气于胃，而不得至经，必因于脾，乃得禀也。今脾病不能为胃行其津液，四肢不得禀水谷气，气日以衰，脉道不利，筋骨肌肉皆无气以生。”言明胃受纳水谷后，必因于脾，乃可输送至四肢肌肉关节等处，若脾病，则四肢不用，故《素问》曰：“治痿者独取阳明。”脾脏以生化气血与统率气血为主，与机体的血液循环、酶代谢、氨基酸代谢及免疫功能密切相关，中医的脾胃亏虚是造成神经元损伤的慢性病态基础，反过来也是治疗的另一大关键要点，否则只关注于神经元的受损，而不扭转病源，则治疗如杯水车薪。因此应当借鉴中医学扶正祛邪的理念，注重补充人体生命活动不可缺少的氨基酸与丰富的B族维生素，并为机体提供代谢底物、辅酶等基础物质，促进机体新陈代谢能力与免疫功能的提高，为最终修复神经元损伤备好粮草，也更有利于为剩余神经元创造更良好的存活环境。同时应当注重清除机体沉积的病理产物与积累的神经毒素，此外将产生的有害二氧化碳及氨通过鸟氨酸循环代谢排出体外，也将有助于使肝内酶代谢逐步恢复。

由于该病不同于一般的痿证，程度更深，病情复杂，虚而夹邪，故采用健脾补肾法为主，强调以“补先天、调后天”理论治疗该病，常予补中益气汤合左归丸加减治疗。方中大剂量黄芪，配炒白术，可达大补元气，促进血液循环，振奋精神，增强体力之效。元气充足，血液畅通，精津濡润，四肢得养，肌肉可长，筋骨得养而作强；黄精、熟地黄、山茱萸、菟丝子、桑寄生、肉苁蓉滋阴益肾，填精补髓；以伸筋草、丝瓜络、路路通柔筋通络，使肌肉关节伸缩自如；升麻升阳举陷，与黄芪配伍，可提升下陷之中气；炙甘草益气和中，调和诸药。在调后天之本的同时补先天之本，使精血同生；先天温阳激发后天，后天补充培育先天。诸药合用，使脾肾阳气旺盛，气血充足，肢体、经筋、脉络、肌肉得以濡养，使得该病的治疗取得满意疗效。且临床善用取类比象法选择药物能取得意象不到的效果，讲求“以藤达络、以枝达肢、以形补形”。方中重用菟丝子、桑寄生等藤枝类植物，因诸藤皆缠绕蔓延，纵横交错，无所不至，以之比象人体的神经络脉，取其通络散结之效，其用量多在 50g 以上。

同时建议常食用猪骨髓、牛骨汤等填精益髓，补肾壮骨。麻雀等鸟类，以及野兔等，其性喜升腾跳跃，故能补人之阳气，亦有壮阳补肾之功效。在该病治疗中可酌情使用马钱子，应当注意其毒性，警惕用药安全问题。常以马钱子粉 0.3g 为初始量，每日 1 次，于晨 7 时冲服，监测血常规、肝功能、肾功能指标的变化，若患者无不适感，无大便干、口舌生疮等热象表现，逐渐增加马钱子的用量至 0.9g，分 2 次早晚冲服，使患者肢冷乏力、四肢痿软等症状明显缓解。

运动神经元病的治疗的确十分棘手，在治疗的同时往往伴随着疾病的继续进展，因此前期常见到疾病的加重，这需要患者与家属的理解与配合，在明确疾病的进展上运用中西医结合治疗的手段来扭转疾病是需要医患双方共同努力的。治疗期间可能需要中西医多种治疗方法的结合开展，类似于“鸡尾酒”疗法。且要想通过短期的治疗来改善病情的确很难做到，中枢神经的损伤与变性需要较长时间的综合治疗，一方面在于控制神经元的继续受损增加其存活质量，一方面在于尝试性地促进神经元的再生、肌肉再生与肌力恢复同样需要患者一定的康复治疗，均需要长期坚持才可能产生一定效果。对于病情好转的患者还要每年定期给予巩固治疗（每 3 ～ 6 个月治疗 2 周）才能稳定疗效。在这期间，病人自身积极与稳定的心理状态尤为重要，家属及陪护人员在其病情观测、康复锻炼、营养支持和心态调节等方面起到的作用也十分重要。

第四节　脊髓病变的中西医结合诊疗体会及经验荟萃

脊髓病变较为复杂，常见脊髓病变可考虑脊柱疾病、椎管内脊髓外病变及脊髓内病变等。其中脊髓炎是一种较为复杂的脊髓炎症性疾病，易引起患者髓鞘肿胀、脱失，伴见周围淋巴细胞显著增生，其种类繁多，表现症状多样，当前缺乏详细的流行病学证据，具体发病机制尚不明确。

急性脊髓炎（acute transverse myelitis，ATM），又称急性横贯性脊髓炎，是一种脊髓局限性炎性病变，在青、中年群体中有很高的发病率，可导致运动、感觉以及自主神经功能障碍，临床可见患者下肢瘫痪、排便排尿异常等。通常在数小时内起病，数日内症状呈进行性加重，影像学表现可体现为单侧或双侧异常信号影，成年人常见胸髓受累，病变可累及数个节段。急性脊髓炎的主要发病机制，医学界尚不明确，现有研究认为可能与自身免疫、感染及副肿瘤综合征相关，主要病因多为免疫系统神经遭到病毒入寝、感染所致。

中医古籍中并无急性脊髓炎的病名记载，结合中医辨证论治，我们认为急性脊髓炎首发运动障碍，数小时起病，进行性加重，应归于中医“痿病”范畴，责之肾气不充，正气不足而内生实邪，阻滞三焦。本病与肾虚乏源，气血亏虚，兼以三焦受阻密切相关。肾藏精，主骨髓。《素问·灵兰秘典论》曰：“肾者，作强之官，伎巧出焉。”肾气足者精盈髓足，精巧敏捷。肾亏精虚，髓海失养，则见腰酸骨弱，精神疲乏，动作迟缓。根据《难经》

的描述，督脉“起于下极之俞，并于脊里，上至风府，入属于脑”，与脊髓相吻合，且督脉为阳脉之海，任脉为阴脉之海，共统四肢气血津液与二便，因此脊髓损伤后大小便失常、四肢废用与督脉密切相关。《中西汇通医经精义·全体总论》云：“肾藏精，精生髓。细按其道路，则以肾系贯脊，而生脊髓，由脊髓上循入脑，于是而为脑髓。”由此可见脊髓与督脉同类，皆为肾精所化，髓海不充，故而肢体不利，二便失调。

而新伤或久病，脊髓病变的病机都与气血及经脉的失衡有关，外因“气滞血疲，经脉受损”，内因“气血亏虚，经脉失养”。最早罗禹田等把脊髓损伤的病机总结为“瘀血凝滞，督脉不通”，多用于外伤引起的脊髓损伤，而对于非外伤引起的脊髓损伤，则应责之内生之病理产物，如瘀血、痰湿等。

西医学临床多采用使用抗生素、提高免疫力、使用类固醇皮质激素治疗，急性期多采用大剂量甲泼尼龙短程冲击疗法，可加用大剂量免疫球蛋白，虽能一定程度上控制患者病情发展，但即使经上述手段积极治疗，大多数患者仍遗留运动或感觉功能受损，甚至有约三分之一的患者持续瘫痪，二便失禁，严重影响患者以及患者家庭的生活。由于本病临床情况较为复杂，往往无法明确归因，常规治疗方式往往疗效不佳，因此需仔细揣摩。经多年临床观察表明，采用中西医结合治疗方式可有效改善患者症状，缩短治疗时间，同时可减少患者治疗后的后遗症发生。

ATM 急性起病，可见下肢瘫痪、排便排尿异常等，在西医激素冲击治疗的基础上，中医考虑正虚邪实并存，而邪气较盛，治宜祛邪为主，兼顾补虚。痰热明显者，予石菖蒲、胆南星、天竺黄、法半夏清化痰热；血瘀明显者，予三棱、莪术破血行气；肝肾阴虚，予生地黄、天冬、麦冬等滋补肝肾。病程日久，则见虚实交杂，而以正虚为主，治宜扶正，兼顾祛邪。《诸病源候论·虚劳》云“肾藏精，精者，血之所成也”，是故填精当先治血，可予泽兰活血利水，赤芍清热凉血。《圣济总录·诸痹门》曰：“髓者，精之所充也，肾水流行，则髓满而骨强。”本病责之髓，诸髓化生宜阴阳互用，而肾中阳气的推动作用起到了关键作用，故予何首乌、桑寄生、牛膝补益精血的同时，可加用黄芪、菟丝子等药益气温阳，气行则血运，以助生髓。

中西医结合治疗可互参，本病在使用激素治疗的同时加用中药，通过中医四诊与西医学辅助检查结果结合获得更为详尽的信息，综合诊疗有助于针对患者体质及病程不同发展阶段的症状进行治疗。更有助于调理气血，达到阴阳不失偏颇，进而取得更为良好疗效的目的。

第五节 脑病患者长时间昏迷的中西医结合诊疗体会及经验荟萃

昏迷是一种严重的意识障碍，昏迷时患者觉醒状态、意识内容及躯体运动完全丧失。昏迷的产生主要与神经递质生成、释放、存储障碍，递质平衡异常及突触传递受阻相关，脑的能源严重缺乏，脑水肿、脑疝等使颅内压升高也会使脑组织受到损害而产生昏迷。昏迷是脑功能衰竭的严重表现，可由多种原因导致，在解剖机制上，脑干网状结构和大脑皮质结构的功能完整是维持良好意识的两个首要因素，上行网状激活系统与觉醒状态有关系。在中医学当中昏迷多与“中风”相关，以“神昏”“不知人”“不识人”等作为描述。

各类脑病导致的长时间昏迷临床并不少见，对此西医仅以对症用药或加用康复治疗手段治疗，尽管曾一度有治疗昏迷的纳洛酮面世，但用于各类脑病导致的长时间昏迷并未得到神经科的普遍认可。目前高压氧治疗是西医催醒治疗中一种极其重要的手段，主要作用是通过增加患者体内血氧含量及血氧分压，从而能够促使神经胶质细胞在损伤后快速恢复，并且加快毛细血管的新生，降低患者颅内压，对脑水肿症状有显著的缓解作用，另一方面高压氧治疗有神经修复作用，可以使受损神经修复和再生，能促进血管的新生，有利于脑血管新的侧支循环的建立，且能增加椎 - 基底动脉血液流量，从而使脑干及网状结构激活系统血流量增加，刺激网状上行系统并促进其兴奋，有利于意识的恢复，脱离昏迷状态。

对于此类疾病的治疗，中医仍为辨证施治，由于本类疾病昏迷的时间都较长，中医药治疗仅见于零散报道。

多年来，本团队先后收治了来自台北的脑外伤伴全身多发骨折，昏迷 3 个月以上的患者、来自日本的高血压性脑出血术后昏迷 2 个月的患者，大陆多名脑梗死、脑出血昏迷、溶栓后出血昏迷、血管内支架植入术后出血患者昏迷 1 ～ 3 个月左右的患者，总结出凉血散瘀、开窍醒神法，补益脾肾、活血通络法，不同时间段根据证候变化随时调整用药，同时以西药支持为基本用药，全部患者均加用康复手段并根据不同个体、不同病情加用针刺治疗及适时的视听刺激，对于以虚为主的证候，还加用中药小配方敷神阙、关元、气海及足三里等穴位，经过不断综合调理，全部患者均收到不同程度的疗效。

治疗脑病长时间昏迷的中药汤剂，煎药之水多用刚从山里取回的翻滚的清泉水，莫看其化学结构仅为简单的 H_2O，《本草备要》等中医经典著作却将其分为死水、活水、清泉水、激流水、逆流水、百沸水、上池之水等多种类别，因类别决定了功能。之所以用清泉水煎药取其“有灵性”“有生机”之性也。

因从未放弃过对不同水的功能思考与探究，近年来听说水还有左旋右旋之说，还有分子团大小的不同，冥冥之中好像对同为 H_2O 但功能有异的理解有了点认识。相信随着研究的深入，不同类别之水的作用特点就会逐渐浮出水面。

由于本类疾病涉及的病种多，病理生理复杂，症状体征及证候特点呈多样化，未能按系统总结出规律性的诊疗经验，对疗效较好的病例未能在治疗原则上经过他人检验并获得共识，本节仅描述了诊疗体会，仅供参考。

第六节　脑心综合征的中西医结合诊疗体会及经验荟萃

脑心综合征即由于脑部疾患造成的内脏损伤，尤其是急性脑血管病所致者。在临床上常见，原因可能有以下机理：①在急性脑血管病缺血缺氧时交感神经兴奋，肾上腺素分泌增多，导致心脏血管收缩痉挛；②急性脑血管病时脑缺血缺氧及颅内压增高影响了下丘脑的功能造成了自主神经功能障碍导致心、脑功能收缩和传导功能异常；③脑血管病多发生在老年动脉硬化的基础上，有些患者原来就有心脏疾患，脑卒中加重了心脏损伤；④在急性脑血管病时由于脱水剂的应用，电解质紊乱，血液浓缩出现低钾低钠低氧，导致心律失常出现。对于脑心综合征应当要明确脑病在前，心病在后。

脑心综合征的临床表现除了原发脑部疾患的症状，重点是心脏表现如心悸、胸闷、气短等症状。通过多年的临床观察发现，此心悸是由于积损正衰、劳倦内伤所致。“心主神明”，“心者君主之官”，“心主血脉”，心的功能正常，血脉通利，则脑功能正常。张锡纯《医学衷中参西录》认为：“人之神明，原在心与脑两处，神明之功用，原也与脑相辅相成。”结合现代解剖学知识，脑与心血管相通，风、火、痰、瘀阻滞脉络，气血逆乱，导致脑脉闭阻而致心失所养。其病性多为本虚标实。本虚为年老体弱，精血亏虚，或肝肾阴亏；标实为风火相煽，痰湿塞盛，瘀血阻滞，气血逆乱。治法方法以补虚和泻实为法。属于痰浊、瘀血阻滞，治宜活血化瘀，属于心气亏虚，脑神失养，治宜益气养如，回阳救逆。

第七节　对重症脑病胃肠“抵抗”现象的认识及处理原则

我国人口众多，各类重症疾病或昏迷患者在治疗过程中，出现进食或鼻饲营养液后从口鼻溢出、从口中吐出、腹胀、腹泻或不排便的现象，在临床并不鲜见，对此西医多给予胃肠动力药或实施胃肠造瘘术将营养物质直接输入身体等手段，事实证明此类方法多不能从根本上解决问题。中医则根据辨证对因或对症给予中药汤剂治疗，无论是口服或鼻饲，仍有无济于事者。针刺治疗也是中医常用手段，确有部分病例能获立竿见影之效，但部分病例亦有不效。

可以说这个常见的“小问题”，中西医至今均未提供客观有效的治疗方法，虽中医有温胃止呕、清胃止呕、理气降逆等治法，亦有丁香柿蒂汤、橘皮竹茹汤、旋覆代赭汤等经方，但有时对此类现象也无济于事。

根据中医对脾胃为后天之本的系列叙述和胃肠道与各器官及功能相联系的现代研究认识，经过多年的临床观察和探索，我们体会到胃肠道（脾胃）功能与多种疾病密切相关性，近年来国内外相继报道的研究文献也逐渐证实了此论。复习上述文中对胃肠道五大功能的论述，就会从其记忆和识别功能方面明确原因。

基于前述，可以认为给患者应用营养剂如瑞高、瑞代、脂肪乳后部分患者出现从鼻孔溢出或出现腹胀、腹泻或不排便是因胃肠道黏膜细胞具有记忆和识别功能，当初接触到以往未曾进入过的物质时，细胞就可能因不识别而抵抗，抵抗的结果就会出现上述现象。

处理的方法很简单，就是把患者以往常吃并感觉到吃了顺口且舒适的饭菜做熟打成汁，或熬些米粥捣烂过滤后与营养剂交替鼻饲，大多会使“抵抗”现象迎刃而解，我们管这种方法叫“掺沙子”。可以认为是因胃肠道黏膜细胞能识别并熟悉这类常吃的饮食，熟悉就不会导致抵抗并能顺利接受，这些被接受的饮食进入胃肠道后诱导了黏膜细胞的“误判 ”。故此，各类经口或鼻饲进入的营养物质被随之就带进去了，这种现象大概可以用“浑水摸鱼”一词形容吧。

尽管对此事的解释较为形象但不免带有主观之嫌，认识尚未能上升到科学层面，但事实如此，每遇此类现象采用此种朴素的认识观进行处理，均可获得佳效。

第八节　中西医结合望舌和面诊的临床发挥

《难经》云:“望而知之谓之神。”望诊在中医诊疗活动中处于重要的地位。在疾病的诊治过程中，除了借鉴西医学的影像、理化检测，更重视应用中医学望诊“司外揣内”来诊断疾病。望诊内容的重点是望舌和望面两部分。

一、望舌

《临证验舌法》指出:“凡内外杂证，亦无一不呈其形，著其色于舌。”我们通过望舌来观察中风的发生、发展及预后，判断脑血管病灶部位，临床证实具有独到的效果。

舌诊顺序：首先患者要放松平铺舌体，不能使舌体拘急紧张，光线要充足，采用自然光。观察舌象顺序是：舌苔颜色、津液的多少；舌苔的薄厚；舌质的颜色；舌体形态厚薄，是否有齿痕；舌体是否有不对称、歪斜、裂纹、局部隆起；舌态歪斜方向；最后是舌下脉络，舌下静脉充盈的程度。

舌诊时注意以下内容：观察舌象探讨胃肠道疾病与脑血管病的关系：脑血管病是多因素相互作用发生的疾病，与高龄、高血压、冠心病、高脂血症、糖尿病等密切相关，另外与地域、种族、饮食结构相关。临床中发现中风病人会在舌与胃肠相应的部位出现局部裂纹、隆起、凹陷等表现，胃镜、超声等检查也证实有胃肠疾患。是否中风还存在其他未被认知的危险因素，需要以中医的思维对其进行探讨。胃肠称为“腹脑”，与脑功能具有相关性。

通过长期的临床观察与探讨，我们初步发现了脑卒中与国人胃肠的密切相关性，结合查阅文献认为，解剖学证实东西方人的胃肠道结构存在差异，中国人从以碳水化合物为主的饮食结构转变为以脂肪、蛋白为主的饮食，胃肠道接受能力改变，再加上各种污染因素、社会心理压力情绪变化等因素，胃肠功能紊乱，中枢神经系统对胃肠道调节失常，造成幽门螺杆菌、颈动脉硬化斑块检出现象的普遍存在，以及对维生素、叶酸等吸收障碍而出现高同型半胱氨酸血症。研究证实幽门螺杆菌和高同型半胱氨酸血症为脑动脉硬化的危险因素，与脑血管病的发生存在联系。胃肠道疾病与中风发病相联系表现在中风患者舌的胃肠道反应区出现裂纹、裂沟现象，中风患者胃镜、超声等检查可证实胃肠疾病的存在。

通过舌苔变化对脑血管病进行辨证分期：西医学发病时间将脑血管病分为急性期、恢复期、后遗症期。在临床观察基础上结合病理变化和舌苔变化我们对脑血管病进行了不同时期分期。脑血管病急性期脑组织损伤明显，各种炎性因子介导的炎症反应、血脑屏障破血、白细胞浸润等，与中医火、热、毒有关，为急性炎性损伤期，舌苔多为黄色，病灶较大的患者可出现黄灰苔，更甚者出现黑燥苔，代表热和毒强盛。舌苔薄白舌淡的疾病轻，病灶小；舌苔厚浊，疾病重，责任病灶大，或疾病处于不稳定期。厚苔、腻苔与C－反应蛋白增高相关，提示炎症反应明显。

结合舌象判断患者的脑梗死部位：脑血管病急性期气血壅滞，瘀浊内阻，气机逆乱，可出现肢体瘫痪侧舌苔常较正常侧偏厚，舌体常较正常侧饱满；恢复期瘫痪侧肢体气血运行不畅，病理代谢产物堆积，病化侧舌苔多转为白腻，而肢体瘫痪侧舌苔颜色多较对侧颜色重或较厚。

通过舌苔变化判断疾病的轻重和预后：根据古代文献及临床实践发现，舌苔变化可判断疾病的变化及转归，其中脑血管病患者的舌苔变化具有一定的规律性。按脑血管病不同阶段病理改变规律，在超早期、炎性损伤期、神经元修复期舌苔可有不同表现。中风超早期患者舌苔多为白色或兼腻，此时责任病灶还不明显，炎性损伤为初级阶段；当责任病灶已经形成，炎性损伤明显时多呈现黄色或黄腻，责任病灶大，炎症反应明患者可见灰色或黑燥苔；若辨证治疗有效，患者病情好转，舌苔多呈顺势变化，既由黑转黄，由黄转白，由厚变薄，到达舌苔薄白显示此时病情已进入平稳好转，疾病向愈，从现代病理学角度推测已进入神经修复阶段。舌苔变薄呈白或浅黄色者，用中医理论评价应为邪去正复疾病向愈阶段。总体规律为舌苔由薄白或薄黄到厚腻，黄腻或灰或黑燥，病情发展达极点；病情好转标志是舌苔由厚变薄，舌苍色变为薄黄或薄白。若未按此顺序变化则提示病情复杂或出现逆证。如在后期舌皆由薄白突然变为厚腻，提示病情突然变化，需要高度重视。我们认为疾病的舌象多随症状或证候的变化而变化，基本是同步的，临床工作中关注神经系统体征变化的同时更要重视舌象的变化。观察患者舌象的变化，能够客观地评价病情的轻重并判断预后。

通过舌象判断治疗效果：对于脑梗死患者的各种治疗手段是否有效，病情是进展还是平稳，除观察临床症状、体征和实验室指标征变化外，还常根据舌象改变来判断。如患者治疗后舌苔仍厚腻，提示病情控制不佳，痰浊瘀血未除；调整治疗方案后若病情平稳，则舌象同时好转。舌诊作为评价津液的盛衰标准可指导脱水药及养阴药的使用。如脑出血患者应用脱水剂后，部分患者常出现舌红少津的舌象，我们认为脱水剂应用可能过量或时间过长，已经伤及人体阴液，如果脱水指证不明显，说明脱水治疗效果不佳，需要停止甘露醇等脱水药使用。如果治疗过程中舌苔湿润津液多甚至为水滑舌，表明水湿壅塞，有化湿化瘀征象。

观察舌下静脉判断患者血瘀程度：舌底静脉作为判断瘀血证的标准被应用于临床，但如何量化意见不一致。正常的舌底两条静脉分布不长、不宽不屈曲，颜色呈淡紫色。病变时常出现紫暗迂曲、充盈扩张及形态的异常。用 3 分制评分，将舌下静脉等分三份，迂曲紫暗占舌下脉络 1/3 为瘀血记 1 分，2/3 为瘀血记 2 分，静脉直达舌尖为 3 分，3 分为重度瘀血。依据舌下静脉积分判断瘀血程度，用积分的多少确定活血、破血、逐瘀的药物分量，分别决定选用活血化瘀或破血逐瘀法治疗。

二、面诊

《灵枢·邪气脏腑病形》曰："十二经脉，三百六十五络，其化气皆上于面。"面诊当推崇扁鹊望诊诊病事例。《金匮要略·脏腑经络先后病脉证》曰："鼻头色青，腹中痛，苦冷者死。"我们曾在诊治一鼻头色青患者中，经检查显示有腹腔病变，之后开始重点研究面诊及面诊与中风病的关系。

面诊顺序：前额、鼻头、口唇、口周、两颧、两颊。观察内容：皱纹深浅、对称情况，皮肤斑点色素沉着、局部颜色等。面诊舌诊内容：面色红：主热，需要分清实热和虚热。面色白：主虚，主气虚、血虚、阳虚。面色青：主瘀血、疼痛、气机郁滞。面色黄：主虚、主湿。面色油腻：主痰、湿浊。

口周、唇周皱纹增多、额部皱纹增多与消化系统疾病相关，包括慢性浅表性胃炎、胆汁反流性胃炎、食管炎、萎缩性胃炎、结肠直肠多发息肉、胃部憩室等，经胃肠镜检查符合率达 100%，Hp 检测阳性率达 49.8%。

关于口周、唇周皱纹与胃肠疾病的关系基于临床观察，由于阿司匹林成为心脑血管疾病一级、二级预防的常规用药后，消化道溃疡、反流性食管炎、上消化道出血等疾病发病率增高。研究显示阿司匹林服用大于6个月，消化道出血发生率可达56.3%。到底是药物导致胃肠疾患还是胃肠疾患导致中风的发生率增高？《素问·痹论》曰："饮食自倍，肠胃乃伤。"《脾胃论》曰："内伤脾胃，百病由生。"提示胃肠功能受损可使脾胃升降失常，气血运行不畅，气滞湿阻、气滞血瘀、气滞痰阻，进而湿浊、痰浊、瘀血内阻经脉。另外一个不可控制因素是年龄。《素问·上古天真论》曰："女子七岁，肾气实，齿更发长，五七阳明脉衰，面始焦，发使堕，六七，面始焦。"明确指出"面始焦"的症状。关于"焦"《说文解字》说："火所伤也。"由于阳明经脉衰，气血不能上行濡养颜面故颜面出现失养变化，故颜面口唇、唇周、额纹的加深既是衰老的指证之一，又是疾病的外在表现。

参考文献

［1］（唐）王冰注编．黄帝内经［M］．北京：中医古籍出版社，2003.

［2］高利．高血压性脑出血急性期中西医结合诊疗专家共识［J］．中国全科医学，2016，19（30）：3641–3648.

［3］王新志．中风脑病诊疗全书［M］．北京：中国医药科技出版社，2000.

［4］高利，许长敏，赵芳芳，等．国人脑血管病与胃肠道疾病相关性探讨［J］．中西医结合心脑血管病杂志，2012，10（07）：814–816.

［5］袁亚辉，宋珏娴，黄礼媛，等．从脾胃浅论现代人脑中风的风险因素［J］．中西医结合心脑血管病杂志，2011，9（07）：877.

［6］高利，王平平，刘倩，等．涤痰逐瘀法联合西药治疗脑血管狭窄［J］．中国中西医结合杂志，2008（01）：28–31.

［7］高利．慢性脑缺血中西医结合诊疗专家共识［J］．中国中西医结合杂志，2018，38（10）：1161–1167.

［8］高利．中西医结合望诊启迪［M］．北京：人民卫生出版社，2018.

［9］王平平，高利，李宁，等．辨证与非辨证使用中药注射剂治疗急性期脑梗死的对比观察［J］．中国中西医结合急救杂志，2008，15（02）：78–80.

［10］高利．五十岁以后的健康秘诀［M］．北京：中国中医

药出版社，2014.

［11］高利.养生从健脑开始［M］.北京：中国中医药出版社，2014.

［12］高利.黄帝内经教你学养生［M］.北京：中国中医药出版社，2015.

［13］高利.高利教授谈中风与中医养生［M］.北京：中国中医药出版社，2015.

［14］Mjösberg，Jenny;Rao，Anna. Lung inflammation originating in the gut.［J］. Science，2018，Vol.359（6371）：36–37.

［15］刘鸣，贺茂林.中国急性缺血性脑卒中诊治指南 2014［J］.中华神经科杂志，2015，48（04）：246–257.

［16］黄爱国，杜文东，陈建国.鲁龙光心理疏导疗法简介［J］.中国行为医学科学，2006（02）：182–183.

［17］徐天成，裴丽霞，陈璐，等.中医舌苔的口腔菌群基础及其与肠道菌群的联系［J］.中医杂志，2019，60（03）：202–205.

［18］潘辰慧，杨德才，尹沁怡，等.舌苔菌群与中医病证诊断的文献研究与思考［J］.中国微生态学杂志，2019，31（12）：1456–1459+1464.

［19］高利，刘萍，宋珏娴，等.急性脑梗死患者舌象与血C反应蛋白含量的关系［J］.中国中西医结合杂志，2010，30（11）：1146–1148.

［20］黎元元，雷燕，王永炎.新时代中医药学科技文明的研究方向［J］.中国中西医结合杂志，2020，40（09）：1125–1128.

［21］马光宇，宋崇东，韩语纯，等.肠道菌群与阿尔茨海

默病的研究进展［J］. 临床荟萃，2021，36（02）：174–178.

［22］李澎涛，王永炎，黄启富．“毒损脑络”病机假说的形成及其理论与实践意义［J］. 北京中医药大学学报，2001，24（01）：1–6.

［23］曲淼，唐启盛. 抑郁症与中医“郁证”的关系探讨［J］. 北京中医药大学学报，2004（01）：11–13.

［24］中华中医药学会．中医内科常见病诊疗指南·西医疾病部分［M］. 北京：中国中医药出版社，2008.

［25］高颖．常见病中成药临床合理使用丛书·神经科分册［M］. 北京：华夏出版社，2015.

［26］唐启盛，曲淼．抑郁症的中西医结合治疗［J］. 中国中西医结合杂志，2009，29（03）：283–288.

［27］唐启盛，包祖晓，曲淼，等．肾与神志关系的探讨［J］. 北京中医，2006（09）：538–540.

［28］李恩．中西医结合医学在未来医学中的地位和作用——中医药学发展与中西医结合研究的思维模式［A］. 中国中西医结合学会．全国中西医结合发展战略研讨会暨中国中西医结合学会成立三十周年纪念会论文汇编［C］. 中国中西医结合学会：中国中西医结合学会，2011：5.

［29］Schiffer F, Teicher MH, Papanicolaou AC. Evoked potential evidence for right brain activity during the recall of traumatic memories. J Neuropsychiatry Clin Neurosci（1995）7：169–75. doi：10.1176/jnp.7.2.169

［30］American Psychiatric Association. Diagnostic and statistical manual of mental disorders, 5th Edition. American Psychiatric Publishing（2013）. doi：10.1176/appi.books.9780890425596

［31］Gao, Ji, Song, Liu, Yan, Gong, Dang, Luo. Puerarin

protects against ischemic brain injury in a rat model of transient focal ischemia［J］. Neurological Research，2009，31（4）.

［32］Bron T.et al Stroke. 1997, 28；1 2. Seiji Kazui，MD. Stroke. 1996；27：1783–1783. Maunno J. Stroke. 1997，28；1

［33］肖振祥 . 脑血管病［M］. 北京：人民卫生出版社 .

［34］陈竺 . 建立融合东西医学优势的西医学体系［J］. 中国中西医结合杂志，2014（05）：517.

［35］孙光荣 . 继承创新是提升中医药服务能力的根本方略——学习习总书记论述中医精髓 推动中医药继承与创新［J］. 中医药通报，2015（04）：1–5.

［36］Wang W，Wang D，Liu H，et al. Trend of declining stroke mortality in China：reasons and analysis. Stroke Vasc Neurol，2017，2（3）：132–139.

［37］高利，李宁，王平平，等 . 中药注射剂不良反应成因的探讨 . 中国中西医结合急救杂志，2007（04）：216–218.

［38］王宏武，王峰，王晓洒，等 . 人工智能在中医诊察中的应用综述［J］. 电脑知识与技术，2019，15（19）：201–210.

［39］孙雪，刘长河 . 甘露醇在脑卒中治疗中的新观念［J］. 黑龙江医学，2006（02）：112–114.